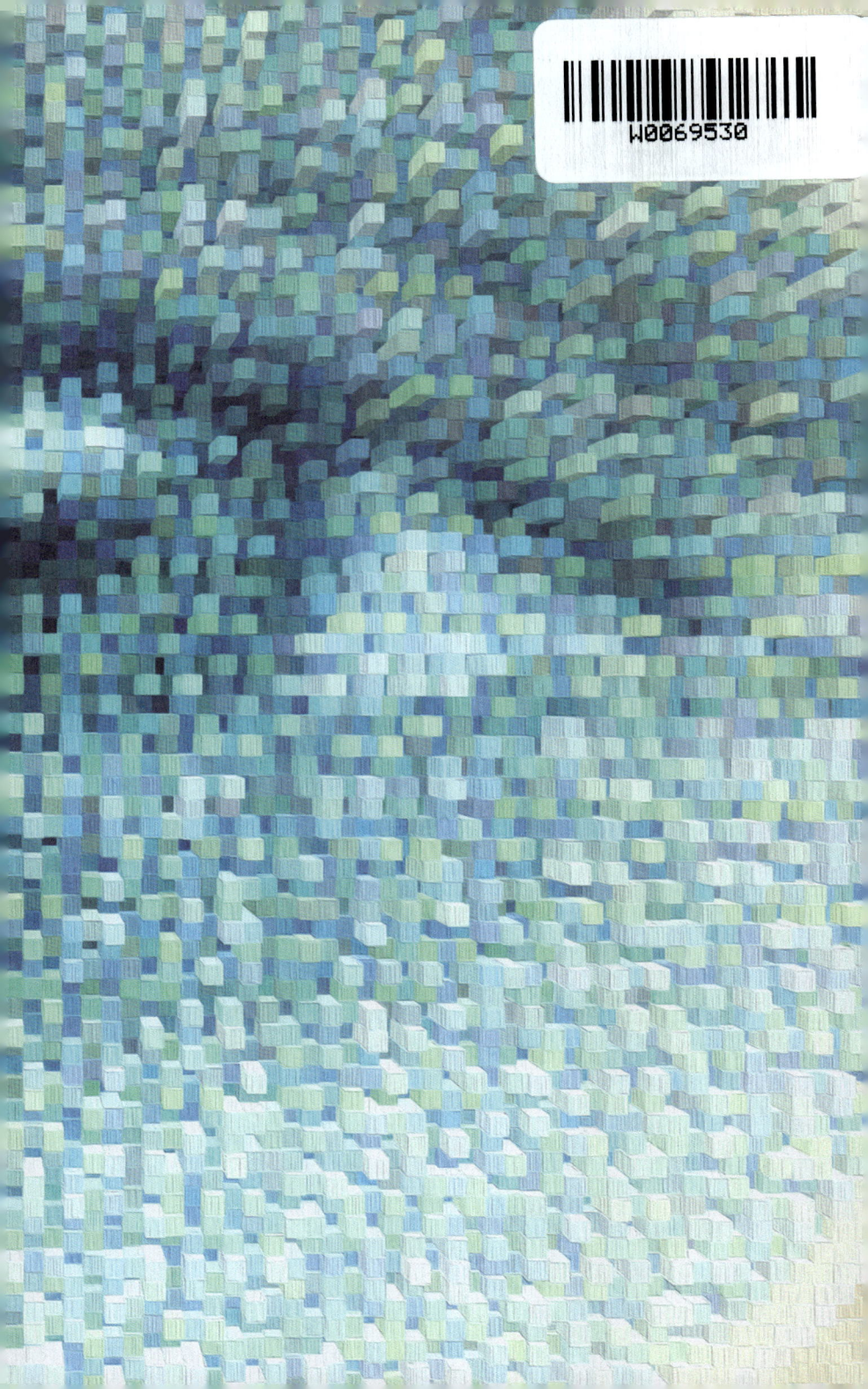

W0069530

Johannes Hepp
Die Psyche des Homo Digitalis

JOHANNES HEPP

DIE PSYCHE
DES HOMO DIGITALIS

**21 Neurosen, die uns im
21. Jahrhundert herausfordern**

Kösel

Sollte diese Publikation Links auf Webseiten Dritter enthalten, so
übernehmen wir für deren Inhalte keine Haftung, da wir uns diese nicht
zu eigen machen, sondern lediglich auf deren Stand zum Zeitpunkt der
Erstveröffentlichung verweisen.

Abgesehen von allgemein bekannten Persönlichkeiten wurden die im Buch
genannten Personen zur Wahrung des Persönlichkeitsrechts verfremdet.
Jede Ähnlichkeit mit lebenden oder toten Personen ist rein zufällig und in
keiner Weise beabsichtigt.

Aus Gründen der besseren Lesbarkeit wird bei der Nennung von Personen,
Patient*innen und Berufsbezeichnungen auf eine durchgängige Differen-
zierung der Geschlechter verzichtet. Wo dies nicht geschieht, sind dennoch
immer alle Geschlechtsformen gleichermaßen gemeint.

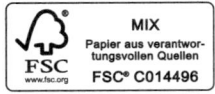 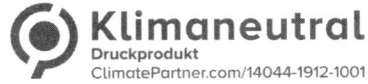

Penguin Random House Verlagsgruppe FSC® N001967

Copyright © 2022 Kösel-Verlag, München,
in der Penguin Random House Verlagsgruppe GmbH,
Neumarkter Str. 28, 81673 München
Umschlag: Weiss Werkstatt München
Umschlagmotiv: © stock.adobe.com (Антон Пухов; paladin1212)
Redaktion: Angelika Holdau, München
Satz: Vornehm Mediengestaltung GmbH, München
Druck und Bindung: GGP Media GmbH, Pößneck
Printed in Germany
ISBN 978-3-466-34791-9
www.koesel.de

Für meine Eltern,
für meine Tine und
für Hugo und Henri

ODE AN DIE NEUROSE

Neurose ist die Angst,
die ohne Grund kommt und geht.

Neurose ist die Freude ohne Grund
oder die Trauer ohne Boden.

Neurose ist der Zwang,
ohne dass jemand oder etwas
eine oder einen zwänge.

Neurose ist die Sucht,
die Erlösung sucht,
doch mehr Durst findet.

Neurose ist der blinde Glaube
an etwas, das man wissen könnte.

Neurose ist unser blinder Fleck
im Sehfeld der Erkenntnis.

Neurose ist die Verzweiflung
mit dem rettenden Ufer zum Greifen nah.

Neurose ist die Neugier
als unersättliche Gier
nach Neuem und nach mehr.

Neurosen bekommen nicht selten
Orden und hysterischen Applaus,
doch was machen sie daraus?

Neurose ist die Wut,
die Unrecht gebiert, gerade weil
sie die Gerechtigkeit erzwingen will.

Neurose ist das Selbstmitleid,
das leider zu beschäftigt ist,
um für andere noch mitzuleiden.

Neurosen sind Parasiten,
und wir Menschen sind ihr Wirt,
eine uralte Symbiose.

Neurosen wollen gefüttert werden
mit unseren hysterischen Beschwerden.

Doch tun wir es nicht,
dann bricht der Bann.

Und dann können wir beginnen,
in unsere Sinne und unser Ansinnen
neuerliches Vertrauen zu gewinnen.

Nicht auf die Rüstung der Neurosen,
sondern auf uns selber zu bauen,
ehrlich nackt und ohne Posen.

Und wir sollten mehr
lebenserprobten Realismus wagen,
weniger tun und häufiger sein.

Einfach hier bei mir,
einfach hier bei dir,
mit etwas gestern,
sehr viel jetzt und
ein wenig morgen.

INHALT

EINLEITUNG // NETZNEUROSEN 11

TEIL 1 // LIEBE 4.0 37
AM ENDE GEHT ES UM LIEBE UND WERTSCHÄTZUNG

1 // NUTZER 38
INTERNETSUCHT // DIE CYBER-DEPENDENTE NEUROSE

2 // ANGEBEN 64
GELTUNGSSUCHT // DIE PROFILNEUROSE

3 // LIEBEN 79
DAUERVERLIEBTSEIN // DIE DATING-NEUROSE

4 // BEGEGNUNG 96
VEREINSAMUNG TROTZ VERNETZUNG // DIE ISOLATIONS-NEUROSE

5 // SEX 111
MASCHINENLIEBE // DIE AGALMATOPHILE NEUROSE

6 // MARKTWERT 128
BEWERTUNGSZWÄNGE // DIE EXHIBITIONISTISCHE NEUROSE

7 // ERZIEHUNG 145
ERZIEHUNGSWETTSTREIT // DIE PERFEKTIONISTISCHE NEUROSE

TEIL 2 // ARBEIT 4.0 159
AM ENDE GEHT ES UM ARBEIT UND WÜRDE

8 // ARBEITEN 160
SELBST-AUSBEUTUNG // DIE EXKLUSIONS-NEUROSE

9 // HASS 181
KOMPROMISSLOSIGKEIT // DIE EXTREMISTISCHE NEUROSE

10 // NEUGIER 195
ERFAHRUNGSGIER // DIE IMMODERATE NEUROSE

11 // RANKING 212
STEIGERUNGSLOGIK // DIE METRISCHE NEUROSE

12 // RUHM 228
EINZIGARTIGKEITSZWÄNGE // DIE SINGULARISTISCHE NEUROSE

13 // DOPING 247
VOLLKOMMENHEITSSTREBEN // DIE OMNIPOTENTE NEUROSE

14 // AUSSTEIGEN 262
WELTFLÜCHTE UND SEHNSÜCHTE // DIE CYBER-FUGITIVE NEUROSE

TEIL 3 // SINN 4.0 275
AM ENDE GEHT ES UM SINN UND HOFFNUNG

15 // LÜGE 276
HALBWAHRHEITSLIEBE // DIE PSEUDOLOGISCHE NEUROSE

16 // VERSCHWÖRUNG 293
VERTEUFELUNGEN // DIE PARANOID-KONSPIRATIVE NEUROSE

17 // HILFLOSIGKEIT 321
ZUKUNFTSÄNGSTE // DIE FATALISTISCHE NEUROSE

18 // GEWISSEN 333
DIE PERFEKTION DER MACHT // DIE EXOMORALISCHE NEUROSE

19 // HELDEN 354
ENTMENSCHLICHUNGEN // DIE TRANSHUMANISTISCHE NEUROSE

20 // ALTERN 367
VERBITTERUNG // DIE DESINTEGRATIVE NEUROSE

21 // GLAUBE 381
EWIGKEITSVERSPRECHEN // DIE KOMPULSIV-KOMMUNIKATIVE NEUROSE

ANHANG

NACHWORT 395

DANK 398

WEITERFÜHRENDE LITERATUR 400

ANMERKUNGEN 402

SACHREGISTER 412

EINLEITUNG // NETZNEUROSEN

Vor zehn Jahren kam ein verzweifelter 35-jähriger IT-Spezialist in meine psychotherapeutische Praxis, nachdem er sich aus Eifersucht das Leben hatte nehmen wollen. In letzter Sekunde hatte er beschlossen, nicht abzudrücken, sondern therapeutische Hilfe zu suchen. So kam ich zu meinem ersten Patienten, der mich auf die neuen Neurosen des Homo Digitalis aufmerksam machte.

Er wohnte mit seiner Lebenspartnerin seit zehn Jahren gemeinsam in einem Einfamilienhaus mit Garten und seit einigen Jahren in einem Smart Home, das er eigenhändig mit Sensoren und den neusten Technologien ausgestattet hatte. Als er begann, von den vermuteten Seitensprüngen seiner Partnerin zu erzählen, und ich wissen wollte, weshalb er sich denn so sicher sei, betrogen worden zu sein, streckte er mir sein Smartphone entgegen und sagte: »Hier drin habe ich alles schwarz auf weiß.«

Dann zeigte er mir Diagramme, Zahlen und Kurven und begann zu erzählen: Als er vor zwei Monaten auf Dienstreise gewesen sei, sei die Schlafzimmertemperatur zwischen zehn und elf Uhr vormittags um vier Grad Celsius angestiegen und das, obwohl um elf Uhr der Rollladen mit der Fernbedienung runtergefahren und die Heizung nicht hochgeregelt worden sei. Er schaute mich mit großen Augen erwartungsvoll an, aber ich stand noch auf dem Schlauch.

Seine Freundin habe behauptet, jenen Dienstag wie gewöhnlich im Büro verbracht zu haben. Doch ihr Auto sei den ganzen Vormittag vor dem Haus geparkt geblieben, was er mir mit einem Video einer Überwachungskamera belegen wollte, was ich dankend ablehnte. Des Weiteren sei um 10:17 Uhr und um 12:34 Uhr die

Haustüre geöffnet und ungewöhnlich lange nicht geschlossen worden, was er sich mit Küssen im Türrahmen erklärte. Seit Wochen schaffe er es nicht mehr, sich um seine Firma zu kümmern, starre ständig auf sein Smartphone, gehe zwar noch in die Firma, aber nur damit seine Freundin nicht Verdacht schöpfe, dass er ihr weiterhin nachspioniere.

Nach ein paar Wochen kam seine Lebenspartnerin zu einer gemeinsamen Sitzung mit in die Praxis, setzte sich und verkündete ohne Umschweife:»An jenem Dienstag hatte ich ihn noch nicht betrogen, aber als ich erfuhr, dass er unser Haus mit dem ganzen Spionagekram verwanzt hat, habe ich es getan. Das ist kein Smart Home, das ist eine beschissene Stasi-Zentrale! Hier will ich heute nur noch sagen, dass ich mich trennen werde.« Dann stand sie auf und ging.

Wir verbrachten noch viele Stunden mit der Aufarbeitung dieses kurzen Auftritts, und letztlich konnte ich seine paranoide Eifersuchtsneurose innerhalb eines Jahres erfolgreich behandeln. Natürlich war diese das eigentliche Problem, und die ganze Überwachungstechnik verstärkte nur eine psychische Störung, die schon zuvor angelegt war. Krankhafte Eifersucht ist eigentlich immer ein Ausdruck von abgewehrten Minderwertigkeitskomplexen, entweder gegenüber der Partnerin oder dem Partner oder gegenüber einer (potenziellen) Konkurrentin oder einem (mutmaßlichen) Nebenbuhler. Dennoch trugen die technischen Spionagemöglichkeiten entscheidend dazu bei, dass sich mein Patient nicht mehr entspannen konnte und sich immer weiter in seinen Eifersuchtswahn hineinsteigerte, bis er sogar kurz davor gewesen war, sich zu erschießen – nur aufgrund verdächtiger Daten, erzeugt von Smartphone-Apps.

WAS INDUSTRIE 4.0 UND NEUROSE 4.0 GEMEINSAM HABEN

Das war meine erste Neurose 4.0, die ich behandelte, und es sollten jedes Jahr mehr werden. Neurosen, die selbst zwar nicht neu sind, aber ihre Auslöser sind neu und die (meist digitalen) Mechanismen, die sie immer weiter befeuern, ebenfalls. Mit der Bezeichnung »4.0« soll das Ziel zum Ausdruck gebracht werden, eine vierte (industrielle und gesellschaftliche) Revolution einzuleiten.

Die erste industrielle Revolution bestand in der Mechanisierung mittels Wasser- und Dampfkraft. Darauf folgte die zweite industrielle Revolution, geprägt durch Massenfertigung mit Hilfe von Fließbändern und elektrischer Energie. Und daran schloss sich in der zweiten Hälfte des 20. Jahrhunderts die dritte industrielle Revolution oder digitale Revolution an mit Einsatz von Elektronik und IT zur Automatisierung.

Die vierte Revolution beginnt im neuen Jahrtausend mit selbstlernender künstlicher Intelligenz über Feedbackschleifen und über einen Austausch der Systeme untereinander, sogenanntes »maschinelles Lernen« oder »Data Mining«. Roboter – aber auch Kühlschränke neuer Bauart, oder Alexa von Amazon – perfektionieren mittlerweile ihre Sprache, je öfter und länger wir mit ihnen sprechen (Feedbackschleife), sie beobachten unser Verhalten und stellen sich immer besser auf uns ein, sie können zunehmend unsere Bedürfnisse erahnen. Das Internet der Dinge (IoT: Internet of Things) breitet sich aus. Das Smart Home wird aus vielen selbstlernenden künstlichen Intelligenzen bestehen, die sich fortwährend weiter perfektionieren. Immer mehr Dinge werden miteinander vernetzt sein, die dadurch ihre Lernerfolge miteinander teilen können – ganz so, wie wir Menschen auch voneinander lernen. Vielleicht können bald all die klugen Geräte im Haushalt eine Vorwarnung versenden, wann mit einer Wahrscheinlichkeit von 93 Prozent und innerhalb der nächsten 24 Stunden mit einem Ehebruch zu rechnen ist. Dazu müsste nur ein entsprechender Algorithmus mit sämtlichen Datenpunkten der Ehepartner trainiert werden. Algorithmische Wahrscheinlichkeitsberechnungen könnten auf dem Handy graphisch aufbereitet werden – mit noch gravierenderen Folgen, als im Eingangsbeispiel beschrieben. Denn eine Liebesbeziehung gibt es ohne Vertrauen nicht, da hilft auch keine App.

Smart Cities werden aus vielen Smart Homes und Smart Apartments bestehen, die alle miteinander vernetzt sein werden, und am Ende werden sogar Smart Cities ihre Daten miteinander austauschen und vergleichen können. Ein Wettstreit um die höchste Energieeffizienz wird entbrennen, um weniger Straftaten und höhere Aufklärungsraten, um die beste Luftqualität und die geringsten Kosten, vielleicht aber auch um die geringste Rate an Ehebrechern und Fremdgeherinnen. Vielleicht werden wir schon bald nicht mehr Werbeschilder lesen wie »Sachsen, Land der Frühaufsteher«, sondern »Hainan, Insel der Treue«, und alle möchten mit krankhaften Verlustängsten auf die südchinesische High-Tech-Insel ziehen.

Mit dem Ausdruck »4.0« wird Bezug genommen auf die bei Software-Produkten übliche Versionsnummerierung. Bei tiefgreifenden Änderungen einer Software spricht man von einer neuen Version, wobei die erste Ziffer der Versionsnummer um eins erhöht und gleichzeitig die zweite Ziffer auf null zurückgesetzt wird.

Wir stehen erst am Anfang dieser tiefgreifenden vierten Umwälzung nicht nur technischer, sondern auch psychischer Art. Und wir sind insgesamt in unserem Selbstverständnis als Menschen herausgefordert. Es ist erst der Anfang dieser vierten und letzten technologischen Revolution, doch wir können schon erahnen, wie grundlegend sich die neuen Technologien und die neuen Verhaltensweisen des Homo Digitalis auf seine Psyche auswirken werden. Manche Kapitel im Buch sind in dieser Hinsicht etwas mehr Zukunftsmusik als andere. Mit manchen Themen hingegen werde ich schon heute täglich in meiner Praxis konfrontiert.

DIE LETZTE UND UMFASSENDSTE KRÄNKUNG DER MENSCHHEIT

Sigmund Freud sprach von den drei großen Kränkungen der Menschheit. Die erste sei durch Nikolaus Kopernikus (1473–1543) erfolgt: mit seiner Entdeckung, dass nicht wir Menschen auf der Erde, sondern die Sonne das Zentrum unseres Universums bilde (Heliozentrisches Weltbild). Danach sei Charles Darwin (1809–1882) mit seiner Evolutionstheorie gekommen, und der Mensch sei in der Folge als höher entwickelter Affe und nicht mehr als Krone der Schöpfung gesehen worden. Und schließlich sei er selbst auf den Plan der Geschichte getreten: Sigmund Freud (1856–1939), der uns in aller Unbescheidenheit bewusst gemacht habe, dass wir noch nie »Herren im eigenen Haus« gewesen seien. Sprich: Wir bildeten uns nur ein, vernünftig und rational zu handeln. In Wahrheit bestimmten unbewusste Triebe, Gefühle und Wünsche unser Tun, Fühlen und Denken. Eher selten machten wir tatsächlich auch, was wir uns bewusst, rational und willentlich irgendwann vorgenommen hätten. Thesen, vor über hundert Jahren postuliert, die heute von den Neurowissenschaften längst bestätigt worden sind.[1] Die Macht des Rationalen, der Verstand, werde über- und die Macht der Gefühle und Begierden unterschätzt. Freud war der Meinung, dass die Welt nach seinen Entdeckungen unumkehrbar eine andere geworden sei.

Die Macht unbewusster Wünsche und Begierden haben die Big-Data-Konzerne im Silicon Valley längst für sich entdeckt. So könnte man heute noch eine vierte Kränkung der Menschheit hinzufügen: diejenige durch Steve Jobs (1955–2011), Mark Zuckerberg oder Bill Gates. Denn unser Smartphone kann mehr als wir, und Apple oder Facebook kennen uns besser als unsere Mütter (was für eine Kränkung), ja, besser als wir uns selbst kennen. Das belegen sogar wissenschaftliche Studien, von denen wir noch sprechen werden. Denn die großen Datenmonopolisten kennen inzwischen sogar unsere unbewussten Triebe, Wünsche und Gefühle.

Hätte ich zu Sigmund Freud in seinem Büro in der Wiener Berggasse gesagt: »In hundert Jahren werden Maschinen bis hinters Komma das unbewusste Seelenleben eines jeden Bürgers berechnen können, um ihnen zu sagen, was sie wollen und was sie in einer Stunde wollen werden, ja selbst, was sie tun und was sie lassen sollen. Niemand wird sich dafür noch auf Ihre Couch legen müssen. Die nötigen Kenntnisse, sogenannte ›Datenpunkte‹, sammelt und liefert eine Maschine namens ›Smartphone‹. Es ist ein unfassbar schlaues Telefon, das so gut wie alle Menschen auf diesem Planeten in jeder erdenklichen Lebenslage und obendrein auch noch freiwillig mit sich rumtragen werden. Und die so gewonnenen Daten verraten die dunkelsten Begierden und selbst die sexuellen Fantasien aller Bürger. Und wer dafür bezahlt, kann sie sogar mieten und für seine Zwecke nach Belieben nutzen!«

Ich vermute, Sigmund Freud hätte sich eine Weile durch seinen weißen Rauschebart gestrichen, vielleicht noch eine halbe Zigarre geraucht, um mich anschließend aus der Psychoanalytischen Gesellschaft auszuschließen.

BIG FIVE: DIE FÜNF DIMENSIONEN, DIE UNS ALLE UNTERSCHEIDEN

Algorithmen geben die Kriterien vor, nach denen die Daten kategorisiert werden sollen. Sie sind also vorgegebene, programmierte Entscheidungsmuster. Nun ist es wichtig, auch den Menschen mit seinen unterschiedlichen Persönlichkeiten und Eigenheiten zu kategorisieren, um Muster in seinem Verhalten errechnen zu können. Zumindest ist das für alle wichtig, welche die Psyche des Homo Digitalis mit irgendeiner Absicht beeinflussen möchten. Die meisten größeren Akteure im Internet haben so ein Ansinnen, wie wir noch sehen werden.

Für künstliche Intelligenzen (KI) zur Gesichtserkennung beispielsweise hat man die Mustererkennung mit unzähligen Porträtfotos aus dem Netz trainiert, die im Internet kostenlos verfügbar waren. In der

Persönlichkeitspsychologie nahm man Adjektive, die konnte man ebenfalls kostenlos in Wörterbüchern finden.

Die Grundannahmen bezüglich der Dimensionen unserer Persönlichkeit, die (fast) allen KI-Projekten zugrunde liegen, entsprechen seit einigen Jahrzehnten dem Modell der »Big Five«, das sich international immer mehr durchgesetzt hat und inzwischen (fast) ausschließlich angewandt wird. Diese fünf grundlegenden Dimensionen unserer Persönlichkeit wurden innerhalb der letzten dreißig Jahre in über 3000 Studien wissenschaftlich belegt und gelten heute international als das universelle Standardmodell in der Persönlichkeitsforschung.[2]

Die Big Five dienen auch fast ausschließlich als theoretisches Model zur Erstellung der Psychogramme von Milliarden Internetnutzern. Also aller User, die ausreichend viele Spuren, sogenannte »Datenpunkte«, im Netz hinterlassen haben. Das sind also alle Menschen dieser Erde mit Internetanschluss, die schon mal Suchbegriffe eingegeben haben oder online etwas gebucht oder bestellt haben. Alle mit einem Social-Media-Account sowieso. Also klar die überwiegende Mehrheit der Menschheit.

Die Entwicklung der Big Five begann bereits in den 1930er-Jahren mit dem lexikalischen Ansatz, den Louis Thurstone und Gordon Allport verfolgten.[3] Diesem liegt die Auffassung zugrunde, dass sich sämtliche Persönlichkeitsmerkmale, die uns ausmachen und voneinander unterscheiden, in unseren Sprachen niederschlagen; das heißt, es wird angenommen, dass alle wesentlichen Unterschiede zwischen Personen bereits im Wörterbuch durch entsprechende Begriffe – vor allem Adjektive – repräsentiert sind. Es wäre ja auch seltsam, wenn unsere Sprachen über Jahrtausende keine Wörter für die Unterschiede zwischen uns und unseren Nachbarn und Familienangehörigen gefunden hätten. Andere Menschen und Völker zu verstehen und die Unterschiede in Worte fassen zu können, war sicherlich eine entscheidende Motivation, unsere Sprachen ständig weiterzuentwickeln.

Über ein statistisches Verfahren, die sogenannte »Faktorenanalyse«, suchte man auf der Basis von Listen mit über 18 000 Begriffen – also Persönlichkeitsmerkmalen – nach Überschneidungen und fand dafür Oberbegriffe. Am Ende blieben fünf sehr stabile, unabhängige und weitgehend kulturübergreifende Faktoren bestehen, die uns alle in jeweils unterschiedlicher Ausprägung charakterisieren: die Big Five, angelehnt an die fünf größten und wichtigsten Tierarten in der Savanne Afrikas. NEO-PI-R nennt sich der daraus entwickelte Fragebogen und ist mit 240 Items ein sehr umfassender Test. Darin werden die fünf Faktoren noch jeweils in sechs Unterskalen – auch »Facetten« genannt – unterteilt:

Extraversion: Herzlichkeit, Geselligkeit, Durchsetzungsfähigkeit, Aktivität, Erlebnishunger und Frohsinn

Offenheit: jeweils Offenheit für Fantasie, Ästhetik, Gefühle, Handlungen, Ideen und bezüglich des Normen- und Wertesystems

Gewissenhaftigkeit: Kompetenz, Ordentlichkeit, Pflichtbewusstsein, Leistungsstreben, Selbstdisziplin und Besonnenheit

Verträglichkeit: Vertrauen, Freimütigkeit, Altruismus, Entgegenkommen, Bescheidenheit und Gutherzigkeit

Und schließlich **Neurotizismus:** Ängstlichkeit, Reizbarkeit, Depression, soziale Befangenheit, Impulsivität und Verletzlichkeit

NEUROTIZISMUS ALS HAUPTDIMENSION DER PERSÖNLICHKEIT

Ausgerechnet der Neurotizismus blieb also als kulturübergreifendes Kernmerkmal unserer Persönlichkeit bestehen – nach unzähligen faktorenanalytischen Durchgängen, destilliert aus tausenden Adjektiven verschiedener Sprachen. Hoch neurotisch oder eben gänzlich unneurotisch sind zwei Pole einer Dimension. Seltsamerweise spricht in Diagnosehandbüchern und Arztpraxen, bei Verhaltenstherapeuten oder Beratungsstellen kaum mehr jemand von der alten – und zu häufig als veraltet befundenen – Neurose. Die Computerwissenschaften jedoch tun es mehr denn je und die Algorithmen der Big-Tech-Unternehmen ebenfalls.

Der neurotische Faktor spiegele individuelle Unterschiede im Erleben von negativen Emotionen wider und wird von einigen Autoren auch als emotionale Labilität bezeichnet.[4] Der Gegenpol – zu finden beim maximal unneurotischen User – wird auch als emotionale Stabilität, Zufriedenheit oder Ich-Stärke benannt. Ich-Stärke ist ebenfalls ein Begriff psychoanalytischen Ursprungs. Personen mit einer hohen Ausprägung von Neurotizismus erlebten häufiger Angst, Nervosität, Anspannung, Trauer, Unsicherheit und Verlegenheit.[5] Zudem blieben diese Empfindungen bei ihnen länger bestehen und würden leichter ausgelöst. Sie tendierten zu mehr Sorgen um ihre Gesundheit, neigten zu unrealistischen Ideen und hätten Schwierigkeiten, in Stresssituationen angemessen zu reagieren. Personen mit niedrigen Neurotizismuswerten seien eher ruhig, zufrieden, stabil, entspannt und sicher. Sie erlebten seltener negative Gefühle.[6]

Die Bestimmung der individuellen Persönlichkeitsausprägung aller User durch das Auswerten unserer Spuren im Netz ist folglich ein gigantischer Persönlichkeitstest auf der Basis der Big Five von nie dagewesenen Ausmaßen. Die wenigen Datenmonopolisten in den USA und China wissen also heute längst erschreckend präzise, wer von uns wie neurotisch ist und welcher Persönlichkeitstyp mit welcher Wahrscheinlichkeit wodurch noch neurotischer werden könnte.

JEDER MENSCH IST EIN UNIVERSUM

Erst gezieltes Ausspionieren und Anwenden der persönlichen Informationen (gegen uns) hat in den Bereich des Möglichen gerückt, neurotisierte Massen leichter lenken zu können, um erst unser Fühlen und Denken, dann unser Verhalten nach Wunsch zu beeinflussen. Keine Gehirnwäsche des KGB, keine Marketing-Kampagnen des modernen Kapitalismus, keine Coaching-Seminare von Psycho-Gurus, keine analoge Propaganda hatten dies bisher auch nur annähernd vermocht.

Doch sollte diese Manipulation in Zukunft tatsächlich gelingen, werden Verhaltensvorhersagen präziser werden als Wettervorhersagen. Wenn wir erst mehrheitlich beginnen, unsere Häuser freiwillig zu verwanzen, unsere Apartments zu Smart Homes aufzurüsten, wenn alles im superschlauen Heim Augen, Ohren und Nasen bekommen hat, die uns rund um die Uhr belauschen, überall herumschnüffeln und auf Schritt und Tritt beobachten, dann werden Verhaltensvorhersagen immer genauer zutreffen. Laufen die Datenunmengen dann nur noch an wenigen Stellen zusammen und werden missbraucht, ist das Werk einer Diktatur 4.0 vollbracht. Eine sich selbstständig und vollautomatisiert weiter perfektionierende, vierte Entwicklungsstufe der Diktatur in der Weltgeschichte würde möglich werden – und ist es zu Teilen in der Volksrepublik China schon –, wie wir im dritten Teil des Buches sehen werden.

Solange wir uns nicht (grundlegend) verändern, bleibt die beste Vorhersage für zukünftiges Verhalten unser Verhalten in der Vergangenheit. Denn wenn wir immer Ähnlicheres konsumieren, tun und ersehnen, werden wir Ähnliches tun und uns mit der Zeit immer mehr aneinander angleichen. Also brauchen wir mehr Mut zu eigenständiger Veränderung und die Entschlossenheit, eigene Erlebnisse und Erfahrungen zu suchen und in die Persönlichkeit zu integrieren. Hierzu werde ich immer wieder ermutigen.

Ich setze auf die einzigartigen – häufig unbewussten – Kräfte, die den Menschen ausmachen: Träume, Gefühle, Schmerzen, eine eigene Wahrnehmung und Idee von sich, Vernunft, Moral, Mut zu Veränderung, eine stetige Entwicklung, die Tagesform, (seelische) Narben und vieles mehr. So hat der Homo sapiens sein einzigartiges Erleben in Milliarden von einzigartigen Lebensgeschichten und Beziehungsgeflechten geformt – ein unglaublicher Erlebensreichtum. Wenn wir überleben wollen, dann als diese Menschen. Einen Wettstreit mit einer selbstlernenden KI werden wir sicher verlieren und vielleicht nicht überleben. Schon jetzt ist zu beobachten, dass wir uns zunehmend als suboptimale Mängelwesen erleben. Wenn wir versuchen wollten, in einem Spiel zu punkten, in dem uns die Roboter und künstliche Intelligenz schon jetzt überlegen sind, welcher Trostpreis wird uns bleiben?

Wir sollten schätzen, was uns ausmacht, denn jede und jeder von uns besitzt eine eigene Welt, ein Universum in sich. Algorithmen sind ewig gleiche Rechenmuster, egal von welchem Roboter oder Computer ausgeführt. Sie entscheiden unter gleichen Bedingungen immer gleich. Und welche Bedingungen das sind, können nur wir Menschen festlegen. Wir hingegen sind die Summe des bisher Erlebten, unserer bisherigen Beziehungserfahrungen bei unterschiedlicher Begabung und einzigartiger Genetik.

Und wir sind immer im Fluss. Dadurch integriert jeder Mensch eine neue Information oder Erfahrung einzigartig. Und morgen, nachdem ich die halbe Nacht wegen einer Techno-Party beim Homo Digitalis nebenan nicht schlafen konnte, vielleicht ganz anders. Oder aber ein Homo sapiens in der Wohnung über mir hielt mich wach, weil sie gerne Beethovens Mondscheinsonate des nachts am Flügel übt. In der Folge könnte ich (unbewusst) klassische Musik insgesamt ablehnen, sie fortan anders hören und wahrnehmen. Unsere Erfahrungen und die damit verbundenen Gefühle formen also unsere Wahrnehmung, und diese unterliegt hierdurch einer ständigen Veränderung.

Nein, wir sind nicht ein paar Roboter genormter Bautypen mit unterschiedlichen Softwarevarianten und persönlichen Konfigurationen, sondern bald acht Milliarden einzelne und unverwechselbare Systeme mit einer unverwechselbaren Beziehungsgeschichte, die unsere Wahrnehmung prägt und uns als Menschen formt.

WAS EIN HUND AUS RUSSLAND MIT VERKAUFS-
STRATEGIEN AUS DEM SILICON VALLEY ZU TUN HAT

Der Behaviorismus des letzten Jahrhunderts ist die theoretische Grundlage für die Verhaltensmanipulationen des digitalen Überwachungskapitalismus. Vor etwas mehr als hundert Jahren entdeckte Iwan Petrowitsch Pawlow (1849–1936) an seinem Hund, dass er auch dann sabberte, wenn nur die Glocke schellte und er nicht mehr zeitgleich ein Schnitzel zu fressen bekam. Die klassische Konditionierung war geboren. Das war 1905. Zwanzig Jahre später entdeckte jener Nobelpreisträger aus Russland auch noch den Placeboeffekt, indem er einem anderen Hund diesmal kein Schnitzel brachte, sondern Morphium injizierte. Das arme Tier musste sich immer übergeben, auch dann noch, wenn der russische Tierquäler im Dienste der Wissenschaft ausnahmsweise harmlose Kochsalzlösung gespritzt hatte.

Danach begann der Siegeszug der Verhaltenstechniken und der Verhaltenstherapie über den gesamten Globus. Und ein psychoanalytisches Verständnis des Menschen, das sich nicht auf messbare Reize und Reaktionen reduzieren ließ, trat immer mehr in den Hintergrund und galt lange als nicht in harten Zahlen zu verifizieren und deshalb als nicht mehr zeitgemäß. Auch der aufkommende Kommunismus förderte weltweit ausschließlich Forschungen zur Verhaltenslenkung und hielt selbstredend nicht viel von der Bearbeitung unbewusster und ungelöster Konflikte und Traumata. Denn nicht selten war ja das kommunistische System selbst das Trauma der Hilfesuchenden.

So heißt konsequenterweise Psychologie (griech. Seelenlehre) im Silicon Valley »Human Engineering«. Eigentlich ein Begriff für Fachleute auf dem Gebiet der Technik, soll er hier wohl psychologische Techniken zur Verhaltensbeeinflussung von Menschen beschreiben. Es geht um Zahlen, Daten, Mustererkennung und Verhaltensbeeinflussung, nicht um Unterstützung für ein individuelles Streben nach einem erfüllteren Leben.

Diese Ingenieurskunst wird so gut wie nie zur Löschung von konditionierten Verhaltenssüchten eingesetzt, sondern zur vollautomatisierten Verstärkung neurotischen und süchtigen Verhaltens, Denkens und Fühlens. Es ist ein Kampf um unser Unbewusstes, denn dort werden die meisten unserer Entscheidungen bezüglich Konsumverhalten, Präsidenten- oder Partnerwahl und dergleichen mehr getroffen.

Antonio Damasio legt dies in seinem Buch *Am Anfang war das Gefühl. Der biologische Ursprung menschlicher Kultur* evolutionsbiologisch und neurowissenschaftlich dar: Die kapitalistische Goldgrube ist nicht unser Verstand oder die Vernunft, sondern unser unbewusstes Fühlen und Sehnen. Mit deren Manipulation wird das große Geld gemacht. Und seitdem Algorithmen auf der Basis von immer stärker personalisierten und detaillierteren sowie stetig perfektionierten Psychogrammen jeden einzelnen Internetnutzer auf dieser Welt kennen und theoretisch vollautomatisiert manipulieren könnten, sind nur noch wenige Human Engineers und Programmierer nötig, um jede Frau, jeden Mann und jedes Kind durch die Anwendung von Big Data in die gewünschte Richtung zu verändern, so der Glaube und das ausgerufene Ziel.

Eine vollautomatisierte Konditionierung der Massen wird heute schon in China über einen Social Score, ein soziales Bonitäts-System, angewandt und perfektioniert, das die Konsumenten bewertet, wie wir in Kapitel 18 sehen werden. Nicht die Bürger bewerten hier Produkte oder Dienstleistungen. Nein, der Staat bewertet seine Bürger: Persönlichkeitsrankings und Charakterpunktwerte als Munition im absoluten Wettstreit aller Untertanen gegeneinander, alle mit einer einzigen Motivation: dem Big Other[7], der Matrix, dem System, der Partei zu gefallen, indem man sich den Erwartungen konform verhalte, möglichst in seiner Bubble bleibe – einer Echokammer, in der man hört, was man so ähnlich selber schon gesagt hat, sodass man in der Blase Gleichgesinnter mit der Zeit immer gleicher gesinnt wird.

So mussten wir zu Beginn der russischen Invasion in die Ukraine ungläubig feststellen, dass die Mehrheit der Russen tatsächlich glaubte, es handle sich lediglich um eine auf den Osten und einen Regierungswechsel begrenzte »spezielle Operation« und nicht um einen heimtückischen Angriffskrieg mit menschenverachtenden Kriegsverbrechen und hohen Opferzahlen, wie wir in Kapitel 15 noch sehen werden.

Umso mehr sich unser Horizont verengt, umso vorhersehbarer werden wir. So sollen wir mehr konsumieren, was die höchsten Gewinnmargen bringt, häufiger liken, was uns gefallen sollte, mehr wählen, was wir wählen sollen, und das verdrängen (zum Beispiel den Klimawandel oder den Krieg), was uns daran hindern könnte, ungestört weiterhin zu konsumieren. Mehr Konsum, der uns nur in seltenen Fällen psychisch guttut, aber häufig von Produkten oder Dienstleistungen abhängiger macht. Denn die induzierte Konsumsucht bringt den höchsten Profit. Maximale Kundenbindung wird mit dem süchtigen und neurotischen User erreicht. Der bezahlt auch dann noch, wenn er sich hierfür verschulden muss.

Eine Befreiung von dieser Form der Beeinflussung kann nicht über Verhaltens-Coaching erfolgen, sondern nur über die Bewusstwerdung der neuen Manipulationsmöglichkeiten, um anschließend konsequent handeln zu können. Denn wer nicht weiß wohin, dem hilft auch Galoppieren nichts, soll Kurt Tucholsky einmal gesagt haben. Die Quellen unbewusster und unerwünschter Manipulationen müssen zunächst erkannt werden, um sich hernach beispielsweise durch das Löschen von Social-Media-Accounts etwas mehr Autonomie zurückzuerobern. Aus gelenkter Aufmerksamkeit wird eine bewusste und selbstgewählte Aufmerksamkeit. Dann beginnen wir zu entscheiden, wem oder was wir sie schenken.

DIE ABWEHR DER WIRKLICHKEIT

In einer Zeit, in der sich immer mehr um Verhaltensbeeinflussung, Verhaltensoptimierung und Verhaltensänderung dreht, halte ich das psychoanalytische Verständnis des Menschen mehr denn je für hilf-

reich. Die unbewussten Wünsche, Motivationen, Triebe und Sehnsüchte des Homo sapiens, seine Neigung zu Unvernunft und zur Jagd
nach den intensivsten (auch destruktiven) Gefühlen sollen normiert
werden, um sie besser kontrollieren zu können und uns noch kon-
sumfreudiger und beeinflussbarer werden zu lassen. Was vor 15 Jahren noch unvorstellbar erschien, ist heute schon weit fortgeschritten.
Wir alle verdrängen und projizieren oder idealisieren täglich.
Anders würde uns die Flut der Eindrücke völlig überfordern und
lähmen. Wenn wir unsere Aufmerksamkeit auf etwas richten, verdrängen wir den Rest. Richte ich meine Aufmerksamkeit beinahe
ausschließlich auf Immigranten, wird meine gefühlte Wahrheit bald
sein, dass sie in der Überzahl sind. Die vielfach beschworene gefühlte
Wahrheit ist hier also Ergebnis einer hass- oder angstgetriebenen
Verengung der Aufmerksamkeit. Die Dosis macht das Gift, und eine
Überdosis könnte sich zu einer xenophoben Neurose oder gar einer
Soziopathie auswachsen, wenn ich meine Paranoia ausagiere, indem
ich Asylantenheime anstecke oder einen Kassierer erschieße, der
lediglich auf die allgemeine Maskenpflicht hingewiesen hat.

Je mehr wir die Wirklichkeit des Lebens und Erlebens von einer
bewussten Wahrnehmung fernhalten müssen, desto neurotischer
werden wir. Solche Abwehrmechanismen stehlen unsere Zeit, die
wir für das Leben und für seine Lösungen bräuchten. Abwehrmechanismen halten die Realität von uns fern, die wir aber benötigen, um
konkret etwas zu verändern. Abwehrmechanismen rackern rund
um die Uhr, damit wir innere und äußere Konflikte nicht erkennen,
angehen und lösen müssen. Sie helfen vielmehr, diese nicht bewusst
wahrzunehmen. Konflikte werden tabuisiert, um sie auszusitzen.
Sie werden geleugnet, um sie ignorieren zu können. Das Umschiffen
der Konflikte sorgt dafür, dass wir uns nicht entwickeln, sondern in
der Stagnation einrichten und diesen Zustand einigermaßen – und
häufig erstaunlich lange – aushalten.

Doch dann gibt es mehr und mehr Lebensbereiche, die immer
großräumiger gemieden werden müssen, Themen, bei denen wir um
den heißen Brei herumreden, immer häufigere Situationen, denen

wir mit Scheuklappen begegnen, oder wir flippen sofort aus, wenn auch nur ein bestimmtes Stichwort fällt. Begegnungen oder Themen, die wir nicht differenziert oder in ihrer Widersprüchlichkeit zulassen können, häufen sich. Die unvoreingenommene Offenheit schwindet. Wir werden immer neurotischer und damit unflexibler, verspannter, schneller gereizt und weniger gelassen. Eigentlich haben wir in diesen Fällen meist unterschwellig oder offen Angst, sind auf der Hut, in dauerhafter Habtachtstellung. Denn wir rechnen unbewusst immer häufiger damit, dass etwas aufpoppen oder unvermittelt aufbrechen könnte, was der Abwehr entwischte, was sich nicht vorhersehen, kontrollieren oder wegorganisieren ließ.

Wir reagieren immer seltener unvoreingenommen, nehmen die Welt nicht, wie sie ist, sondern biegen sie uns zurecht. Was uns nicht passt, wird passend gemacht, ausgeblendet, hartnäckig ignoriert oder verdrängt. Reicht das nicht: bekämpft. Erst passiv aggressiv, indem wir uns etwa durch Überhören und Nicht-Antworten verweigern. Ich spreche dann von »psychischer Sitzblockade«. Reicht das immer noch nicht, wird offen feindselig – oder gewalttätig – mundtot gemacht. Unsere Neurose will immer mehr im Voraus wissen, planen und kontrollieren, und der Tunnelblick verengt sich weiter, was immer verspannter, weniger spontan, unnachgiebiger und sturer macht.

Lässt sich Überraschendes dennoch nicht ganz verhindern, gibt es entweder die Möglichkeit der noch neurotischeren Reaktion und der neuerlichen Verstärkung der Abwehr durch Aufrüsten mit neuen Abwehrmechanismen. Oder wir beginnen langsam, die Abwehr zu lockern und uns ehrlicher und offener den Anforderungen und Konflikten des Lebens zu stellen. Das geht nicht ohne schmerzliche Selbsterkenntnis und -kritik. Besser noch wäre Selbstkritik gepaart mit Selbstironie, denn Humor lindert den Schmerz. Beides kennt eine chronifizierte Neurose nicht. Nein, die Neurose findet das alles gar nicht zum Lachen.

Es ist wichtig, über den Verstand und die Vernunft die Verbundenheit miteinander nicht zu verlieren. Und es wird immer wichtiger werden, eine Verbundenheit miteinander über den Verstand und die Vernunft zurückzuerlangen – da, wo sie schon verloren wurde oder die Gräben schon unüberbrückbar geworden zu sein scheinen. Wird Herdenimmunität über Herdenvernunft erlangt? Nur der Verstand und die Vernunft schaffen einen nötigen Konsens über Grenzen und Kulturen hinweg. Oder folgen wir kolportierten Falschmeldungen von selbsternannten Pseudo-Experten aus dem Netz? Bekommen wir Angst vor der Rettung und folgen der Gefahr? Das wäre eine kollektive Angstneurose und Massenhysterie: mehr Angst vor der Rettung zu haben als vor einer Gefahr, die Tod und Elend über unsere Welt bringen könnte. Hören wir auf einen Donald Trump, wie die meisten seiner über achtzig Millionen (Ex-)Follower auf Twitter, oder auf einen Epidemiologen Doctor Anthony Fauci mit den rettenden Fakten im Gepäck, die er unermüdlich wiederholt, der aber nur vier Follower hat?

DER HOMO DIGITALIS ALS PRODUKT

Der Homo Digitalis denkt, er konsumiere kostenlose Produkte. Doch er *ist* das Produkt. Das Perfide daran ist, dass die Manipulierten sogar meinen, sie träfen freiere Entscheidungen als früher, ihre Reichweiten und Verfügbarkeiten seien größer denn je. So gut wie niemand kann noch behaupten, nicht betroffen zu sein. Er müsste schon auf einer Insel im Funkloch wohnen und arbeiten, wie Eingeborene ohne Kontakt zur Außenwelt.

Denn ohne die Reichweite und Verfügbarkeiten selbstbestimmt ausloten zu können, bleiben wir Spielbälle von Tech-Konzernen mit ihren top-bezahlten Suchtexperten auf der Suche nach dem größten Suchtfaktor und Profit. Und von Machtpolitikern, um die Tech-Lobbyisten wie Schmeißfliegen kreisen. Jaron Lanier nennt sie »die neue Kaste der Arschloch-Herrscher« und Donald Trump den »ersten smartphonesüchtigen Präsidenten der Geschichte«.[8]

Wir werden nicht in einem goldenen Käfig gefangen gehalten,

doch von einem filigranen, glamourösen Gitternetz auf Schritt und Tritt umfangen. Es ist weniger Zwang als vielmehr ein stetiges unsichtbares Zupfen und Schubsen. Im Marketing-Jargon heißt das natürlich nicht »Zupfen«, sondern »Nudging«.

So mögen wir zwar sicherer und begüterter sein, sind aber auch gefangener und befangener. Trotz mehr Wissen, Bewegung und Reichweite bewirken immer seltener werdende zwischenleibliche Begegnungen und weniger Berührungen mit emotionaler Rührung, dass wir immer weniger Verständnis und Gespür füreinander aufbringen, wie wir in Kapitel 6 sehen werden. Die Erde ist kein Cyberspace, wir müssen unseren Platz auf ihr finden, und Beziehungen müssen wir anfassen können, wollen wir uns gesund entwickeln. Davon wird in Kapitel 4 die Rede sein.

In einer Zeit, die mehr bewusstes Erleben braucht und weniger reines Ausführen unbewusst wirkender, manipulativer Algorithmen, ist es mehr denn je vonnöten, als Homo sapiens wieder aufrechter und selbstbestimmter über diesen Planeten zu ziehen. Den Kopf zu heben und die Umwelt eigenständig und bewusst zu erkunden. Immer schon im Rudel, mit viel Körperkontakt, Fürsorge und Sorgen, Weitblick und Engstirnigkeit – zwischen Eroberungsdrang und Sicherheitsbedürfnis hin- und hergerissen.

Der Homo Digitalis ist auch nur ein Homo sapiens. So viel ist sicher. Und dass seine Weisheit mehr denn je in Gefahr ist. Stimmen und Bilder ohne Körper manipulieren seinen jahrtausendealten Orientierungssinn, seinen mentalen Kompass, seine Intuition und Wertmaßstäbe, seinen Dopamin-Haushalt und vieles mehr, von dem wir noch gar nichts wissen. Und es geht alles viel zu schnell, immer schneller viel zu schnell. Die exponentiell sich beschleunigenden Prozesse sind zu schnell für unsere jahrtausendealten Anlagen und genetischen Anpassungsprozesse.

Wir alle sind angeblich längst zu einem einzigen Rudel vernetzt worden und ein globales Dorf geworden. Doch wenn wir uns umschauen, kämpft jeder gegen jeden. Jede und jeder muss im digitalen Kapitalismus des neuen Jahrtausends schauen, wo sie und er bleibt – will heißen, wie man noch irgendwie aus der Masse an Daten herauszustechen vermag.

UND TÄGLICH BLÄST DER SHITSTORM

Das Internet ist augenscheinlich enttabuisiert, gibt vor, wir dürften sein und uns geben, wie es uns gefällt. Doch es gibt einen unsichtbaren und unbewussten Verhaltens- und Meinungskodex, den es einzuhalten gilt. Und wer ihn nicht beachtet, den bringt ein Shitstorm der Empörung schnell zum Schweigen, häufig mit traumatischen Folgen für die Betroffenen. Die Diffamierungen hinterlassen depressive und gebrochene Menschen mit Gefühlen der Wertlosigkeit.

Wollen wir es zulassen, kollektiv zu einem Volk von Neurotikern zu werden, das zumeist das Gegenteil von dem tut, was angebracht und dringend geboten wäre? Nur um von anonymen Teilnehmern im Netz gemocht und akzeptiert zu werden? Sei es auch nur, um in Ruhe gelassen zu werden?

Oder machen und fühlen wir das Gegenteil dessen, was angebracht wäre? Verspüren beispielsweise Schadenfreude oder Hass statt Mitgefühl? Neid statt Stolz? Zynismus statt Hilfsbereitschaft und Langmut? Beginnen, das Gegenteil dessen zu bedenken, worüber nachzudenken angezeigt wäre? Sinnieren wir zum Beispiel über noch bequemere Möglichkeiten oder Schlupflöcher im System, anstatt uns über Lösungsvorschläge den Kopf zu zerbrechen? Die Pandemie ist hier der Testlauf für die ungleich größere Herausforderung: die Klimakrise.

Stattdessen sollten wir über Wege nachdenken, wie wir zurück zu mehr Selbstbestimmtheit und Selbstwirksamkeit finden können; darüber, welchen Manipulationsversuchen wir uns wie entziehen sollten. Ja, Neurosen und Neurotiker gab es immer. Doch noch nie gab es Kommunikationsformen, die designt wurden, um uns zu abhängigeren Neurotikern zu machen, und die täglich weiter perfektioniert werden: vollautomatisiertes Zuckerbrot und algorithmische

Peitsche, Erleichterung und Erschwerung, Belohnung und Beschimpfung, Applaus oder Shitstorm, ausgegrenzt oder gehypt, erst himmelhoch jauchzend und dann zu Tode betrübt, vollautomatisierte Liebe und vollautomatisierter Hass. Dem Homo sapiens wird schwindelig.

Denn es gibt sie erst seit etwa 15 Jahren: die vollautomatisierten Manipulationsmaschinen – für den Homo sapiens noch nicht mal ein Schritt in seiner Entwicklungsgeschichte, auch wenn er sich mittlerweile Homo Digitalis nennt. Und zu Beginn waren sie noch lange harmlos. Nur die nach der Jahrtausendwende Geborenen der Generation Z sind damit groß geworden. Doch der gewaltige Umbruch der letzten Jahre betrifft uns alle. Er ist vielleicht nur noch mit dem Ersetzen der menschlichen Muskelkraft durch Verbrennungsmotoren und Dampfmaschinen gegen Ende des neunzehnten Jahrhunderts zu vergleichen, als die Industrialisierung und Moderne mit voller Wucht die Breite der Gesellschaft erreichte und in einem ersten Weltkrieg gipfelte. Die Spanische Grippe zeigte dann die Schattenseiten der neu gewonnenen Mobilität auf.

Gerade werden nicht unsere Muskeln, sondern unsere Gehirne ersetzt. Es beginnt die Schlacht um unsere letzte Bastion. Wir müssen und dürfen es miterleben. Dürfen, da große Veränderungen in der Menschheitsgeschichte immer auch spannend waren. Und nur wir, die wir in diesen turbulenten Zeiten leben, können sie gestalten.

Der große deutsche Soziologe Andreas Reckwitz beschreibt die Nähe seiner Sozialanalysen zum psychoanalytischen Menschenverständnis wie folgt: »Die Psychoanalyse kann sich hier durchaus mit der Sozialanalyse verbünden, welche die gesellschaftliche Bedingtheit mancher Paradoxien herausarbeitet und so dem Individuum ein umfassendes Verständnis seiner Situation ermöglicht.«[9] Mit dieser Sozialanalyse verbünde ich mich sehr gerne und hoffe ebenfalls, mit der Lektüre dieses Buches dem Individuum – durch eine psychologische Sozialanalyse sozusagen – ein umfassenderes Verständnis seiner Situation zu ermöglichen. Auch glaube ich, dass hier die dringend benötigte Verjüngungskur für eine häufig nostalgisch verstaubte Psychonanalyse zu suchen ist.

DIE ANALYSE DES HOMO DIGITALIS

Wenn Andreas Reckwitz in seinen Sozialanalysen von »bestimmten Versionen der Psychoanalyse« spricht, meint er nicht die klassische Psychoanalyse der Freudianer alter Schule, sondern neuere, sogenannte »tiefenpsychologisch fundierte« Psychotherapieformen mit Sitzungen, die nicht mehr im Liegen auf einer Couch oder einem Kanapee abgehalten werden, ohne Sichtkontakt zwischen Patienten und Therapeut und mit mehreren Sitzungen pro Woche. Ursprünglich sollte diese räumliche Anordnung freies Assoziieren für die Patientinnen und Patienten erleichtern. Verständlich, dass Ängste und Scham vor einer völlig neuen Behandlungsmethode – und ihren möglichen unerwünschten Nebenwirkungen – noch stärker den therapeutischen Prozess behinderten als heute, über hundert Jahre später.[10]

Wie diese kurzen Ausflüge zu den Anfängen von Freuds Psychoanalyse bereits zeigen, leben wir heute in einer völlig anderen Welt mit anderen Ängsten, Zwängen und Süchten. So scheint mir denn auch der vertrauliche Blickkontakt unverzichtbarer denn je zu sein. In einer Zeit, in der wir immer weniger Gesprächspartner auch zu Gesicht bekommen. Denn heute geht es vielmehr um eine spürbare Berührung und emotionale Rührung, um eine vertrauensvolle und heilsame Begegnung und nicht zuletzt um eine therapeutische Beziehungsarbeit, die traumatische Erfahrungen korrigieren, also innerlich lösen kann. Es geht in heutigen Therapien vor allem um die Erfahrung, verstanden und angenommen zu werden.

In diesem Sinne geht es – zumindest, was meine Patientinnen und Patienten angeht – nur noch selten darum, alte vergessene oder verdrängte Konflikte überhaupt erst einmal zu erinnern oder ins Bewusstsein zu rufen, sondern immer häufiger geht es um Abhängigkeiten, Süchte, Beziehungsängste, Kontrollzwänge, verzerrte Körperbilder, tägliches (Cyber)Mobbing, die Einsamkeit in der Pandemie, Depressionen, die »Burn-out« genannt werden wollen, sexuelle Frustrationen, spielsüchtige Kinder, ein krankmachendes Leistungsdenken, Sorgerechtsstreitigkeiten, Schulden, Schönheits-OPs bei Minderjährigen, Selbsthass sowie mannigfache, aber durchaus bewusste Ängste und Zwänge, die mit Einschränkungen des Alltags und einem Verlust innerer Freiheitsgrade einhergehen. Und es gibt noch viele andere Gegenwartsneurosen, wie wir im Verlauf des Buches noch sehen werden.

Auch werde ich – über die Kapitel verteilt – immer wieder auf verschiedene Psychoanalytiker verweisen, die meine Art, psychodynamisch und tiefenpsychologisch zu arbeiten, inspiriert und geprägt haben. Aber auch die Integration verhaltenstherapeutischer Behandlungstechniken ist – beispielsweise bei der Behandlung von Süchten – geradezu zwingend geboten.

WAS HEISST HIER NEUROSE?

Darüber hinaus ist mir bewusst, dass mein Umgang mit dem Neurosebegriff sehr frei ist und nicht klassischen Definitionen entspricht. Ich bezeichne hier verschiedene pathogene psychische Ausprägungsformen als Neurosen, die nicht unter die Kategorie der Psychosen fallen. Manches müsste streng genommen auch eher als Persönlichkeitsstörung – Freud sprach von »Charakterneurose« – denn als Neurose betitelt werden. Insbesondere bei extremer Ausprägung, wenn (fast) alle Lebensbereiche betroffen sind oder wenn die Störungen schon über viele Jahre andauern.

Außerdem war mir wichtig aufzuzeigen, wie unsere Resilienz – also die Widerstandsfähigkeit der Psyche des Homo Digitalis gegenüber den neuen Einflüssen – gestärkt werden kann und wie Wege aus den neuartigen Süchten und Netzneurosen gelingen können. In diesem Sinne gebe ich auch einen Ausblick, wie sich die Entwicklungen und neuen Manipulationsformen auf unsere Gesundheit und auf den gesellschaftlichen Zusammenhalt auswirken könnten, wenn wir uns ihrer nicht bewusst werden und rechtzeitig gegensteuern.

Des Weiteren war es mir ein Anliegen, ein Buch über die Psyche des Homo Digitalis und über die wichtigsten Gegenwartsneurosen im digitalen Zeitalter des 21. Jahrhunderts zu schreiben, das von Usern und von Kollegen gleichermaßen gewinnbringend gelesen werden kann. Mein Panorama möchte die zentralen Herausforderungen und die daraus resultierenden Belastungen, Überforderungen und Gefahren sowohl für jeden Einzelnen von uns als auch für die Gesellschaft als Ganzes ergründen.

Ich möchte mich an alle Erwachsenen wenden, insbesondere Eltern, die sich Sorgen um ihre Kinder machen, jugendliche User, die verstehen wollen, warum sie immer süchtiger, selbstunsicherer und depressiver werden, sowie Großeltern, die ihre Enkel und deren Sprache und Nöte noch verstehen lernen wollen, aber auch an Fachleute wie Psychiater, Psychotherapeuten, Pädagogen und alle, die beruflich mit den gewaltigen Umwälzungen konfrontiert sind. Da die digitale Revolution immer mehr Lebensbereiche durchdringt und wir zukünftig immer mehr Zeit vor Displays verbringen dürften, werden immer mehr Menschen von neuen Süchten und Neurosen betroffen sein, und eine reflektierte Auseinandersetzung wird immer dringlicher geboten sein.

In meinem Lieblingsfilm *Forrest Gump* sagt der kleine Forrest immer, wenn er mal wieder im Schulbus gehänselt wird, den Spruch seiner Mutter auf: »Dumm ist, wer Dummes tut!« Ganz im Sinne von Mrs. Gump könnte man also sagen: »Neurotisch ist, wer neurotisch bleibt!« Nicht jede oder jeder konnte verhindern zu werden, wer sie bzw. er ist, aber niemand ist gezwungen zu bleiben, wer sie bzw. er ist. Nicht jede oder jeder konnte etwas dagegen tun, aber jede oder jeder kann fortan die Dinge anders machen. Und immer müssen Worten auch Taten folgen. Meine Sicht auf 21 neurotische Aspekte und meine Einschätzungen der Entwicklungen sollen zu eigenen Ansichten ermutigen, nicht zwangsläufig zu übereinstimmenden, hoffentlich aber schon zu bewussteren und reflektierteren Ansichten, die etwas in Gang setzen.

Und noch etwas: Ich möchte ausdrücklich dazu einladen, mit dem Kapitel im Buch zu beginnen, das Sie als Erstes anspringt. Ihr Unbewusstes weiß meist schon vor Ihnen, was Sie dringend lesen sollten.

Machen Sie das dann ruhig und lesen nicht – wie sozial erwünscht, also Ihrem Über-Ich gemäß – sklavisch von Anfang bis Ende. Da ich versucht habe, die 21 Kapitel und Neurosen jeweils in sich geschlossen darzustellen, ist dies gut möglich.

Und schließlich möchte ich das psychoanalytische Denken und Menschenverständnis mit den Auswüchsen unserer Zeit konfrontieren, versuchen, es in Einklang zu bringen, wo es geht, und ich hoffe, dass diese digitale Turbozeit von einer solchen Betrachtungsweise profitieren kann. Angeregt durch Gedanken, die aus den gemächlicheren Zeiten der K.-u.-k.-Monarchie stammen, aus einem Wien der Kutscher, mit Brieftauben am Himmel über der Berggasse.

DIE DREI TEILE: LIEBE // ARBEIT // SINN

Es gibt meines Erachtens vier Faktoren, die das dritte Jahrtausend maßgeblich prägen und noch mehr prägen werden. Wir stehen erst ganz am Anfang dieser vier Entwicklungen, die uns alle psychologisch, ökonomisch und soziologisch entscheidend verändern werden:

- vermehrt auftretende Seuchen als Folge der Globalisierung, einer vermehrten Mobilität und des Bevölkerungswachstums
- immer häufigere extreme Wetterereignisse und andere Folgen der menschengemachten Erderwärmung
- um sich greifende soziale Verwerfungen und Kriege durch verführerische – und gezielt potenzierte – Falschinformationen oder durch die Unterdrückung von korrekten Informationen
- und schließlich die Folgen rasant fortschreitender selbstlernender künstlicher Intelligenzen und ihrer immer lückenloseren Vernetzung miteinander. Immer mehr Roboter und vernetzte KI-Systeme werden immer weniger menschenwürdige Arbeit übrig lassen.

Alle vier Faktoren werden die Kluft zwischen Gewinnern und Verlierern weiten – zwischen denen, die Informationen haben, und denen ohne oder mit falschen Informationen, zwischen denen in sicheren und intakten Regionen und den Entwurzelten in Flüchtlingscamps, zwischen Kriegsflüchtlingen und Kriegstreibern, zwischen den Mittellosen und Krisengewinnern, zwischen Aktivisten und Opportunisten. Vermehrte Depressionen und Aggressionen, Verzweiflung und Auflehnung, Trauer und Wut, Selbsthass und Hass sind jeweils zwei Seiten derselben Medaille dieses neuen Jahrtausends.

Alle vier Faktoren werden immer mehr Einfluss auf unsere Psyche, unser Denken und unsere Gefühle erlangen. Unser Verhalten und unsere Beziehungen werden sie grundlegend verändern und formen. Gut zwanzig Jahre liegen erst hinter uns, über 970 noch vor uns. Doch schon zu Beginn dieses neuen Jahrtausends kann man erahnen, wie sehr beispielsweise das neuartige Coronavirus unsere zwischenleiblichen Begegnungen dauerhaft reduzieren wird. Unsere Zeit vor Displays wird weiterhin jährlich mehr werden, ebenfalls durch alle vier Faktoren angetrieben. Fake News dürften mehr werden, die Arbeitslosenzahlen steigen und Regionen, die ein sicheres, gelungenes und gesundes Leben noch ermöglichen, seltener werden.

Es ist zu befürchten, dass jüngere Generationen nicht mehr unbeschwert und sorglos die Welt entdecken und erkunden können werden. Der Wert des Reisens und Erkundens ist für die Persönlichkeitsentwicklung nicht zu unterschätzen. Werden Franzosen sich in zehn Jahren noch dreimal zur Begrüßung küssen? Oder werden wir weltweit nur noch eine asiatische Verbeugung aus sicherer Entfernung machen, wie ich mir das während der Pandemie in der Praxis angewöhnt habe? Wird die Generation Greta noch fremde Kontinente und Kulturen kennenlernen? Wie viele Umschulungen werden sie durchlaufen müssen, wenn sie Arbeit finden wollen? Und wie viele Demonstrationen werden noch friedlich verlaufen und genehmigt werden? Bei wem wird noch Trinkwasser aus dem Wasserhahn kommen, und wer wird noch regelmäßig Sex mit echten Menschen haben? Wer wird sich noch als glücklich und zufrieden beschreiben? Wer als selbstbestimmt und selbstwirksam? Wer wird genug zum

Leben haben? Wie viel ist mir genug? Wann reicht es? Sehr viele Fragen, auf die der Homo Digitalis dringend eine Antwort braucht.

Körperkontakt, die Leichtigkeit des Seins, sichere und unbefristete Arbeitsverhältnisse, ein gelassenes Vertrauen in die Medien und in die Regierenden, in Eliten und in die Wissenschaft werden seltener beziehungsweise gefährlicher werden. Ich fürchte, Einsamkeit, Zukunftsängste, Misstrauen und unterschiedlichste Formen von Terror und Aufruhr werden uns gesellschaftlich wie psychisch zunehmend prägen und begleiten.

Resilienz aufzubauen, also die Stärkung unserer psychischen wie gesellschaftlichen Widerstandsfähigkeit gegenüber diesen disruptiven und krank machenden Wirkfaktoren, wird immer dringlicher werden. Zur Stärkung möchte ich einen Beitrag leisten, vor allem durch Erkenntnis und Ermutigung. Blindes Vertrauen werden wir uns immer weniger leisten können, doch wohl überlegtes, wählerisches und gut informiertes Vertrauen wird immer lebenswichtiger werden. Denn ohne Vertrauen gibt es keine Gemeinschaft und keine psychische wie körperliche Gesundheit.

Nur wir sind bei vollem Bewusstsein auf diesem Planeten, und darum können nur wir wählen zwischen Krieg und Frieden, zwischen Hass und Liebe, zwischen Wahrheit und Lüge, zwischen Mensch und Maschine, zwischen Ausbeutung und Unterstützung, zwischen Schöpfung und Materiallager, zwischen Hoffnung und Verzweiflung.

Liebe beziehungsweise Hass als Summe unserer Beziehungen, Arbeit beziehungsweise Arbeitslosigkeit im Sinne eines würdevollen und produktiven Lebens oder eben nicht sowie Sinn als Folge eines gelungenen und erfüllten Lebens oder Verzweiflung und Selbstauflösung in einer abstrakten Matrix – das sind die großen Fragen und Herausforderungen des neuen Jahrtausends, zumindest meiner Meinung und meiner Einschätzung nach, wenn ich meine Patientinnen und Patienten der letzten zehn Jahre vor meinem geistigen Auge Revue passieren lasse.

Diese Tiefen und Untiefen wollen die drei Teile dieses Buches *Liebe*, *Arbeit* und *Sinn* nun folgend ausloten.

AM ENDE GEHT ES UM LIEBE UND WERTSCHÄTZUNG

1 // NUTZER

INTERNETSUCHT // DIE CYBER-DEPENDENTE NEUROSE

Ende 2010 erzählte Steve Jobs dem Journalisten Nick Bilton von der New York Times, dass seine Kinder noch nie ein iPad benutzt hätten. »Zu Hause beschränken wir den Technikkonsum unserer Kinder auf ein Minimum.«[11] Ein Jahr darauf verstarb er. Bilton fand heraus, dass auch andere Größen der Hightech-Branche ihre Kinder vor den eigenen Erfindungen schützen wollten. Die Erfinder schienen schon früh das Suchtpotenzial erkannt zu haben, das ihre Erfindungen insbesondere für Kinder haben können.

Der Harvard-Professor Adam Alter hat 2018 ein Buch über die neuen Verhaltenssüchte geschrieben. In *Unwiderstehlich. Der Aufstieg suchterzeugender Technologien und das Geschäft mit unserer Abhängigkeit* schreibt der Ökonom, dass es in Maßen durchaus sinnvoll sei, sich persönliche Ziele zu setzen, weil dies helfe, mit der begrenzten Zeit und Energie haushalten zu lernen. Doch heutzutage würden sich Ziele selbst einladen und besuchten uns ungefragt.[12]

Denn kaum hat man sich bei einem sozialen Netzwerk angemeldet, beginnt die Jagd nach mehr Followern, mehr Likes, besseren Ratings, einem höheren Score und Marktwert. Kauft man sich eine Fitness-Uhr, wird man nicht umhinkommen, jeden Tag eine gewisse Anzahl an Schritten zu gehen. Die Ziele werden immer mehr und erzeugen suchtartige Anstrengungen, die bald auch zu Misserfolgen führen oder – vielleicht noch schlimmer – zu wiederholten Erfolgen, die ein neues ehrgeizigeres Ziel nach dem anderen gebären.

ALLGEGENWÄRTIGE VERSUCHUNGEN

Die Psychologin Kimberly Young, die in einem kleinen Krankenhaus in Bradford (Pennsylvania, USA) arbeitete, hat schon 1995 den
Begriff »Internetsucht« geprägt. Sie eröffnete 2010 das Center for
Internet Addiction, Amerikas ersten, an ein Krankenhaus angebun-
denen Behandlungsort für Internetsucht. Young wies in einem Interview darauf hin, dass Internetsucht erst zu einem globalen Problem
geworden wäre, als die Infrastruktur des Internets Mitte der Zwei-
tausender Jahre immer besser geworden sei. Doch die weitaus größten Veränderungen hätten erst mit dem iPhone (2007) und später mit
dem iPad (2010) begonnen.[13]

Gaming wurde mobil, jeder, der ein Smartphone besaß, konnte
nun jederzeit und überall spielen, chatten oder konsumieren. Statt
pubertierender Jugendlicher behandelte Young plötzlich Frauen und
Männer aller Altersgruppen und Persönlichkeitstypen, auch Kinder. Zuvor musste man sich teure Konsolen kaufen und über viele
freie Stunden verfügen, ohne das Haus verlassen zu müssen. Das
traf überwiegend nur auf Teenager zu. Heute sind keine speziellen
Geräte mehr nötig, fast jede und jeder hat entweder ein Tablet, einen
Laptop oder ein Smartphone – und zwar altersunabhängig –, und
man kann schon in der Früh auf dem Weg zur Arbeit oder Schule im
Bus oder an der Haltestelle zocken, chatten oder posten. Mein Sohn
behauptet mit zehn Jahren, der Einzige in seiner Klasse (5. Klasse,
Gymnasium) zu sein, der noch kein Smartphone besitze. Ich erlebe
ihn aber als noch zu jung dafür. Er hingegen findet, ich sei viel zu
streng, weswegen kaum jemand mein Buch kaufen und lesen dürfte.

Meine Jugend spielte sich in den 1980er-Jahren in Homburg ab,
und meine einzigen Erfahrungen mit Computerspielen konnte ich
nur im Vereinsheim des FC 08 Homburg machen, der sich damals
einige Sommer lang überraschend in der ersten Fußball-Bundes-
liga hielt. Dort stand eine Maschine mit Bildschirm, direkt neben
dem Flipper und der Musikbox. Striche deuteten ein Raumschiff an,
das wiederum Striche auf herabfallende Striche abschoss, die wahr-

scheinlich Monster und Ufos aus dem Weltall symbolisieren sollten. Man will es nicht glauben, aber ich wurde von diesen Strichen süchtig. Zumindest abhängig genug, dass ich zum ersten und einzigen Mal meiner Mutter mehrere Wochen lang D-Markstücke aus dem Geldbeutel stahl. Denn genau die musste man in den Schlitz der »Strich-Maschine« werfen. Mit unfassbar schlechtem Gewissen stand ich mit zwölf Jahren im Vereinsheim, trank keine Limo, sondern nur Leitungswasser – alles nur, um mit Strichen Striche zu bekämpfen.

Wenn bloße Striche und pixelige Balken ausreichten, um mich so zu konditionieren, wie hätten sich hyperrealistische und interaktive 3-D-Welten erst auf mich ausgewirkt? Da meine Söhne mit meinen Genen durch die Gegend laufen, werde ich mit dem Smartphone wohl noch etwas abwarten.

DIE BENUTZTEN NUTZERINNEN UND NUTZER

Um die Mechanismen hinter den neuen Manipulationsmöglichkeiten leichter zu verstehen, möchte ich einen Begriff einführen: BUMMER. Er ist ein Akronym von Jaron Lanier, das ich fortan übernehmen möchte, um einen entscheidenden Wirkmechanismus zu beschreiben: »**B**ehaviors of **U**sers **M**odified, and **M**ade into an **E**mpire for **R**ent = BUMMER«. Eine Anmerkung des Übersetzers Martin Bayer zu BUMMER lautet: »Verhaltensweisen von Nutzern, die verändert und zu einem Imperium gemacht wurden, das jedermann mieten kann. BUMMER ist ein umgangssprachlicher Ausdruck für etwas Unerfreuliches, ähnlich wie ›Mist!‹ oder ›blöd!‹.«[24] Und dieses Empire for Rent, das BUMMER-Imperium also, kann gegen Bezahlung geliehen werden, und dann können die Psychogramme von Milliarden Nutzern, die in Server-Bunkern von Facebook, Google, Twitter, Spotify, Netflix, YouTube, Amazon & Co. gespeichert sind, zur Manipulation im Sinne der Mieter genutzt werden: sei es, um ein Produkt oder eine Dienstleistung zu verkaufen, sei es, um Wähler zu gewinnen, sei es, um Rohingyas oder Parlamentarier zu lynchen, sei es, um groß rauszukommen und die eigene Bekanntheit zu steigern. Die BUMMER-Bosse sagen dann meist: Wir verleihen unsere (Spionage-) Daten und Psychogramme ja nur; was damit gemacht wird, können und wollen wir nicht bewerten. Wer einen LKW miete, müsse ja auch nicht erklären, was er mit dem Laster anzustellen gedenke. So die Logik, mit der sie bislang meist durchkamen. Doch man kann eben mit einem gemieteten Laster nicht den Ausgang von Wahlen erfolgreich beeinflussen oder bewirken, dass Horden – wie ferngesteuert – Capitol Hill stürmen oder sich auf Facebook zum Massenmord an den Rohingyas zusammenrotten oder dass junge Mädchen immer magersüchtiger werden und die Freude am Leben verlieren. Nein, noch nie dagewesene Machtmonopole und Manipulationsmöglichkeiten brauchen eine neue, noch nie dagewesene Gesetzgebung – was ich in Kapitel 6 noch näher ausführen werde.

DIE SECHS KOMPONENTEN DER VOLLKOMMENEN VERWIRRUNG

Der amerikanische Computerwissenschaftler, Philosoph und Autor Jaron Lanier ist ein Mahner der ersten Stunde. Er hat nicht nur den Begriff »BUMMER«, sondern auch die Bezeichnung »Virtual Reality« erfunden und dann die erste VR-Brille der Welt gebastelt. Später hat er wie kein anderer ethische Kriterien für die Digitalwirtschaft erarbeitet und dazu publiziert. Er gilt als einer der größten Erfinder des Silicon Valley und ist von Anfang an federführend mit von der Partie gewesen.

Inzwischen titelt er unverhohlen: *Social Media hasst deine Seele.* Und er führt aus: »Dein Verständnis anderer Menschen wird zerstört, weil du nicht weißt, was sie in ihren Feeds alles zu sehen bekommen, und umgekehrt gilt das auch für sie. Du kannst dich nicht mehr auf das Mitgefühl anderer verlassen, weil du den Zusammenhang nicht kennst, in dem sie deine Aussagen zu sehen bekommen. Du wirst wahrscheinlich ein größeres Arschloch und gleichzeitig unglücklicher. ... Deine Fähigkeit, die Welt zu verstehen und die Wahrheit zu erkennen, nimmt ab, während die Fähigkeit der Welt, dich zu verstehen, korrumpiert wird.«[15]

Anfangs fand ich die krassen und zum Teil derben Worte Laniers überzogen. Doch bald spürte ich eine Kraft in der polemischen Kompromisslosigkeit, mit der er die gesellschaftlichen Gefährdungen benennt und vor einer wachsenden Schieflage warnt, in die uns BUMMER treibe.

Nach Lanier gibt es sechs Komponenten der BUMMER-Maschinerie, die für die fortschreitende Zersetzung verantwortlich sind:

- Erstens gelte, dass, wenn es nichts anderes zu erreichen gibt als Aufmerksamkeit, Menschen dazu tendierten, »zu Arschlöchern« zu werden, weil »das größte Arschloch« die meiste Aufmerksamkeit bekomme.
- Zweitens analysierten Algorithmen ununterbrochen unsere Daten. Die sich ergebenden Korrelationen seien letztlich Theorien über unsere Persönlichkeitsmerkmale. Durch adaptives Feedback entstehe die totale Überwachung und Beeinflussung, beispielsweise mit der Speicherung und automatisierten Auswertung von Likes auf Facebook oder Instagram und von Dislikes auf YouTube oder ganz einfach durch unsere Suchanfragen, denn wir googeln (fast) alle.
- Drittens entschieden Algorithmen, was uns als User vorgesetzt werde. Einen Feed könne man einen Empfehlungsapparat oder einfach Personalisierung nennen, die durch aufgezwungene Inhalte Reize für individualisierte Verhaltensmodifikation setzten.
- Viertens wolle man uns durch emotionalisierte, also emotional stark aufgeladene Reize süchtig machen, damit wir immer mehr Zeit im System verbringen, wodurch unser Verhalten leichter manipuliert werden könne.
- Fünftens könne man dieses perverse Geschäftsmodell mieten, um Geld mit ihm zu machen oder uns im Sinne der Ziele des BUMMER-Mieters zu beeinflussen.

- Schließlich wimmele es nur so von Fake-People in unbekannter, aber riesiger Zahl: Bots, KI-Systeme, Agenten, Fake-Reviewer, Fake-Freunde, Fake-Follower und Fake-Posts. Manchmal seien es aber auch echte Menschen mit abwegigen Meinungen, sodass wir nichts mehr selbst zuverlässig einschätzen könnten und immer abhängiger vom System würden. Mal ist es eine echte, wahre Nachricht von einem Fake-Bot, mal werden Fake News von echten Personen verbreitet. Die Summe aller Faktoren in ihren Wechselwirkungen und Kombinationen sorgt für eine um sich greifende Verwirrung und Verunsicherung. Das Problem sei nicht irgendeine bestimmte Technologie, sondern ihre Verwendung.

SIND SIE RAUCHER, LINKSLIBERAL, LESBISCH ODER GAR VERSOFFEN?

Solche Fragen können Forscher allein auf Basis einiger Facebook-Likes beantworten. So haben die BUMMER-Maschinen (fast) jeden Einzelnen von uns längst ausspioniert und tausende Geheimnisse über uns gesammelt, von denen uns nur die wenigsten bewusst sind. Wer könnte die Frage beantworten: Zählen Sie mir bitte 5598 Items auf, die Sie ausmachen? BUMMER hat noch viel mehr Items gespeichert, und es kommen täglich und nächtlich welche hinzu.

Eine Studie der Universität Cambridge von 2012 zeigt: Die Daten erlauben mit einer Präzision von bis zu 95 Prozent Rückschlüsse auf die Persönlichkeit der Nutzer. Michael Kosinski und seine Kollegen haben dabei als einzige Information die Klicks auf den Gefällt-mir-Knopf (Like-Button) von über 58 000 Facebook-Mitgliedern genutzt.[16] Damit konnten sie beispielsweise mit einer Trefferquote von 95 Prozent das Geschlecht vorhersagen und mit 73 Prozent Genauigkeit Zigarettenraucher identifizieren. Mit 82 Prozent, ob ein User Moslem oder Christ war, mit 65 Prozent, ob er Drogen, und mit 70 Prozent, ob er Alkohol konsumierte, mit 67-prozentiger Wahrscheinlichkeit, ob sie oder er gerade in einer Beziehung lebte oder auf Partnersuche war. Mit 85-prozentiger Genauigkeit wussten die Forscher, welche Parteien die Testpersonen bislang wählten, und mit 88 bis 73 Prozent Treffergenauigkeit, ob es sich um schwule, lesbische oder heterosexuelle Probanden handelte. »Wir zeigen, dass man eine Vielzahl von persönlichen Eigenschaften automatisch und akkurat aus den Facebook-Likes einer Person ableiten kann«, schreiben die Forscher im Fachblatt *Proceedings of the National Academy of Sciences* nüchtern.[17]

In ihrer Studie benutzten sie ein mathematisches Modell, das quasi mit einigen Vorlieben einer Person gefüttert wurde. Das genügte, um zu berechnen, ob die Betreffende eine Anhängerin der Demokraten war oder ob es sich um einen Wähler der Republikaner handelte, um einen strenggläubigen Muslim oder eine erzkonservative Christin, drogenabhängig oder nationalistisch, einsam oder schon bei der Kinderplanung, wütend oder ängstlich, latent gewaltbereit oder durch und durch Pazifistin.

95 Prozent Treffsicherheit klingt hoch, doch das bedeutet im Umkehrschluss, dass man fünf von hundert Menschen fälschlicherweise ein Alkoholproblem unterstellt hätte. Bei einer Stadt mit einer Million Bürger hätten 50 000 eine diskriminierende Fehldiagnose erhalten. Bei nur 70 Prozent Treffergenauigkeit sprechen wir schon von einer Diffamierung von 300 000 Ahnungslosen. Diese falschen Diffamierungen sind auch das entscheidende Argument im Gespräch mit allen, die noch meinen, sie hätten nichts zu verbergen. Die 300 000 Ahnungslosen aus unserem Beispiel hätten ja ebenfalls nichts zu verbergen, sondern ihnen wäre fälschlicherweise unterstellt worden, dass sie etwas zu verbergen hätten. Also, niemand ist gefeit gegen die Diskriminierungen 4.0.

Vielleicht habe ich ja nur über meinen Internet-Account regelmäßig Spirituosen für mehrere Firmenfeiern bestellt, selber aber nur Säfte getrunken, weil ich stets mit dem Auto nach Hause fahren musste. So gesehen, ist jede Diffamierung eine zu viel und nicht selten ein Trauma für die Betroffenen.

In der Cambridge-Studie hatte jeder der Teilnehmer im Durchschnitt 170-mal auf den Like-Button geklickt. Das war 2012. Heute dürften die durchschnittlich vergebenen Likes – und Dislikes wie etwa bei YouTube – um ein Vielfaches höher liegen, denn damals konnte man erst seit etwa drei Jahren einen Beitrag auf Facebook liken. Demnach dürfte die Vorhersagegenauigkeit heute um ein Vielfaches höher sein und mehr Persönlichkeits- und Lebensbereiche mit einschließen. Denn schon mit 70 Likes ließe sich nach den Kriterien der Big Five ein komplettes Persönlichkeitsprofil erstellen, so die Autoren der Studie.[18] Vermutlich sogar präziser als mit den 240 Items des NEO-PI-R, da in Fragebögen bekanntermaßen sozial erwünschter geantwortet wird, als wenn sich Social-Media-User allein zu Hause kundtun und dabei (fälschlicherweise) unbeobachtet fühlen, wenn sie beispielsweise diskriminierende Inhalte liken. Es könnte durchaus sein, dass ein User, der ein Video der Taliban gelikt hat, dennoch die Frage »Sehen Sie Gewalt zur Erreichung von Zielen als legitim an?« in einem Fragebogen verneinen würde.

Zehn Facebook-Likes oder andere Datenpunkte reichten gemäß der Studie schon, um eine Person besser einschätzen zu können als ein durchschnittlicher Arbeitskollege, 70 toppten die Menschenkenntnis einer langjährigen Freundin, 150 die der eigenen Eltern, 300 Likes hätten schon bessere Vorhersagen ermöglicht als die des eigenen Lebenspartners oder der langjährigen Ehefrau. Donald Trumps Wahlkampfstrategen konnten 2016 schon auf geschätzte 500 bis 2500 Datenpunkte zugreifen, um personalisiert und vollautomatisiert so gut wie alle (potenziellen) Wähler der USA durch sogenanntes »Microtargeting« zu erreichen. Im politischen Kontext bedeutet Microtargeting: eine auf die Person oder kleine Gruppe maßgeschneiderte Online-Ansprache anhand von Mustererkennung, um die Person oder Gruppierung – wie gewünscht – gezielt beeinflussen zu können.

In Putins Russland müsste man hingegen eher von äußerst grobem »Macrotargeting« sprechen, da nicht der Einzelne gezielt angesprochen und manipuliert werden soll, sondern die breite Masse als Ganzes, indem repressiv nahezu alle Informationsquellen unterdrückt werden, die der staatlichen Propaganda zuwiderlaufen. So erinnert die Repression mit drakonischen Strafen in sibirischen Arbeitslagern eher an Stalins (analoge) Schreckensherrschaft mit ihren Gulags als an die Möglichkeiten einer (digitalen) Diktatur 4.0, wie sie schon heute in der Volksrepublik China angewendet werden – worum es in Kapitel 18 gehen wird. Man kann im global vernetzten 21. Jahrhundert keinen Krieg mehr in Europa mit den Mitteln des 20. Jahrhunderts gewinnen – zumindest mittel- und längerfristig nicht.

ANGST ALS BUSINESSMODELL

Auch andere haben schon verstanden, dass sich mit der Angst Macht und Einfluss erringen und viel Geld verdienen lässt. Denn hinter solchen Zielen verbirgt sich am Ende zumeist ein handfestes finanzielles Interesse.[19] So auch bei dem nächsten Beispiel für eine Kommerzialisierung der Angst:

Andrew Wakefield ist der Mann, der den frühkindlichen Autismus als Impfreaktion erst erfand, um mit der Behandlung der Ängste Millionen zu scheffeln.[20] Die Strategie: Erst denkt man sich ein Problem aus, dann wird pseudowissenschaftlich gelogen und gefälscht, um Mittel und Behandlungsmethoden gegen eine erfundene Krankheit verkaufen zu können. Anschließende Kritik wird in Werbung für das eigene Produkt umgewandelt, indem man sich als Opfer und Wissenschafts-Avantgarde geriert. Man könne nun mal von der Schulmedizin nicht mehr erwarten …

Nein, der Prophet wird ja bekanntlich nie im eigenen Land verstanden. So ging der Engländer Wakefield eben in die USA. Da hieß man ihn willkommen, nachdem einige berühmte Schauspielerinnen und Hollywood-Stars mit autistischen Kindern begannen, seine Märchen zu glauben und auf Social Media und in Talkshows kostenlose Werbung für Wakefield zu machen. Woraufhin Eltern mit ihren autistischen Kindern aus der ganzen Welt zu Doktor Wakefields eigenen Kliniken pilgerten, wo Doktor Wakefields eigene Behandlungsmethode und selbst erfundene Mittel angewendet wurden, die Heilung versprachen, ohne dass je ein wissenschaftlicher Nachweis dafür erbracht wurde. Es sind Mütter und Väter, die nicht akzeptieren können, dass die Medizin bis heute leider keine befriedigende wissenschaftliche Erklärung für die Entstehung von Autismus im Kindesalter geliefert hat. Mister Wakefield, das Marketing-Genie, erfand eine Erklärung: Schuld wäre die Dreifach-Impfung gegen Masern, Mumps und Röteln im Kindesalter.

Wenig später verlor Wakefield seine Approbation als Arzt in Großbritannien. Doch das tat der Vermarktung seiner – in zig Studien widerlegten – Lügen keinen Abbruch. Der Artikel in dem renommierten Wissenschaftsjournal *Lancet* wurde widerrufen, nachdem der Betrug zweifelsfrei belegt worden war.[21] Über das Internet vervielfachte sich die Lüge, ungeachtet aller Fakten, und somit verbreitete sich auch die künstlich produzierte Angst mitsamt der neurotischen Reaktionen der Betroffenen.

Kurpfuscher gab es immer, doch sie konnten ihre lebensgefährlichen Lügen nicht weiterhin – und schon gar nicht weltweit – verbreiten und vermarkten, nachdem sie rechtskräftig des »Betrugs am leidenden Patienten« überführt worden waren. Ganz im Gegenteil, der verurteilte Betrüger Wakefield wurde erst anschließend zur weltbekannten Ikone der Impfgegner und tingelt seither unermüdlich durch Talkshows. Er produzierte die Kinodokumentation *Vaxxed – Die schockierende Wahrheit!?*, bezichtigt darin alle anderen der Lüge und faselt von einem globalen Impfkomplott. Es handelt sich hierbei um den Abwehrmechanismus der Verneinung: Das komplette Gegenteil der Wahrheit wird behauptet. Wahr ist, was mir nutzt.

Mittlerweile bewirken die Lügen des Hochstaplers, dass Impfgegner nicht mehr nur Autismus, sondern vielmehr einen urplötzlichen Tod als Impfreaktion fürchten. Inzwischen vermarket Wakefield also nicht mehr nur Autismusängste, sondern auch Todesängste. Das funktioniert seit der Corona-Pandemie noch viel besser. So war denn auch die Seuche für Wakefields Angst-Business eine unverhoffte Marketing-Kampagne. Der verstoßene Pseudowissenschaftler und seine angstgeplagten Anhänger und Nutzerinnen fluten seitdem mehr denn je das Netz mit lebensgefährlichem Irrsinn, wie wir in Kapitel 16 noch sehen werden.

Erst geht die Angst viral, und dann wird mit ihr Profit gemacht. Das einfachste aller Businessmodelle: Man behaupte einfach, im Viertel wimmele es nur so von sadistischen Perversen, und verkaufe anschließend Pfefferspray aus einem Bauchladen an einer besonders dunklen Straßenecke. Das wäre so, als würde ich meine Patienten erst traumatisieren, um sie hernach zu horrenden Preisen zu behandeln, da angeblich nur ich wisse, wie man derartige Traumata fachgerecht behandeln müsse.

ES LACHE, WER NOCH LACHEN KANN

Bei der Vorhersage der Intelligenz der User erreichte die Studie aus Cambridge nur eine Genauigkeit von 39 Prozent. Bestimmte Like-Buttons erlaubten jedoch trotzdem zuverlässige Prognosen: Der *Colbert-Report* beispielsweise habe sich als präziser Indikator hoher Intelligenz erwiesen. Likes für die Motorradmarke Harley Davidson oder die Parfümeriekette Sephora hätten hingegen belastbare Hinweise auf eine geringere Intelligenz zugelassen. Ich rechnete mit einem hochkomplexen Wissenschaftsreport, aber nein: Stephen Colbert entpuppte sich als ein amerikanischer Stand-up-Comedian, auf dessen Webseite damit geworben wird, dass man hier Videos streamen könne von »Amerikas unerschrockenstem Kämpfer für die Wahrheit und gegen politische Doppelmoral«. Das überrascht mich nicht, denn geistreicher Humor und Selbstironie waren schon immer ein Indiz für hohe Intelligenz.[22] Das gilt unverändert auch für den Homo Digitalis.

DAS NETZ VERGISST NICHT – DER MENSCH DAS MEISTE

Und wir sollten nicht vergessen: BUMMER vergisst nichts. Nein, es häuft mit jedem Tag mehr Geheimnisse über uns an, um einige bei Gelegenheit ausplaudern zu können – wenn die Bezahlung stimmt. Ein Geschäftsmodell wie jenes von intriganten Höflingen über Jahrhunderte, jedoch mit einer Wirkmacht, die selbst den absolutistischen Sonnenkönig absolut in den Schatten stellt.

BUMMER weiß, was ich vor Jahren gelikt habe, was mich faszinierte und fasziniert – und zunehmend genauer, was mich faszinieren wird, wo meine Pupillen länger hängen bleiben, und bald auch, wie sehr sie sich wann weiten. BUMMER weiß längst, welche Praktiken ich in Pornos bevorzuge, welchen Beziehungsstatus ich auf Facebook habe, was ich mag und was nicht, was mich ekelt und worauf ich stehe, welche Länder ich bereist habe, was ich noch nicht kenne, und BUMMER weiß, womit man mich leicht locken konnte und wann ich standhaft blieb. Noch!

Für BUMMER immer nur: noch. Noch haben die BUMMER-Mieter mein Verhalten nicht, wie gewünscht, verändern können. Doch sie sind zuversichtlich, uns alle verändern zu können. Das ist BUMMERS Menschenbild: Jeder von uns könnte Capitol Hill stürmen, jeder von uns die AfD wählen, wenn wir nur lange genug von der personalisierten BUMMER-Leier hinters Licht geführt worden wären. Dann würden auch wir das Kapitol erobern wollen, vielleicht sogar in der absurden Annahme, dadurch die Demokratie zu retten.

Dann verfielen wir alle in Massenhysterie und -verneinung, glaubten das Gegenteil von dem, was ist, flögen zu Doktor Wakefield, anstatt uns impfen zu lassen, bekämpften die Falschen und töteten vielleicht sogar einen Sicherheitsbeamten oder wehrlosen Schwarzen. Maßgeblich auch, weil den BUMMER-Maschinen viel Geld für die Manipulation der Massen bezahlt wurde, um vorhandene Vorurteile noch zu verstärken: Schwarzen sei nicht zu trauen, der Klimawandel sei eine Erfindung liberaler Eliten, der Milliardär Trump interessiere sich für die abgehängte Arbeiterklasse, Chinesen hätten das neuartige Coronavirus in geheimen Laboren in Wuhan fabriziert, oder der jüdische Präsident der Ukraine sei ein Nazi.

Oder möglichst viele sollen glauben, ihre Wählerstimmen seien gestohlen worden, damit der rechtmäßige Verlierer weiter betrügen und sich an den Verwirrten bereichern kann. So bezahlen etwa Oligarchen BUMMER viel Geld dafür, dass sich korrupte Politiker durch gezielte Fehlinformationen an der Macht halten können. Natürlich nur die Politiker, die eine gut funktionierende Kleptokratie nicht ernsthaft gefährden wollen, unter der sie sich weiterhin und ungestört auf Kosten aller bereichern können.

Da hilft es auch wenig, wenn die BUMMER-Bosse im Einzelfall beschließen, Accounts zu sperren, falls es ihnen dann doch zu bunt wird. Denn dann ist meist das Kind längst in den Brunnen gefallen. Nein, wir benötigen Gesetze und Regeln, die unsere (verbliebenen) Demokratien und unsere (verbliebene) psychische Gesundheit schützen. Und wir können es nicht gebrauchen, den persönlichen Sichtweisen und Wertmaßstäben einer Handvoll junger Big-Tech-Milliardäre ausgeliefert zu sein. Oder einiger Diktatoren, die den Informationskrieg zu ihrem Nutzen manipulieren. Es kann nicht sein, dass auf diese Weise die moralischen Wertvorstellungen von Milliarden Menschen geformt und definiert werden. Zumal es fast nie um Moral, sondern so gut wie immer um Profitmaximierung und um die möglichst schnelle Erlangung von Macht- und Marktmonopolen geht.

KAUFIMPULSGEBER UND ANHEIZER FÜR ENTGRENZTES SHOPPEN

Da ist die Beeinflussung unserer Konsumgewohnheiten im Vergleich fast noch harmlos. Doch auch Online-Kaufsucht ist eine stetig wachsende Verhaltenssucht, die ebenfalls durch BUMMER-Maschinen angeheizt wird.

Seit Jahrhunderten träumen Volkswirtschaftler von dem vollkommenen Markt. Inzwischen ist im Netz tatsächlich ein annähernd vollkommener Markt entstanden. E-Commerce ermöglicht entgrenztes Shoppen[23], denn seit etwas mehr als zehn Jahren können wir (fast) alles (fast) immer und (fast) überall kaufen. Wir können 24 Stunden am Tag shoppen, sieben Tage die Woche, 365 Tage im Jahr, egal, wo wir gerade sind oder was wir sonst noch (nebenher) machen oder denken. Ein Patient berichtete mir einmal, während des Sex Kondome nachbestellt zu haben.

Noch nie war also der Weg vom Kaufimpuls zu seiner Umsetzung so kurz: Man denkt an etwas, einige Klicks später erfährt der Kaufimpuls seine Befriedigung, und irgendein gehetzter Paketbote stellt das Päckchen meiner Begierde vor die Haustür. Verzögert sich die Lieferung auch nur um einen Tag, bekommen meine Kinder schon eine Krise, als wäre der Weihnachtsmann verstorben.

Sowieso kann man ein Suchtpotenzial immer am besten an Kindern studieren, da sie sich weniger verstellen, mit Frustrationen noch schlechter klarkommen als wir und sich obendrein keineswegs scheuen, wegen eines leeren Briefkastens einen Weinkrampf und Tobsuchtsanfall im Vorgarten hinzulegen, nur weil der Feueradler aus Plastik voraussichtlich erst am nächsten Tag geliefert wird. Doch selbst das ist nicht sicher. Denn manchmal kommen Lieferdienste noch am späten Abend vorbei, oder es dauert noch eine ganze Woche. Man weiß es eben nicht, doch mit dieser Antwort begnügen sich Kinder nur sehr schwer, weswegen den ganzen Tag der Briefkasten weiterhin malträtiert wird. Vorbei sind die Zeiten, in denen in der Früh ein Brief eintreffen konnte – oder eben nicht. Es trägt zur Entspannung bei, nicht dauerhaft etwas zu erwarten. Das wussten schon die Stoiker, und das gilt genauso für Erwachsene.

Und es gilt ganz generell: Umso schneller die erwünschte Wirkung (für gewöhnlich) eintritt, umso süchtiger machend ist sie. Das trifft auf alle Süchte gleichermaßen zu, somit auch auf die Konsumsucht. Denn man weiß aus der Suchtforschung, dass das Suchtpotenzial mit der Geschwindigkeit des auftretenden Belohnungsgefühls und dem einhergehenden Dopamin-Kick korreliert. Je schneller der ersehnte Zustand eintritt, umso größer die potenzielle Suchtgefahr.[24]

ZWEI WEITERE PROBLEME: SCHULDEN UND FUNKLÖCHER

Manche Menschen kommen mit ihrer Konsumsucht nicht mehr klar und verschulden sich. Ein immer häufigeres Problem in meiner Praxis, das zunächst angegangen werden muss, damit Patientinnen und Patienten überhaupt wieder erwartungsvoll in die Zukunft blicken können. Und sie überschulden sich nicht selten, indem sie eine Vielzahl von Kreditkarten belasten, ganz so wie sich die Staaten insgesamt immer weiter überschulden. Die nächste Weltfinanzkrise winkt schon aus der Ferne.

2020 hatte jeder Deutsche durchschnittlich 29 500,- Euro Schulden.[25] Durch die stetig steigenden Mieten wie etwa in München wurde die Problematik weiter verschärft. Schulden haben in meiner Praxis immer Priorität. Ansonsten ist eine einhergehende Depression nicht erfolgreich zu behandeln. Erst eine wiedererlangte Lebensperspektive und grundsätzliche Hoffnung auf einen Ausweg aus der Schuldenfalle bewirken neuen Lebensmut, den man braucht, um sich den eigentlichen Themen und Konflikten überhaupt widmen zu können.

Und habe ich kein Netz, wird es in manchen Regionen der Welt zunehmend schwieriger, an lebensnotwendige Konsumgüter oder Dienstleistungen zu gelangen. Ich geriet einmal auf Island in einen Orkan, und es gab auf der ganzen Halbinsel nur ein Hotel, in das ich jedoch ausschließlich online einchecken konnte. Eine Rezeption oder einen Zimmerschlüssel suchte man hier vergebens. Die menschliche Arbeitskraft ist auf Island so teuer wie die eingeflogenen Gurken, weswegen dort die Anwendung von künstlicher Intelligenz in fast allen Lebensbereichen längst Einzug gehalten hat. Doch Netz haben sie auf Island fast überall. Wenig verwunderlich, wenn schon klitzekleine Funklöcher lebensbedrohlich werden können.

Überschuldung und Privatinsolvenz oder lebensbedrohliche Funklöcher sind nur zwei extreme Aspekte. Doch auch alle anderen Konsumenten mit Internetanschluss erleben längst die Manipulationsmacht der undurchsichtigen Machenschaften, die von BUMMER ausgeht.

DER GLÄSERNE KUNDE UND DIE WILLIGE KONSUMENTIN

Denke ich von allein nicht häufig genug ans Bestellen und Kaufen, muss nachgeholfen werden. Stelle ich Tageslampen mit 10 000 Lux gegen Winterdepressionen her und möchte meinen Verkauf ankurbeln, gehe ich zu BUMMER und lasse BUMMER weltweit nach potenziell Depressiven suchen, die »Depression« oder »Niedergeschlagenheit«, »Winter-Blues« oder »Burn-out« als Schlagwörter in Suchmaschinen eintippen, schlaffördernde Hörbücher mit Meeresrauschen oder Vogelgezwitscher downloaden, frisch getrennt sind (das heißt, deren Beziehungsstatus erst kürzlich auf Single wechselte), meist schwarze Kleidung bestellen, den Bildschirm kaum mehr verlassen, gerade keine Arbeit haben, kinderlos sind, nur wenige Freunde haben (oder viele Friends, von denen sich jedoch keiner meldet), schon länger keinen Sex mehr hatten, aber ständig Pornos konsumieren, nachts online surfen, während der kürzesten Tage im Jahr auf der entsprechenden Erdhalbkugel leben, kaum Sport treiben, vor Jahren einmal Johanniskraut bestellt haben, düstere Weltsichten teilen oder morbide Fotos liken, nur wenige Schritte am Tag machen, ungesundes Essen und vermehrt Alkoholika liefern lassen, so einsam sind, dass sie andere Menschen in Chatrooms dafür bezahlen, mit ihnen im Private Room exklusiv reden zu dürfen, auf Wikipedia Artikel über Antidepressiva gelesen haben oder vielleicht auch mal auf Foren und Blogs zu erfolgreicher Suizidplanung vorbeigeschaut haben.

GPS-Daten verraten, wer wie lange mit Laptop und Smartphone im Bett geblieben ist, obgleich draußen die Sonne schien, und dergleichen Kriterien mehr, die selbst mir als Psychologe nie alle einfielen, doch von geheimen BUMMER-Algorithmen durch selbstständig analysierende Feedbackschleifen und die Verquickung möglichst vieler Informationen immer präziser und umfassender als Hinweise auf eine (sich anbahnende) Depression errechnet werden können.

Nun ist es so, dass die positive Wirkung von hellem Licht gegen Winterdepressionen tatsächlich wissenschaftlich erwiesen ist. Somit handelt es sich bei dem zuvor beschriebenen Konsumanreiz um ein Produkt, das durchaus hilfreich sein kann. Eine solche Lampe hat mir beim Schreiben dieses Buches in langen, dunklen Wintermonaten tatsächlich gutgetan. Die gleichen Mechanismen greifen aber genauso, wenn es um Produkte oder Dienstleistungen geht, die uns nachweislich schaden und abhängiger machen wollen.

BLOSS NIE SCHLECHT DRAUF!

Zudem wird immer deutlicher, wie verräterisch die menschliche Stimme ist. Bewerbungsgespräche werden immer häufiger durch Stimmanalysen ersetzt oder ergänzt. Das gleiche gilt für den Trend, über Messenger-Dienste Sprachnachrichten zu verschicken. Meine persönliche Sprachassistentin Siri weiß wahrscheinlich auch gerade, während ich Teile dieses Textes diktiere, ob ich depressiv oder eher frohgemut bin. Vielleicht klinge ich aber auch gerade nur deprimiert und traurig, weil ich zu lange über die depressiv machende Wirkung der algorithmischen Manipulationsmaschinen nachgedacht habe.

Es ist der Kontext einer Stimmung, nicht die Stimmung selbst, der etwas über die Bedeutung einer Stimmung aussagt. Oder eben nicht: Dann messe ich dem Gefühl keine Bedeutung bei. Es kann sich beispielsweise um eine konstruktive (zum Beispiel Trauerarbeit nach dem Tod eines Angehörigen) oder um eine destruktive Traurigkeit handeln (zum Beispiel auch nach Jahren nicht über einen Liebeskummer hinwegkommen zu können und keine neue Beziehung zu wagen).

Nicht alle düsteren Gefühle sind schlecht und alle hellen gut. Eine moderne Lüge hat die hellen zu positiven Emotionen hochstilisiert und die düsteren als negative Störenfriede geächtet, die es weiträumig zu umschiffen gelte. Bloß nie schlecht drauf! Halb Drohung, halb Sehnsucht.

Und wenn wir es dennoch sind, dann bekommen wir eben postwendend eine Werbung für medizinische Tagesleuchten gegen Winterdepression als Werbebanner rechts oben neben den E-Mail-Account gepflanzt. Meist blinkt oder bewegt sich etwas (wenn der Werbetreibende den Aufpreis für blinkende und zappelnde GIFs bezahlt hat), um meine Aufmerksamkeit weg vom Lesen meiner Mails hin zum Konsumanreiz für Winterdepressive umzuleiten. Auf Töne und Bewegung richten wir fast unweigerlich unsere Aufmerksamkeit, sonst hätten wir als Jäger und Sammler die letzte Eiszeit nicht überlebt.

Die ultrahelle Lampe gegen Winterdepressionen blinkt rechts oben auf, und ich klicke auf den Link. Er leitet mich zu einem Artikel über die Wirksamkeit von 10 000 Lux gegen das Ermatten meiner Neurotransmitter- und Hormonproduktion. Auf dieser scheinbar redaktionellen Seite verrät nur das winzige Wörtchen »Anzeige«, dass es nicht um Wissenschaft geht, sondern um Verkaufen und Kaufen. Die Werbung 4.0 weiß sich immer besser zu tarnen. Noch ein Werbebanner zum Anklicken, das wieder penetrant blinkt, und schwuppdiwupp lande ich im virtuellen Lampenladen. Magic. Jetzt noch ein Klick, und via Amazon Prime steht ohne Versandkosten das ultrahelle Wohlfühllicht spätestens morgen vor der Tür. So süchtig machend, weil so einfach, so schnell und so dopaminerg wirksam.

BUMMER GEGEN PSYCHO – EIN UNGLEICHER KAMPF

Folglich geht es den BUMMER-Maschinen darum, Sehnsüchte zu kreieren und immer schneller (scheinbar) befriedigen zu lernen. So oder so ähnlich lautet der Arbeitsauftrag an ein Heer von Psychologen im Silicon Valley, die »Verhaltensingenieure« genannt werden wollen. Die griechische Psyche ist in Kalifornien nicht mehr willkommen.

Doch um die grassierenden Abhängigkeitserkrankungen wieder loszuwerden, kommen Patienten einmal die Woche für 50 Minuten in meine Praxis und in all die Praxen klinischer Psychologinnen und Psychiater weltweit. Doch was können 50 Minuten die Woche (viele machen heutzutage auch nur 20 oder 30 Minuten im Monat oder noch weniger) ausrichten gegen eine Manipulationsindustrie, die sich immer automatisierter, effektiver und personalisierter rund um die Uhr perfektioniert mit dem Ziel, uns noch süchtiger zu machen – 24 Stunden am Tag, sieben Tage die Woche, ohne Feiertage oder Urlaub, ohne Schließzeiten wegen der Pandemie oder wegen eines Burn-outs des Therapeuten?

Außerdem galt immer schon, dass es leichter ist, in eine Sucht hineinzuschlittern, als sie wieder loszuwerden. Das war schon immer der Markenkern aller Süchte. Personalisierte, vollautomatisierte Suchtinduzierung versus Entzug mit langwierigen, häufig stationären Entwöhnungstherapien und im Anschluss zumeist noch langen ambulanten Psychotherapien und dem wöchentlichen Besuch von Selbsthilfegruppen bei leider hoher Rückfallquote. Algorithmisierte und vollautomatisierte Massenmanipulation versus teurer Einzeltherapie. Ein ungleicher Kampf, den das Team Psycho gegen das Team BUMMER verlieren wird, greift der Gesetzgeber nicht rechtzeitig und beherzt ein.

DAS DILEMMA: MITMACHEN ODER TEILHABE VERLIEREN

Das Dokudrama *The Social Dilemma* ergründet die gefährlichen Auswirkungen der Sozialen Medien auf uns User. Zahlreiche Erfinder von Social-Media-Plattformen und von Features wie dem Like- und Dislike-Button etwa kommen hier zu Wort und schlagen Alarm. Ebenso Eltern, die ihren Kindern kein iPad kaufen und sie auf Waldorf-Schulen schicken und die immer mehr Sorgen plagen, dass sie die Büchse der Pandora geöffnet haben und keiner die Folgen bedacht hat, noch sie heute abschätzen kann.

Einer, der es versucht, ist Tristan Harris, ein junger amerikanischer Computerwissenschaftler und Unternehmer. Er ist Mitbegründer des Center for Humane Technology.[26] Zuvor arbeitete er als Design Ethicist bei Google. »Design« heißt hier eher Prinzip oder Konzeptualisierung, wie etwas angelegt und ausgerichtet wird, und schließt die damit verbundenen ethischen Implikationen mit ein. Harris besuchte B. J. Foggs Persuasive Technology Lab und studierte *The psychology of behavior change*, also die psychologische Erforschung der Verhaltensmanipulation – ein Kurs, aus dem viele Silicon-Valley-Größen hervorgegangen sind.

Im Februar 2013 schrieb Harris einen vielbeachteten Aufruf, Ablenkungstechniken zu minimieren und wieder Respekt vor der Aufmerksamkeit der Nutzer zu entwickeln. Eine enorme Verantwortung hätten die Big-Data-Monopolisten, wenn sie verhindern wollten, dass »die Menschheit ihre Tage nicht begraben in ihren Smartphones« zubrächten.[27] Da Harris grundsätzlich (und wahrscheinlich realistisch) die Möglichkeit sieht, jedes Gehirn mit den neuen Möglichkeiten der BUMMER-Imperien knacken zu können, versucht er seither, im Silicon Valley ein Bewusstsein für die neuen Gefahren und Verhaltenssüchte zu schaffen.

Mit »Human Downgrading« hat Tristan Harris einen Begriff geprägt, um die Wechselwirkung zu beschreiben, die Süchte, Abhängigkeiten, Ablenkung und Verwirrung, Isolation und Polarisierung, Desinformation und Desorientierung verstärkt. Eine Wechselwirkung, die uns kontinuierlich weiter downgraden, also herabwürdigen, entzweien und abhängiger machen wolle, uns desinformiert, vereinzelt und insgesamt geschwächt zurücklasse und uns weniger menschenfreundlich mache. Das Businessmodell dieser Big-Tech-Plattformen sei es, unsere Aufmerksamkeit zu kapern, um uns in gewünschte Richtungen beeinflussen zu können, und zwar durch sogenanntes »Nudging«. Die Aufmerksamkeit fehlt uns dann, um an einem Upgrade arbeiten zu können, um einem schleichenden Downgrading etwas entgegensetzen zu können.

Wir reden heute ganz selbstverständlich mit unseren Smartphones. Wir sprechen mit Siri, dem Sprachverarbeitungsprogramm von Apple. Wir treten mit jeder Benutzung von Facebook, Google oder YouTube mit Algorithmen in Kontakt, die unsere Vorlieben entschlüsseln, unsere Interessen, unsere Sehnsüchte, unsere Angst vor der kleinsten Langeweile. Sie wollen herausfinden, welches Suchtpotenzial für welches Produkt oder welche Dienstleistung in uns schlummert.

Auch hier kommen die Big Five zum Einsatz. So könnte jemand mit hohen Werten in der »Offenheit für Erfahrung« für exotische Reisen empfänglich sein, jemand mit hohen Werten in der Persönlichkeitsdimension »Gewissenhaftigkeit« für Sicherheitstechnik und ein durchorganisiertes Smart Home. Und jemand mit hohen Neurotizismus-Werten könnte zu Doktor Wakefields Zielgruppe gehören.

Auf der Basis der Big Five bieten uns Algorithmen an, was wir vielleicht kaufen wollen, bevor wir dies selbst ganz sicher wissen. Diejenigen will BUMMER finden, die zwar noch unentschieden sind, aber hier und da schon mal mit dem Gedanken spielen, oder die von der Persönlichkeitsstruktur eine gewisse Disposition mitbringen. Da winkt der Profit, denn im rechten Moment braucht es nur noch ein kurzes Zupfen (Nudging), und eine weitere Wählerin oder ein weiterer Verbraucher ist schwach geworden und hat sich verhalten, wie gewünscht und vorhergesagt. Timing ist alles, weiß Big Data längst. Irgendjemand wünscht sich das, weil sie oder er aus irgendwelchen Gründen dann noch mehr Geld auf dem Konto haben wird. Oder mehr Macht und Ansehen – neben Geld zwei der großen Antriebsfedern in der Menschheitsgeschichte.

DIE SIEBEN INTERNETSÜCHTE

Substanzungebundene Abhängigkeitserkrankungen rücken seit einigen Jahren stärker in den Fokus wissenschaftlicher Untersuchungen. Folglich fanden die sogenannten »Verhaltenssüchte« 2013 auch Eingang in die fünfte Auflage des diagnostischen und statistischen Manuals für psychische Störungen (DSM-5, APA, 2013). Bislang wird allerdings nur die klassische Spielsucht (Casino, Sportwetten, Poker etc.) als eigenständiges Krankheitsbild im Kapitel der Suchterkrankungen geführt. Kaufsucht und Internetsucht fanden hingegen noch keinen Eingang in das Klassifikationssystem, was nicht zu verstehen ist. Lediglich die »Internet gaming disorder«, eine spezifische Subform der Internetsucht und Spielsucht, wird als vorläufige Forschungsdiagnose im Anhang des DSM-5 gelistet.[28]

Meiner Meinung nach gehörten die sieben häufigsten Online-Verhaltenssüchte längst als Diagnoseschlüssel in die Manuale aller klinischen Psychologen, aber auch Hausärzte und Psychiater sowie Pädagogen und Jugendämter. Sie könnten wie folgt kategorisiert werden:

- **Allgemeine Internetsucht:** Internetnutzung mit großem Zeitkontingent, ohne Präferenz für eine spezielle Internetanwendung
- **Online-Spielsucht:** exzessive Nutzung von Computer- und Online-Spielen (Ego-Shooter, Online-Rollenspiele, World of Warcraft und andere)
- **Online-Glücksspielsucht:** exzessives Nutzen von Glücksspielangeboten im Internet
- **Handysucht:** hohe Nutzungsfrequenz und zwanghafte Nutzung eines Smartphones
- **Online-Sexsucht:** exzessiver oder zwanghafter Pornographiekonsum oder Konsum anderer Online-Erotika (zum Beispiel Cybersex, Chatrooms etc.)
- **Online-Kaufsucht:** episodisch auftretendes, zwanghaftes Kaufen von Konsumgütern und Dienstleistungen im Internet (schwere Form: trotz Überschuldung)

- **Social-Network-Sucht:** Internetnutzung mit großem Zeitkontingent mit Präferenz für eine spezielle Internetanwendung, hier: Social Media[29]

Gleichwohl ist die psychotherapeutische Versorgungslage immer noch sehr lückenhaft, weswegen die Betroffenen in der Regel unverhältnismäßig lange nach einem Therapieplatz suchen müssen.[30] Internetsüchtig sind Patienten mit exzessiver Internetnutzung, ausufernden Nutzungszeiten, Prokrastinationstendenzen, also ständigem Aufschieben von Pflichten, und Schwierigkeiten, sich zu disziplinieren. Die exzessive Internetnutzung bietet die dysfunktionale Möglichkeit, unangenehme Aufgaben zu verdrängen und diese über einen oftmals sehr langen Zeitraum aufzuschieben. Wichtige berufliche und private Lebensziele werden so nachhaltig behindert. Auch Einsamkeitsgefühle in Verbindung mit depressiven Verstimmungen können weitere präsentierte Symptome sein. Mit dem Internet assoziierte Problembereiche sind: Motivationsdefizite, Schlafstörungen, Konzentrationsschwächen, eine Selbstwertproblematik, Schuldgefühle und Zukunftsängste.[31] Die Suchtmacher Konsum und Social Media verstärken sich, denn die Dopamin-Ausschüttung durch Belohnungskonsum und die Dopamin-Ausschüttung durch Aufmerksamkeit und soziale Anerkennung verstärken sich wechselseitig.

NIKOTINSUCHT ALS BLAUPAUSE

Die Löschung von konditionierten Süchten erweist sich seit den Anfängen des Behaviorismus und der Verhaltenstherapie als ungleich widerspenstiger als die Option, konditioniertes Verhalten in süchtiges Verhalten zu steigern. Auch ein Dompteur kann einem Tiger ein Verhalten leichter antrainieren, als es der Raubkatze wieder auszutreiben. Und ein Heer von Human Engineers arbeitet mit Hochdruck an der weiteren Potenzierung der Suchtpotenziale ihrer zu tunenden BUMMER-Maschinen. Denn hier winken die Gewinne.

Das wusste auch schon die Tabakindustrie. Ihre suchtinduzie-renden Tricks und Kniffe dienten der BUMMER-Industrie als Blau-pause, was die Tech-Hipster auch offen zugeben.[32] Es macht in die-sem Sinne keinen Unterschied, ob wir Craving, also Suchtdruck oder zwanghaftes Verlangen, nach einer Zigarette oder einer Whats-App-Nachricht von unserem Online-Date haben. Ganz gleich, ob wir jemanden eine neue Zigarettenschachtel öffnen hören (absichtlich möglichst laut designt) oder ein kurzes *Bling-bling* eine Nachricht ankündigt. Das Geräusch erklingt – mit penetranter Dringlichkeit – mittlerweile sogar schon sowohl auf dem iPhone als auch auf dem MacBook Air. Wenn man die Nachricht nicht nach dem ersten Gong geöffnet hat, wird er auf beiden Geräten einfach wiederholt. Ich habe nicht herausgefunden, wie ich diesen Angriff auf meine Aufmerk-samkeit abstellen kann. Irgendwie wird es schon gehen. Ich war aber nicht bereit, länger als eine Stunde danach zu suchen.

Beide Geräusche bewirken Speichelfluss, Herzrasen, schweißige Handinnenflächen, eine sofortige Dopamin-Ausschüttung und immer, dass unsere Aufmerksamkeit fast unweigerlich abgezogen wird. Das haben wir mit Hunden gemeinsam, auch wenn sie Pfoten haben.

Im Vergleich zum digitalen Überwachungskapitalismus waren die Pioniere der Tabakindustrie noch Dilettanten. Denn sie hatten viel weniger Stellschrauben, an denen sie hätten drehen können, und die wenigen waren nicht personalisiert. Sie konnten meinen Suchtty-pus nicht genauer bestimmen, sie hatten keine Psychogramme der (potenziellen) Raucher und konnten somit ihre Werbung nicht auf die Funktion der Sucht individuell anpassen. Alle Raucherinnen und Raucher bekamen dasselbe Bild von einem Cowboy mit Lasso auf seinem drahtigen Hengst zu sehen, auch wenn sie vielleicht auf Rocker mit Elvis-Frisur auf fetten Motorrädern standen.

ZUSAMMENFASSEND LÄSST SICH SAGEN

Substanzungebundene Abhängigkeitserkrankungen rückten in den letzten Jahren immer mehr in den Fokus wissenschaftlicher Untersuchungen. Bislang wird allerdings nur die »Internet Gambling Disorder« als eigenständiges Krankheitsbild im Kapitel der Suchterkrankungen (DSM-5) geführt. Kaufsucht, Handysucht, Internetsucht oder Internetsexsucht zählen hingegen nicht offiziell zu den Suchterkrankungen. Die Löschung von konditionierten Süchten ist um ein Vielfaches schwieriger, als konditioniertes Verhalten in süchtiges zu steigern. Ein permanentes Nudging beeinflusst uns schleichend. Das Timing und die Art des Nudgings werden weiter perfektioniert und über die Psychogramme aller User personalisiert, »Microtargeting« genannt.

WARUM MACHT UNS BUMMER IMMER NEUROTISCHER?

Weil diejenigen, die BUMMER mieten, mit neurotischen Usern mehr verdienen als mit weniger abhängigen und weniger ängstlichen, neidischen, vereinsamten, verwirrten und orientierungslosen Usern, Konsumenten oder Wählern. Je schneller und stärker Plattformen über ihr Design erst Bedürfnisse wecken und dann möglichst schnell bedienen und (scheinbar) befriedigen können, je stärker sie Ängste schüren und dann (scheinbar) wieder zu lindern vermögen wie etwa durch beruhigende Falschmeldungen, desto mehr zahlende (Werbe-) Kunden kann BUMMER wiederum gewinnen.

Auf neurotische Weise wenden wir uns vermehrt den Scheinwelten und Scheinlösungen, den Scheinkonflikten und einem scheinbaren Schlaraffenland zu. Und auf neurotische Weise verdrängen wir die Wirklichkeit um uns herum und wählen ein Leben in Gedanken, anstatt tatkräftig das reale Leben für uns und unsere Lieben zu verbessern.

Den unersättlichen Kauf von Konsumgütern mit ihren Versprechen könnte man als Ersatzbefriedigung sehen (auch ein Abwehr-mechanismus), als Folge einer frustrierten Sinnsuche. Ein schneller Konsumkick ersetzt nachhaltige Freude, Sinn und Ziele – und nicht selten auch lebendige Beziehungen. Frust-Essen oder andere Formen von Frust-Konsumieren sind die Folge.

WAS KÖNNEN WIR DAGEGEN TUN?

Wir können BUMMER bewusst meiden, wo immer wir seine manipulativen Machenschaften entdeckt haben. Wir können weniger konsumieren und verbrauchen, mehr gebrauchen, teilen, neu entdecken, wiederentdecken und zu neuem Leben erwecken. Innere Güter und Talente mehren, anstatt Waren und Marken zu verehren und unseren Wert durch Must-haves erhöhen zu wollen.

In dieser Situation einer ziemlich bequemen Unmündigkeit braucht es Menschen, die die eigene Autonomie erhalten – beziehungsweise zurückerobern –, die neue Lösungen finden und exemplarisch vorleben. Wir sollten für die Rückerlangung unserer geistigen Autonomie aktiv kämpfen, um die Hoheit über unsere Aufmerksamkeit (wenigstens in Ansätzen) zurückzuerlangen. Das geht nur mit weniger Zeit vor Displays und mehr Zeit in einem selbstbestimmten Austausch mit anderen und in der real erfahrbaren Welt, also auf eigene Art und Weise im Hier und Jetzt.

Und immer gilt: nach einer Erkenntnis auch konsequent und schnell zu handeln und nicht nur zu meckern und zu klagen.

2 // ANGEBEN

GELTUNGSSUCHT //
DIE PROFILNEUROSE

Um im Spiel in einer immer wettbewerbsorientierteren Digitalwirtschaft bestehen zu können, müssen wir immer krampfhaf-
ter etwas finden, womit wir aus der Masse herausstechen können.
Etwas, durch das wir extremer, besser oder pointierter werden als
die Konkurrenten mit ihren Profilen im Netz. Oder wir müssen zumindest vorgeben, es zu sein. Auf den Online-Plattformen stehen
alle in Konkurrenz zu Milliarden potenziellen Mitbewerbern und
(Fake-)Profilen. In dieser Marktlogik steckt der Anreiz zu immer
extremeren Positionen oder perfekteren Performances bis hin zu
radikaler Selbstausbeutung und selbstzerstörerischer Selbstvermarktung.

WENN IDENTITÄTEN INEINANDERFLIESSEN UND SICH
AUFLÖSEN

Diese Form radikaler Selbstvermarktung ist der Ansatz von Eva
Collé. Sie lässt ihre persönliche Identität und ihre Identität in den
Sozialen Medien ineinanderfließen. »Ich kenne alle Formen von
Beschissenheit«, sagt sie in dem sehr bewegenden Dokumentarfilm
Searching Eva.[33] In einer der ersten Kameraeinstellungen stellt Eva
Collé den Film über Eva Collé vor, regungslos, frontal in die Kamera
geflüstert: »Ein Dokumentarfilm über ein Mädchen oder so etwas in
der Art, das mal Optimistin war, sich aber jeglicher sozialer Interak-

tion entzieht, nachdem sie wiederholt vom Kapitalismus und dem Patriarchat vergewaltigt wurde, bis sie beschließt, sich im eigenen Grab zu begraben. Demnächst im Kino.«

Der Film erstreckt sich über eine Zeitspanne von zehn Jahren. Mit 17 verlässt Eva ihr Dorf in Italien, um in Berlin zu leben. Ihr sich ständig veränderndes Leben stößt auf Interesse, sorgt aber auch für Unmengen abwertender Kommentare. Sie lebt seit zehn Jahren aus zwei Koffern und durchläuft dabei mehrere Identitäten, unter anderem als Model, als Feministin, als queere Autorin, als selbstbestimmte Sexarbeiterin und später auch als Mann namens Adam. Alles stellt sie ins Netz: ihre Lieder, ihren Drogenkonsum, ihren Sex mit Freiern, ihren nackten, ausgehungerten, geschundenen Körper, ihre Sehnsüchte, ihre Art-Performances, ihre Familienangehörigen, den sexuellen Missbrauch, die Gewalt.

Eva wählt seit über einem Jahrzehnt die totale, bewusst gewählte Angreifbarkeit. Und sie wird angegriffen. Follower schreiben ihr tagein, tagaus, nachtein, nachtaus Dinge wie:»Machst du dein Leben absichtlich schlecht, um interessanter zu wirken? // Du wirkst irgendwie wie ein alien // Rasier dir mal die achseln, das ist echt ekelig // Sorry nicht böse gemeint // Du hast ne menge sexpartner dieses jahr // Du bist so peinlich geil nach aufmerksamkeit // Du bist arschlangweilig // Du gibst teenagern ratschläge und kommst nicht mal mit deinem eigenen scheiß klar // Dein blog wird jeden tag düsterer, er war mal echt inspirierend // Witzig, wie verzweifelt du um aufmerksamkeit bettelst // Du redest immer nur von dir selbst // Ich glaub du machst dich selbst zum opfer // Warst du mal in Therapie?// Suchst du bloß liebe? // Ich glaub du erfindest den ganzen scheiß, nichts ist echt // Du bist die personifizierte borderline-generation // Ich habe nur zwei Finger an der rechten Hand, früher hab ich das gehasst, jetzt mag ich es, wegen dir // Ich würde dich gerne malen, weiß aber nicht, ob ich so viel Freiheit einfangen kann // Deine ganze existenz macht mir angst vor der zukunft // Ich glaub ich liebe dich.«

Ein Auszug aus dem Auswurf der BUMMER-Maschine. Wer über Jahre diesen Giftmix trinkt – jeden Tag, jeden Monat, jedes Jahr seit der Pubertät –, beginnt sich selbst zu hassen, allein um die Hasstiraden der Ratschläger und Heckenschützen, die bequem aus dem Dunkeln der Online-Welt heraus agieren, weniger hart zu spüren. Schlage ich mich selbst, komme ich den Ratschlägerinnen und Ratschlägern zuvor.

Nur wohlgesonnene Kommentare machen sich die Mühe, Groß- und Kleinschreibung (manchmal) zu beachten. Alle anderen verkehren Psychologie in eine Waffe, in Psychoterror. Eine besorgniserregende Entwicklung, längst nicht nur im Darknet. Hasskommentare zu schreiben, sieht eine wachsende Community als ihre Arbeit an – die Arbeit der Zerstörung. Krieger im Kampf gegen alle Seelen, die – notgedrungen, aus Naivität oder aus finanziellen Überlegungen – Seelenstriptease im Netz aufführen und sich so den Krankmachern als Zielscheiben anbieten. Kaum jemand hat das je so radikal im Sinne einer medialen Selbstverletzung getan wie Eva Collé.

Gezeigt wird ihr Leben als Digital Nomad. Die spätmoderne Karawane, die mit Smartphone, Laptop und dem Wenigen, was sie sonst noch haben, Couchsurfing betreiben oder auch mal für ein paar Wochen ein Zimmer in einer WG mieten. So macht es Eva von ihrem 14. Lebensjahr an, rückhaltlos offen und ohne Sicherheiten oder Fangnetz, fast alles von sich preisgebend: der radikale Verzicht auf ein Privatleben oder einen Rückzugsort als Kunstprojekt. In dieser Radikalität hat sie eine herausstechende extreme Position im Netz, die in der Logik der Selbstvermarktung funktioniert – egal, wie es Eva (oder später Adam) damit geht.

DIE ADELUNG DES ANGEBERS

Andere präsentieren nicht die tiefsten Abgründe ihres Lebens, sondern ihre Glanztaten und Schokoladenseiten, die größten Erfolge und außergewöhnlichsten Gipfelerlebnisse, ihre erlesensten Momente und raffiniertesten Eroberungen. Sie sind konstant damit beschäftigt, zu glänzen und in besonders gutem Licht dazustehen.

Der Kulturwissenschaftler Carl Tillessen schreibt über analoges versus digitales Angeben:»Nach Komplimenten zu fischen, indem man die Aufmerksamkeit seiner Mitmenschen auf die beneidenswerte Anschaffung lenkt, galt selbst in Kreisen mit weniger raffinierten Umgangsformen als vollkommen unmöglich. Ganz zu schweigen davon, vor die Öffentlichkeit zu treten und zu rufen: ›Hey, Leute, alle mal hergeschaut! Sind meine neuen Sneaker nicht extrem geil?‹ Im Netz ist das ein völlig normales Verhalten. Man postet öffentlich ein Foto ... und fordert von seinem gesamten sozialen Umfeld Likes und anerkennende Kommentare ein. Das ist fishing for compliments mit der Dynamitstange.«[34] Ein passender Vergleich und die meisten nehmen ihre Dynamitstangen gar nicht mehr wahr.

Die Adelung des Angebers vollzieht sich in sämtlichen Medien schleichend, aber unaufhaltsam. Eine Neubewertung von öffentlichem Protzen mit Besitz und Glanztaten vollzieht sich hin zu: Angeben bekommt Applaus und Likes, Bescheidenheit und Understatement werden immer weniger als wichtige Tugenden geachtet und geschätzt.

Andreas Reckwitz beschreibt in seinem Essayband *Das Ende der Illusionen* eine fortschreitende Ökonomisierung des Sozialen, die in immer mehr Lebensbereiche vordringe. Insbesondere die neuen Marktplätze der globalen Selbstvermarktung, auf denen sich die Profilneurotiker des 21. Jahrhunderts tummeln, brächten fast zwangsläufig Angeber hervor. Ökonomisierung bedeute hier nicht zwingend Kommerzialisierung, sondern meine viel elementarer eine sukzessive Umstellung sozialer Strukturen auf den Modus des Wettbewerbs und der Konkurrenz – selbst im nicht kommerziellen Bereich. Auf diese Weise bildeten sich auch dort Märkte heraus, wo vorher gar keine oder kaum welche waren – wie der Dating-Markt, um den es im nächsten Kapitel geht.

Entgegen den Prophezeiungen der Marktapologeten, die gerne auf Win-win-Konstellationen hinwiesen, bei denen alle Beteiligten angeblich nur gewinnen könnten, bringe die spätmoderne Ökonomisierung des Sozialen häufig Win-lose-Konstellationen hervor: die unweigerliche Gleichzeitigkeit von Gewinnern und Verlierern, wie Andreas Reckwitz ausführt. In besonders drastischen Fällen handele es sich um Winner-take-the-most-Märkte, in denen die exzessiven Gewinne (an Anerkennung, Befriedigung, Geld, Möglichkeiten etc.) bei wenigen mit der Niederlage und Frustration bei vielen kontrastiere. Hierin ähnele der globale Wettstreit in zunehmend mehr Bereichen des Lebens dem sportlichen Wettkampf, »an dessen Ende dem strahlenden Gewinner das Heer der namenlosen anderen Wettkämpfer gegenüberstehe«.[35]

PROFILE ALS GLITZERNDER SCHUTZWALL GEGEN KOMPLEXE

Die Profilneurose wird definiert als neurotische Angst, (besonders im Beruf) zu wenig zu gelten, und das daraus resultierende übersteigerte Bemühen, sich zu profilieren, ja, sich in fast jeder Lebenslage profilieren zu müssen. Die Begriffe »Profilneurose« und »Geltungssucht« wurden in ihrer neurotischen Ausprägung von dem österreichischen Arzt und Psychoanalytiker Alfred Adler (1870–1937) als Überkompensation von Minderwertigkeitsgefühlen verstanden und über Adlers Individualpsychologie in das psychoanalytische Denken eingeführt. In diesem Zusammenhang wird auch umgangssprachlich von einer Profilneurose gesprochen, womit Verhaltensweisen von Personen bezeichnet werden, die aus Minderwertigkeitsgefühlen heraus ständig ihre Kompetenz unter Beweis stellen müssen.[36]

In digitalen Zeiten erhält die Profilneurose noch einmal eine neue Ebene. Nämlich die wortwörtliche Ebene, sich über ein virtuelles Online-Profil profilieren zu können und zu wollen – oder fast zwanghaft zu müssen. In diesem Sinne kann man Adlers alten Begriff der Profilneurose heute beinahe wörtlich nehmen: Demnach lässt sich die Profilneurose als eine neurotische Abhängigkeit vom eigenen Profil im Netz beziehungsweise von der Fremdwahrnehmung des Profils verstehen. Das virtuelle Profil ähnelt dem spiegelnden Teich, in dem Narziss ausschließlich sich selbst betrachtet. Die Displayoberfläche und die Wasseroberfläche werfen nur die selbstverliebten Blicke zurück.

Heute gibt es Photoshop und Fotofilter, um die Selbstbespiegelungen zu verfälschen, zu beschönigen oder zu radikalisieren. Wenigstens das Spiegelbild im antiken Griechenland war echt, wenn man nicht – wie Narziss dem Mythos nach – so in es verliebt war, dass man nicht widerstehen konnte, hineinzugreifen. Die Wellen verzerrten es wie Fotofilter bis zur Unkenntlichkeit. Doch eine profilneurotische Selbstverliebtheit kannten sie auch, bei Philosophen beispielsweise, die sich um ihrer selbst willen mit Rhetorik, Spitzfindigkeiten und Rechthabereien zu profilieren versuchten oder einfach nur wie Diogenes auf der Agora herumlungerten und sich wahnsinnig toll dabei fanden.[37]

Alfred Adler beschreibt den Profilneurotiker als einen Geltungssüchtigen, der eine Sprache habe, die – richtig verstanden – immer erkennen lasse, dass hier ein Mensch um seine Geltung ringe und sie zu erzwingen versuche. Dem Streben nach dem Schein der Überlegenheit werde alles untergeordnet. Denn die Lebensfrage des Profilneurotikers laute nicht: Was muss ich tun, um mich in die Forderungen der Gemeinschaft einzufügen und daraus ein harmonisches Dasein zu gewinnen? Der Profilneurotiker sei vielmehr »primär damit beschäftigt, wie er sein Leben ausgestalten kann, um seine Überlegenheitstendenz zu befriedigen«.[38]

DIE LEIDEN DER JUNGEN INFLUENCERIN

Mit mehr als 20 Millionen Followern sei Chiara Ferragni aus Italien – laut der Modezeitschrift Vogue – die erfolgreichste Fashion-Influencerin der Welt. Chiara zuckt nur mit den Schultern und meint lapidar: »Du darfst dir keine Schwäche erlauben, so gesehen musst du absolut perfekt sein.«[39]

Chiara erregt das Interesse von Millionen Menschen nur mit einem

Selfie oder ein paar Worten. Man kann das nur mit Popstars vergleichen, doch die müssen zusätzlich noch irgendetwas können. Silvia Venturini Fendi, Creative Director bei Fendi, meint, Chiara sende die hoffnungsvolle Message: »Du kannst auch so erfolgreich werden, wenn du es nur wirklich willst!«[40] Mag sein, aber das bedeutet im Umkehrschluss: Wir sind nicht so erfolgreich, weil wir es nicht wirklich wollen. Und weil Chiara ja die erfolgreichste Fashion-Influencerin der Welt zu sein scheint, müssen jetzt alle restlichen Fashion-Influencerinnen sich vorwerfen, den Erfolg nicht radikal genug zu wollen.

Hier wird suggeriert, Chiara habe nicht Glück gehabt, sei nicht früher mit der immer gleichen Businessidee dran gewesen, habe nicht zufällig die richtigen Gene und Freunde, nein, Chiara habe lediglich den Erfolg bedingungsloser gewollt als alle anderen. Wir müssten ja nur mitteilungs- und gefallsüchtiger werden, kurz: profilneurotischer.

Doch das sind verlogene und abhängig machende Ziele: Je erreichbarer unerreichbare Ziele dargestellt werden, je mehr wir der vorgegaukelten Erreichbarkeit Glauben schenken, desto getriebener und bedingungsloser werden wir einer Lüge nachjagen. Wir werden beginnen, vermeintliche Hilfsmittel für den Erfolg zu konsumieren und zu besorgen – auch illegale wie beispielsweise verschreibungspflichtige Laxanzien (Abführmittel) oder Amphetamine (Stimulanzien).

Denn unbewusst erahnen wir, dass es keine Frage des Willens ist, sondern des Extrems und der Bereitschaft zum Extrem: noch mehr Problemzonen-Gymnastik als Chiara machen, die Tortur noch häufiger posten, noch weniger essen, noch mehr Diäten ausprobieren und für sie werben, mehr Haut zeigen, noch weniger Privates für sich behalten, einen noch luxuriöseren Lifestyle leben, noch zwanghafter nach Perfektion streben. Sprich: noch mehr Werbekörper werden als Chiara. Alles am Körper wird dann zum Schaufenster für irgendwelche Konsumgüter oder Dienstleistungen – von der Echthaar-Perücke aus Indien (hair extensions) auf dem Kopf bis zu den lackierten Fußnägeln im Influencer-Design. Aber wenn ich auch nur keinen Stoffwechsel wie Chiara geerbt haben sollte, helfen alle Mühen nicht. Es blieben unerreichbare Ziele, egal wie ungesund ich mich auch quäle und meinen geschundenen Werbekörper vermarkte.

Am Tag ihrer Hochzeit checkt Chiara ihr Smartphone, während sie von mehreren Stylisten noch den letzten Schliff bekommt, und sagt wenig beeindruckt:»Wow, 14,2 Millionen Follower, 200 000 neue.... Hoffentlich sehe ich gut aus, wenn ich weine.« Sie geht nicht nur einer Hochzeit entgegen, sondern einer hollywoodreifen Filmproduktion.»Ich muss nicht von der ganzen Welt geliebt werden, sondern nur von einer Person, die mich liebt.«

Sie weint, wie angekündigt. Fedez, ihr Bräutigam, selbst ein bekannter italienischer Popstar, hebt ihren Schleier – wie mehrfach geprobt – exakt wie geprobt. Nur geweint hatte Chiara bei den Proben nicht. Der Kuss ist das Startsignal für ein Feuerwerk wie zur Eröffnung der Olympischen Spiele: Kuss, Feuerwerk, posierende Sternchen und postende Gäste. Alle scheinen superhappy, superschön, super instagrammable.

»Instagrammable« ist ein neues Adjektiv, das einfach alles meint, was auf Instagram gut ankommt, die Klicks erhöht, die Follower den Atem stocken lässt, die Werbekunden befriedigt, dem eigenen Selbstbild entspricht, Ruhm – sie sagen»Fame« – verspricht und dadurch dafür sorgt, dass unaufhörlich die Kasse klingelt. Sie alle scheinen die Hochzeitsparty des Jahrtausends zu feiern, stolzieren gekonnt durch eine superweiße Raffaello-Werbekulisse, und später tanzen sie vor pornorotem Nightclub-Ambiente, alles und alle sind mega instagrammable.

OHNE EXTREMPOSITION KEINEN LOHN

Nur Extrempositionen werden noch wahrgenommen im Ozean der Datenmasse. Das Ringen um Sichtbarkeit im Netz und das Online-Angeben wurden im letzten Jahrzehnt zu einem Volkssport. Der

Meeresspiegel dieses Datenozeans steigt täglich. Die kleinen Fische sieht längst keiner mehr. Außer man ist vielleicht der allerkleinste Fisch im Ozean. Denn auch ein negativer Superlativ ist einer.

Chiara Ferragni hingegen will der größte Fisch sein. Doch ist sie auch zufrieden mit ihrem Leben? Im Abschlussinterview klingt sie nicht mehr so sicher: »Ich war immer besessen davon, die bestmögliche Version meiner selbst zu sein. Ich bin mir meiner Schwächen sehr bewusst, deshalb habe ich eine Chiara kreiert, die ich gerne sein möchte: Ich nenne sie die ›ideale Chiara‹. Dank dieser Version von mir versuche ich immer so zu handeln, wie die ideale Chiara handeln würde.«[41] Im Grunde genommen ein Ansatz der kognitiven Verhaltenstherapie, quasi in Eigenregie. Dennoch habe sie Angst, ihr Glück nicht zu verdienen. Angst, über Nacht alles verlieren zu können. »Dabei müsste man diese Momente doch genießen.«[42] Influencerinnen und Social-Media-Stars können tatsächlich über Nacht alles verlieren, da ihr Erfolg in der Regel auf ihrem Image gründet und immer seltener auf einer speziellen Fähigkeit. Es sind unsere Fähigkeiten, doch ein Image entsteht nur in den Köpfen der anderen. Und die Fans und Follower sind launisch und bleiben letztlich unberechenbar. Sie ziehen von einer Sensation und einem Skandal zum nächsten. Sagte ein Rockstar etwas Falsches, war er immer noch ein begnadeter Sänger. Machen die neuen Stars und Werbekörper aus dem Netz etwas Falsches – oder auch nur etwas, das nicht ins Bild passt –, kann der Erfolg so schnell schwinden, wie er kam.

Chiara weint im Abschlussinterview. Sie weint wirklich. Das ist mein Eindruck. Wirklich sicher kann man sich am Ende dieser Dokumentation aber nicht mehr sein. Es scheint mir, als weine sie aus Schmerz darüber, dass sie so selten beglückende Momente auch als beglückend erleben kann, also Momente, von denen ihre Follower glauben, dass sie sehr beglückend seien, die sie selbst aber so gut wie nie erleben.

Chiara zeigt sich durchgängig beglückt – wie eine Schauspielerin, die eine dauerbeglückte junge Frau spielen soll. Sie weiß, dass sie täglich durch eine perfekte Filmkulisse läuft, als wäre das Leben ein langer Laufsteg. Sie weiß, dass sie die Privilegien und die vielen Mittel und Möglichkeiten wie auch die überbordende Bewunderung beglücken sollten. So zeigt sie sich durchgängig überglücklich, doch ihr Ausdruck findet das Gefühl nicht mehr. Zu viele Ausdrücke für die Außenwirkung, zu wenige für sich und nicht für die ideale Chiara als wandelnde Werbefläche.

Und dann sind da noch der Neid und der Hass der Ausgeschlossenen mit täglichen unfreundlichen Grüßen. Was erlebt Chiara noch wie die da draußen, die sie mit Schmutz bewerfen oder gleich hysterisch vergöttern? In einer anderen Filmszene geht Chiara aus einem Hotelzimmer und läuft ein paar Meter durch prunkvolle Gänge, als eine junge Frau sie erkennt und schreit:»Mein Gott, du bist so perfekt … eine Göttin!« Sie beginnt hysterisch zu weinen. Chiara versucht, sie zu beruhigen:»Nicht weinen, … danke, dass du mein Follower bist.« Das Mädchen beruhigt sich aber nicht, stottert weinend in die Kamera:»Mein Gott, sie ist so perfekt, so umwerfend«, und bekommt einen hysterischen Anfall auf den Gängen des Hotels, von dem sie sich so schnell nicht erholt. Chiara geht weiter, sie scheint es gewohnt zu sein.[43] Zwei extreme Pole mit wenigen gemäßigten Reaktionen dazwischen.

Was erlebt Chiara noch wie früher? Was in den kurzen Drehpausen ihres jungen Lebens? Lässt sich dieser Flaschengeist je wieder einfangen? Was, wenn Chiara einmal keine Lust mehr auf den globalen Zirkus um ihre Person und ihren kuratierten Tanz auf einer XL-Sahnetorte haben sollte? Solche Lebensentwürfe sind noch zu jung, um die Langzeitfolgen abschätzen zu können.

INFLUENCERIN DER ERSTEN STUNDE

Im Film besucht sie Paris Hilton, eine ähnlich erfolgreiche Influencerin, in irgendeinem gigantomanischen Anwesen, in irgendeinem Land, in dem immer die Sonne scheint, und findet alles »gorgeous«. Paris Hilton hat quasi das Berufsbild der Influencerin erst selbst ent-

worfen und dann exemplarisch und erfolgreich vorgelebt. Sie hatte –
mit Kim Kardashian und Britney Spears im Schlepptau – die Blau-
pause für einen neuen Berufszweig im 21. Jahrhundert geliefert.

Paris zeigt Chiara eine Villa neben der Poollandschaft, eine luxuriöse Hunderesidenz für ihre vier Schoßhunde – nach deren Belan-
gen und ihrem Geltungsdrang konzipiert und hingestellt. Dann sind
eben Prince Hilton, Prince Baby Bear, Tuna und Princess Paris Junior
ihr ein und alles. Hunde lassen sich noch besser für Instagram-Shoo-
tings abrichten als Kinder oder Katzen. Für die Hunde gebe es Air-
conditioning, und auch alle anderen Annehmlichkeiten des Haupt-
hauses seien in der Hunderesidenz ähnlich luxuriös verwirklicht.
»Leben wie Gott in Frankreich« lautet in digitalen Zeiten passender:
»Leben wie ein Hund bei Paris.«

Wollen wir den Erfolg tatsächlich nicht so sehr wie Chiara oder
Paris? Oder wollen wir nur den Preis dafür nicht bezahlen? Der Verkauf meiner privaten Seele war immer schon ein faustischer Han-
del. Verkaufe alles, was du hast, an den Höchstbietenden, das heißt
längst: die meisten Klicks. Denn die BUMMER-Maschine spült dich
nur hoch, wenn du ihr alles übereignest. Das wusste schon Mephisto.

JOHANNS 4.0 EXPERIENCE

Ich möchte das Kapitel über Profilneurosen nicht beenden, ohne
von meinem Versuch zu berichten, mein eigenes Profil zu entschär-
fen. Ich hatte beschlossen, meinen einzigen Social-Media-Account
zu löschen, den ich je besessen habe: Facebook. Schon 2013 hatte
ich es einmal vergeblich versucht. Damals begann ich zusätzlich
eine Tätigkeit als psychologischer Sachverständiger für Familienrecht in Bayern und musste bei meiner ersten Gerichtsverhandlung
am Amtsgericht in Altötting feststellen, dass einer der Rechtsan-
wälte meine Spuren im Netz recherchiert hatte und versuchte, mit
vagen Andeutungen zu Partybildern auf Facebook meine Kompetenz infrage zu stellen, was die Richterin glücklicherweise schnell

unterband. Anschließend versuchte ich zum ersten Mal, meinen Facebook-Account zu löschen, allerdings erfolglos.

Nach der Lektüre des Computerwissenschaftlers Jaron Lanier beschloss ich, meinen »Facebook-Suicide« – wie das im Netz genannt wird – erneut anzugehen. Als ich diesen endgültigen Schritt konsequent umsetzen wollte, fand eine Fotoserie von Marina meine unweigerliche Aufmerksamkeit, einer Künstlerin aus Buenos Aires, die ich vor Jahren kennengelernt hatte. In der Fotoserie beklebte Marina alle und alles, was ihr besonders gut gefiel, mit einem großen Sticker mit dem Daumen-hoch-Logo im blauen Facebook-Design. Daneben stand geschrieben: »Marina likes this.« Mal einen Tanzpartner in der Disco, mal die Holzplanken einer Parkbank, mal eine Hauswand mit einem Graffitto. Was immer Marina im wahren Leben mochte, wurde beklebt und abfotografiert und ironischerweise auf ihrem Facebook-Profil veröffentlicht. Das gefiel mir so sehr, dass ich den Kontakt zu ihr nicht durch meinen Facebook-Suicide verlieren wollte. Also schrieb ich ihr, gratulierte zum brillanten Kunstprojekt und schickte ihr meine E-Mail-Adresse.

So, jetzt wollte ich es aber möglichst schnell hinter mich bringen, meine Profilentschärfung. Doch ich suchte und suchte und fand: nichts. Kein Unsubscribe-Button weit und breit. Maximal leichter Einstieg in die Sucht und maximal schwieriger Ausstieg, dachte ich. Klar, das nennt sich im Silicon Valley dann wohl effektives Marketing. Ich fand auch nach einer Stunde Suchens nichts: keinen Ausgang, kein Entkommen aus diesem Labyrinth aus Bits und Bytes.

Doch schließlich entdeckte ich immerhin eine Facebook-Gruppe, die sich *How to delete your Facebook account* nannte. Da klickte ich drauf, schaute mir eine anschauliche Animation an, mehrfach, und begann mitzuschreiben. Sie rieten mir, zu *Managing your account* zu gehen. Das tat ich mit meinen Mitschriften, und dann begann nochmals eine zweistündige Tortur, ausschließlich auf Englisch.

Der Gipfel der Unverfrorenheit war die letzte Hürde: Sie teilten mir auf kompliziertem Englisch mit, dass mein Account nur vorgemerkt sei, in dreißig Tagen eventuell gelöscht zu werden. Aber nur, wenn ich es einen Monat lang schaffen sollte, keinem verführerischen Link oder Marinas etwaiger Antwort in meiner Timeline, keinen Facebook-Mails mit Links oder sonstigen Posts und Fallen aus der Facebook-Marketingabteilung zu erliegen. Die geheimen Algorithmen, die auch bei Facebook nur eine Handvoll Menschen etwas genauer kennen, sollten mich wieder einfangen.[44] Nur ein Klick – und der Club würde seinen verlorenen Sohn sofort wieder aufnehmen. Wie Saufbrüder aus der Eckkneipe würden sie so tun, als wäre ich niemals weggewesen. Alle alten Bilder und Erinnerungen wären wie eh und je sofort wieder da. Kein Filmriss, nichts. So geht Sucht.

Das ganze psychologische Wissen seit dem Pawlow'schen Hund scheint auf den Hund gekommen zu sein. Seit Skinner mit seinen zuckerwasserabhängigen Mäusen, seit den Psychologen des KGB und ihrer Perfektionierung der Gehirnwäsche, seit den Beförderungsangeboten der STASI, seit der Erfindung des Internets: die immer gleichen Psychotricks.

Erfolgreich einen Facebook-Suicide zu begehen, ist heute nur zu extrem schwierigen und bewusst erschwerten Bedingungen möglich. So meine Erfahrung. Wir brauchen endlich Gesetze, die die suchtinduzierenden Datenmonopolisten dazu zwingen, dass beispielsweise der Unsubscribe-Button genauso auffällig platziert und einfach zu bedienen sein muss wie der Subscribe-Button. Und wir brauchen endlich Strafen, die auch für die steinreichen Big Player der Digitalwirtschaft – finanziell gesehen – ins Kontor schlagen und nur so überhaupt eine Wirkung entfalten können.

Würden wir eine riesige Party-Location mit einem monumentalen Portal als Eingang genehmigen – mit rotem Teppich und trendiger Dekoration überall, alles in ein schmeichelndes Licht getaucht – und irgendwo am anderen Ende der riesigen Halle gäbe es nur ein verstecktes Loch, um mühsam wieder rauszukriechen? Was, wenn die Hütte brennt? Und die Hütte brennt!

Nachtrag: Vier Wochen später. Ich habe es geschafft. Ich habe keinen Social-Media-Account mehr. Und ich habe leider keine E-Mail von Marina erhalten.

ZUSAMMENFASSEND LÄSST SICH SAGEN

In digitalen Zeiten erhält die Profilneurose eine zusätzliche neue Ebene: sich über ein Online-Profil profilieren zu können oder zwanghaft zu müssen. In diesem Sinne kann man Alfred Adlers alten Begriff der »Profilneurose«, den er als Abwehr von Minderwertigkeitskomplexen bei gesteigertem Geltungsbedürfnis definiert hat, heute wörtlich verstehen. Profilneurose: eine Abhängigkeit vom eigenen Profil beziehungsweise von der Fremdwahrnehmung meines virtuellen, heute nicht selten verfälschten Profils. Die Displayoberfläche wird zum spiegelnden Teich, in dem Narziss ausschließlich sich selbst betrachtet. Die Profilneurose beschreibt einen fast zwanghaften Drang, (online) glänzen zu wollen.

WARUM MACHEN UNS (FAKE-)PROFILE IMMER NEUROTISCHER?

Weil wir uns nicht psychisch weiterentwickeln können, wenn wir in Anspruch nehmen, uns schon entwickelt zu haben. Wenn wir online behaupten, größer, mutiger, edler, erwachsener, ausgeglichener, schöner oder selbstbewusster zu sein, als wir es analog tatsächlich sind, nehmen wir uns die Möglichkeit, den nächsten anstehenden Schritt auch zu gehen. Stattdessen faseln wir als (virtuelle) Blender über ein Niveau, das im realen Leben noch außer Reichweite liegt. Dann hören wir auf, real zu wachsen, hinterfragen uns nicht selbstkritisch und sind stattdessen damit beschäftigt, das irreale Image und die propagierten Lügen und Falschbehauptungen einigermaßen glaubhaft im wirklichen Leben abzubilden. Immer mit der Angst im Nacken aufzufliegen, wie ein analoger Hochstapler im letzten Jahrhundert eben auch zumeist irgendwann entlarvt wurde.

Damals waren sie ein seltenes Phänomen. Heute scheint es ein Volkssport geworden zu sein, durchs Netz zu surfen und sich die vermeintlichen Heldentaten zahlloser Profilneurotiker anzuschauen.

Oder wir beschließen, das Haus kaum mehr zu verlassen, um einer Realitätsprüfung zu entgehen. Falls wir dennoch enttarnt werden sollten, folgt häufig ein vernichtender Shitstorm all derer, die nur zu gerne die Lügen glauben wollten.

WAS KÖNNEN WIR DAGEGEN TUN?

Wir sollten keine Falschangaben in Profilen oder Chats machen, keine beschönigenden Fotofilter über unsere Profilbilder legen. Wir sollten nicht jemand anderes sein wollen. Noch besser wäre es, möglichst wenige Angaben und Bilder – egal, ob richtig oder falsch – über uns zu veröffentlichen. Vielmehr sollten wir mit Ausdauer und Geduld an uns arbeiten, um ein zufriedeneres Leben zu führen, das uns gefällt und nicht irgendwelchen Usern, von denen wir nur die allerwenigsten je zu Gesicht bekommen. Usern, die mich nicht nehmen können, wie ich bin, da sie mich nicht kennen und nicht umarmen können; die mir nicht aufhelfen, wenn ich gefallen bin; die mich nur lieben, solange ich gefalle.

3 // LIEBEN

DAUERVERLIEBTSEIN //
DIE DATING-NEUROSE

Dating-Apps gibt es erst seit etwas mehr als zehn Jahren als weitverbreitete und etablierte Form des digitalen Sich-Kennenlernens. Inzwischen habe ich allerdings so gut wie keinen Single mehr in Behandlung, die oder der nicht mindestens auf einer Dating-Plattform angemeldet wäre. Sogar viele, die in Beziehungen sind, haben sich nie abgemeldet.

Dieser Eindruck deckt sich mit Umfragen zum Thema: Heute gibt es demnach 800 Millionen Singles auf der Welt, Tendenz steigend. In den USA starteten schon heute 40 Prozent aller neuen Beziehungen über eine Online-Dating-Plattform, in Deutschland seien es 36 Prozent.[45]

So habe ich mittlerweile Patientinnen und Patienten, die mit Mitte zwanzig innerhalb von zehn Jahren zwar schon unzählige Dates hatten – flüchtige, meist rein sexuelle Kontakte –, aber keine längeren Beziehungen. Manchmal auch sexuelle Kontakte mit einer Person über mehrere Jahre, was häufig ausdrücklich nicht als Beziehung verstanden werden will. Einige Patientinnen und Patienten haben nicht einmal Sehnsucht nach einer Partnerschaft und langjährigen Liebesbeziehung, zumindest zu Beginn der Therapie. Auch hier gilt, dass diese Lebensentwürfe noch zu jung sind für eine abschließende Einschätzung der Folgen für die Persönlichkeitsentwicklung und Beziehungsfähigkeit. Dennoch beobachte ich einen sich verstärkenden Egozentrismus und Egoismus bei immer anspruchsvoller werdender Festgelegtheit, der mit der Zeit immer weniger Dates gerecht werden können. Früher sprach man von der »Karriere eines Kauzes«, der immer schwieriger zu vermitteln wird.

VERLIEBT SEIN INS VERLIEBTSEIN

Frisch verliebt zu sein, ist ein Zustand, bei dem das menschliche Gehirn gleichzeitig Adrenalin (Stresshormon) und Dopamin (Glückshormon) ausschüttet. Für eine kurze Zeit empfinden wir also tatsächlich positiven Stress.[46] Doch Dating kann nicht selten zu rein negativem Stress verkommen. Der Film- und Kulturkritiker Georg Seeßlen beschreibt in seinem Buch über Digitales Dating und über *Liebe und Sex in Zeiten des Internets* die Mechanismen des neuen Anbandelns über Dating-Plattformen: »Nun geht es also um soziale Maschinen, die den lockeren Kontakt von Cliquen und Freunden, den sexuellen Kontakt der (möglichst) Gleichgesinnten und den Liebeskontakt der immer noch fundamentalen Paarbildung zugleich ermöglichen, kontrollieren und unter Umständen unterbinden. Die Frage ist nun: Wer ermöglicht und kontrolliert eigentlich wiederum diese Kontaktmaschinen?«[47]

Seeßlen kommt zu dem Schluss, das Internet verhalte sich wie eine Maschine außer Kontrolle. Allerdings eine sehr vielfältige Maschine. Die Kontaktmaschinen seien Zuhälter, Kuppler, Heiratsvermittlung, Postillon d'Amour, Therapeut, Buddy, aber eben auch Spanner, Stalker, Erpresser, Bußprediger oder Mobber zugleich. Die Vorteile sieht der Autor in der ständigen Verfügbarkeit, der Unverbindlichkeit und der Anonymität: »Abgesehen also von den üblichen Gefahren – das Hinterlassen einer Datenspur, die Gefahr, Betrügern aufzusitzen, die Sucht usw. – scheint die neue soziale Maschine zur Paarbildung vor allem der Risikominimierung zu dienen ...«[48]

Online-Dating bietet auch viele positive Möglichkeiten, beispielsweise für Alleinerziehende oder für Menschen mit einer seltenen sexuellen Orientierung, aber auch für alle älteren Singles oder Witwen und Witwer, die weder Zeit noch Lust haben auszugehen.

Jedoch besteht eine Gefahr der bloßen Online-Kommunikation in den (Selbst-)Täuschungen. Schnell verselbstständigt sich die Idee vom anderen, wird immer mehr meine Projektion auf den anderen. Weswegen es zügig zu einem Treffen kommen sollte. Hierzu ermutige ich meine Patientinnen und Patienten ausdrücklich. Falls aber ein reales Treffen mehrfach aufgeschoben wird, sind zumeist Beziehungsängste das Hindernis. Nicht wenige suchen nur einen Chatpartner gegen die Einsamkeit. Immer wieder sind auch falsche Angaben der Grund dafür, dass ein persönlicher Kontakt lieber hinausgezögert oder vermieden wird.

In Nigeria oder Ghana ist ein Millionenbusiness mit der Einsamkeit der Singles entstanden. Junge Männer – und einige wenige Frauen – stehlen die Profilbilder attraktiver Models, wenig bekannter Influencer oder von Pornodarstellerinnen, weichen Treffen aus und erbitten alsbald den Kauf eines Flugtickets, um die »große Liebe« angeblich besuchen zu können.[49] Wenn man aber konsequent auf einem baldigen Treffen besteht und ansonsten den Kontakt beendet, kann man sich viel Leid – und viele Kosten – ersparen.

Je größer die anfängliche (Selbst-)Täuschung, desto größer die spätere (Ent-)Täuschung, wenn durch ein Erlebnis die Abwehr des Realen nicht mehr aufrechtzuerhalten ist. Dies gilt auch dann, wenn die Angaben im Profil und im Chat ehrlich sind. Für Fake-Profile oder Profile mit einigen falschen Angaben (zum Beispiel bezüglich Alter, Größe, Kinderlosigkeit oder Beziehungsstatus) gilt das umso mehr.

EINMAL DATING UND ZURÜCK, BITTE!

Ein Realitätsschock ist die Folge, inzwischen immer häufiger von Ghosting begleitet: das urplötzliche Abtauchen eines (potenziellen) Partners, der sich wie ein unsichtbarer Geist in die Online-Weiten verdünnisiert. Die oder der Verlassene bleibt entgeistert zurück und stellt fest, dass sie oder er auf allen Kanälen blockiert wurde. Und da sie oder er keine Adresse jenseits der Profile und Smartphones hat, bedeutet dies nicht nur einen virtuellen, sondern auch einen faktischen Ausschluss. Was für eine Enttäuschung nach vorgetäuschtem oder einseitigem Interesse. Manche Verlassene bekommt noch ein Snapchat-Video mit der Neuen vom Ex-Date gesandt. Danach wird sie blockiert. So sadistisch und grausam sind meist nur Männer.[50]

Vor allem aber bewirkt die sich verbreitende Unsitte des Ghostings, dass niemand dazulernen und durch den Reigen aufeinanderfolgender Dates beziehungsfähiger werden kann. Wie soll man aus Fehlern lernen, wenn sie einem nie gesagt werden? Wenn man nicht erfährt, was der Partnerin oder dem Partner gefehlt hat? Wenn man nie eine Chance erhielt, etwas zu verändern? Oder man gar nichts hätte verändern können, weil die oder der Ex einen nur nicht riechen konnte? Oder nur das Parfum nicht ausstehen konnte? Denn probeweise riechen kann sich keine oder keiner über die Kluft zweier Bildschirme hinweg.

Aus meiner Praxis weiß ich, dass es sich häufig um Kleinigkeiten handelt: unrasierte Achseln etwa, der falsche Schrei beim Sex zur falschen Zeit, falsche Kleidung, ein uncooler Job oder eine spießige Inneneinrichtung oder Automarke. Oder man schätzt den eigenen Marktwert als höher ein und befürchtet, das Date würde einen somit runterziehen. Nein, der Marktwert der neuen Errungenschaft sollte den eigenen (meist nur leicht) übersteigen. Das Problem beginnt natürlich, wenn beide dies so sehen, was immer häufiger vorkommt. Manchmal betreibt man Ghosting auch nur, um zuvorzukommen. Denn Körbe zu bekommen, schmerzt und zieht ebenfalls runter. Körbe zu verteilen hingegen, schmeichelt dem Ego. So die Logik.

In diesem Sinne handelt es sich häufig nicht mehr um echte Liebesbeziehungen, ich spreche vielmehr von »beziehungsähnlicher Atmosphäre« ohne echtes Engagement, ohne sich wirklich aufeinander einzulassen und einander zu vertrauen, ohne sich anzuvertrauen.

Einem romantischen Wochenende mit Escortgirl oder Callboy nicht unähnlich. Unausgesprochen handelt es sich um irgendwie geartete Win-win-Dates mit inszenierter beziehungsähnlicher Atmosphäre auf Zeit. Wobei man auch das Wenige zerstören würde, falls einer der beiden es wagte, dies offen auszusprechen. Häufig aber sieht das nur eine oder einer so, und das Leiden beginnt.

Manche User von Dating-Plattformen haben auch so viele Dates parallel laufen, dass sie in der Folge viele Körbe verteilen müssen. Ohne zackige Ghostings kämen sie sonst zeitlich weder im Leben noch in der Arbeit mehr klar.[51] Häufig handelt es sich um Menschen, die nicht mehr in Vorleistung gehen wollen – oder wenn überhaupt, dann mit minimalem Aufwand und Risiko. Die Risikominimierung und emotionale wie finanzielle Investment-Reduzierung gehören fast zwangsläufig dazu, wenn man entweder viele Dates gleichzeitig hat, schon mehrere Jahre ausschließlich datet oder grundsätzlich bloß daten möchte.

Social Media macht so schnell abhängig, weil Menschen nichts lieber mögen als Aufmerksamkeit. So schlicht, so potent. Diese Ego-Droge funktioniert alters-, klassen- und intelligenzübergreifend. Aber warum wählen wir lieber die (virtuelle) Aufmerksamkeit eines anonymen Publikums als die Aufmerksamkeit eines Dates? Die Quantität der (virtuellen) Aufmerksamkeit scheint die Qualität einer echten Begegnung zu übertreffen. Das abstrakte Gefühl, massenhaft im Cyberspace geliebt zu werden, scheint das Gefühl zu schlagen, von einer Person im Hier und Jetzt gemocht und geschätzt zu werden. Letzteres scheint immer weniger zu genügen. Doch das Cyberspace ist nie zur Stelle, wenn man stürzt und zwei helfende Hände braucht. In der Not haben wir lieber drei gute Freunde als tausend Friends, lieber einen Partner oder eine Freundin als zehn Online-Dates. Im Alter auch. Und in der Liebe sowieso.

LIEBE AUS SICHERER ENTFERNUNG

Ich habe eine Patientin gebeten, ihre Erfahrungen mit dem Online-Dating der letzten zwei Jahre zusammenzufassen:

»Kurz zu mir: Ich bin eine Münchner Single-Dame, 32, erfolgreich und seit zwei Jahren offen für jegliche Art von Begegnungen. Mir sind in den letzten Jahren vor allem zwei negative Kategorien an Männern aufgefallen: der Getriebene und der Bindungsunfähige.

Der Getriebene: Wir sind (vor allem hier in München) in einer absoluten Leistungsgesellschaft. Es geht darum, sich im Job zu optimieren und die Freizeitgestaltung so effektiv wie möglich zu gestalten. Das gilt eben auch für das Kennenlernen und für Partnerschaften. Solche Menschen investieren kaum etwas in Beziehungen. Solche Männer haben auf ihren Profilen stehen: ›Catch me if you can.‹ Mein Gedanke: Ähhh, catch dich doch selbst. Oder: ›Zeige mir, womit du mich begeistern kannst.‹ Oder: ›Beweise, dass du es wert bist.‹ Mein Gedanke: Wer bin ich denn, dass ich dir irgendwas beweisen müsste? Wer denkst du zu sein, dass dir irgendeine Frau etwas beweisen müsste?

Meistens versuche ich, solche Männer zu matchen[52], um ihnen dann mal gewaltig die Meinung zu sagen. Ich habe einmal einen 37-jährigen Mann gedatet, der sehr erfolgreich war. Er stand vor ein paar Jahren schon einmal kurz vor einem Burn-out und war durchgängig sehr gehetzt und gestresst. Als wir an einem Samstagmorgen nebeneinander aufgewacht sind, ich ganz gemütlich einen Kaffee ans Bett bringen und noch etwas die Seele baumeln lassen wollte, schaute er mich an und sagte: ›Mit dir an meiner Seite hätte ich Angst, faul zu werden.‹ Sie können sich sicherlich vorstellen, wie mir die Kinnlade runtergefallen ist und ich fassungslos im Bett saß.

Ein weiterer erfolgreicher Münchner Single hatte mich mal zum Abendessen in einen Biergarten eingeladen. Nach dem Treffen gingen wir auseinander mit der Erkenntnis, dass das für beide Seiten nicht passt. Ein paar Tage später bekam ich eine Nachricht von ihm, dass ich ihm doch bitte die 15 Euro, für die er mich zum Essen eingeladen hatte, zurücküberweisen solle. Ganz nach dem Motto: ›Die Investition hat sich nicht gelohnt, zahle deinen Anteil zurück.‹ Als ich ihn darauf angesprochen habe, ob er das ernst meine, hat er mich blockiert.

Der Bindungsunfähige: Es gibt Menschen, die, wenn man ihnen auf der Gefühlsebene zu nahekommt, sofort die Flucht ergreifen. Das merkt man oftmals schon beim ersten Körperkontakt. Solche Personen können sich nur schwer fallenlassen und agieren mechanisch, übervorsichtig und nicht leidenschaftlich. Auch hier durfte ich einige verstörende Erfahrungen sammeln. Ich habe im vergangenen Jahr des Öfteren einen Mann gedatet, und irgendwann sind wir im Bett gelandet. Nach dem für mich nicht sehr erfüllenden Geschlechtsakt habe ich mich auf ihn gelegt und ihn neckisch am Hals geküsst, um einfach etwas Lockerheit und Spaß in die angespannte Situation zu bringen. Nach ein paar Minuten ging ich ins Bad. Als ich zurückkam, saß er angezogen auf der Bettkante und sagte: ›Alarm. Alarm.‹ Ich habe ihn äußerst verwundert angeschaut und gefragt, was denn bitte los sei. Seine Antwort war: ›Das ist doch nicht normal, dass du dich auf mich legst und mich am Hals küsst.‹ Mir war sofort klar: Der Einzige, der hier im Raum nicht normal ist, ist ganz allein er. Daraufhin habe ich ihn gebeten zu gehen.«

Inzwischen hat meine Patientin beschlossen, wieder ganz klassisch auszugehen und analog ihr Glück zu suchen. Man muss allerdings sagen, dass dies im pandemiebedingten Lockdown nahezu unmöglich war, was viele Single-Patienten sehr belastet hat. Manche verabredeten sich (online) sogar mitten im Winter zum Spazieren an der Isar, bei Minusgraden und im Dunkeln nach der Arbeit, und brachten etwas Glühwein in einer Thermoskanne mit – nur um wieder jemandem leibhaftig begegnen zu können und der Isolation im Homeoffice und in engen Einzimmer-Apartments zu entfliehen. Ohne Online-Partnerbörsen wären noch weniger Begegnungen möglich gewesen.

Durch die Pandemie bedingt, wurden leibhaftige Kontakte wieder etwas Kostbares. Doch ich fürchte, das wird nicht anhalten. Die ungeheuerliche Masse an einsamen Singles, die man bequem nach links oder rechts wischen kann, scheint niemals zu versiegen und befeuert seit Jahren eine gegenteilige Entwicklung.

DIE STRENGEN SPIELREGELN DER ONLINE-LIEBE

Es gibt auch Dating-Plattformen wie *Darwin Dating – online dating minus ugly people*, die lassen die Hässlichen gar nicht mehr mitspielen. Und sie zeigen unverhohlen, worum es geht: den Marktwert im Vergleich. Es geht um Aufsteigen und darum, einen Abstieg im Ranking der äußeren Erscheinung, des Lifestyles und selbst der Persönlichkeit zu vermeiden. Das Online-Date als Steigbügelhalter, Paternoster oder als (selbst-)wertsteigernde Investition mit möglichst wenig Risiko.

Bei *Darwin Dating* geht es um eine offen benannte, natürliche (Vor-) Auslese der Schönen und Starken. Spannend wird es, wenn man sich die Definition von »ugly people« näher anschaut: »Haben Sie Dating-Seiten satt mit hässlichen, unattraktiven, verzweifelten Fettsäcken? *Darwin Dating* wurde ausschließlich für schöne und begehrenswerte Menschen geschaffen. Unsere strengen Regeln und natürlichen Auswahlprozesse stellen sicher, dass alle Mitglieder ein gewinnendes Äußeres haben. Gehörst du dazu?«

Der »Winning Look«, die einnehmende Erscheinung der Gewinnertypen, lässt sich laut *Darwin Dating* anhand verschiedener Selektionskriterien festmachen. Zu den absoluten Ausschlusskriterien gehören: »Hängebrüste, Schweißflecken, nötige Brillen, wildes Schamhaar, schiefe Nasen, asymmetrische Gesichtszüge, rote Haare, blasse Haut, jede Art von Fett, Zahnlücken, Haarausfall, zu kleine Gestalt (vor allem bei Männern), zu große Gestalt (vor allem bei Frauen), Haare an den falschen Stellen«; genauso aber gehören auch »unmoderne Kleidung und altmodische Frisuren« dazu. Da hat wohl ein Plattform-Designer mal eine gruselige rothaarige Ex gehabt, oder sonstige Zufälle haben dafür gesorgt, Rothaarige auszugrenzen.

Konsequenterweise versagt sich *Darwin Dating* auch nicht, die Ausgeschlossenen zu verhöhnen: »Wenn du zu irgendeiner dieser Kategorien gehörst, blick der Tatsache ins Auge: Du bist hässlich, aber du bist nicht allein. *Darwin Dating* ist nichts für dich, aber verzweifle nicht, es gibt zig hässliche Fische im Meer, und sie sind alle auf einer dieser zig Dating-Webseiten da draußen!« Wie tröstlich für mich mit »Haaren an den falschen Stellen« und »nötiger Brille«.

Noch einen Tick sozialdarwinistischer? Die Dating-App *LUXY* für Superreiche zum Beispiel. Hier dürfen Sie nur mitlieben, wenn Sie mit nackten Zahlen dargelegt haben, dass Sie zum Geldadel gehören und finanziell potent genug sind, einem Partner oder einer Zukünftigen beim gemeinsamen Jetset-Leben nicht auf der Tasche zu liegen. Praktisch, oder? Gleich und gleich gesellt sich eben nicht nur gern, sondern bleibt auch gern unter sich.

Andreas Reckwitz beschreibt die Folgen dieses Rankings aller Lebensbereiche als eine sich weitende Attraktivitäts-Schere. Denn diese Art der Vermarktung in fast allen Bereichen – auch außerhalb der Arbeitswelt – vertiefe die Kluft zwischen Gewinnern und Verlierern immer weiter. Die israelische Soziologin Eva Illouz[53] erforscht, wie schnell sich in der Sphäre der intimen Beziehungen und der digitalen Partnerschafts-Plattformen immer intensivere Märkte herausbilden, in denen Frauen und Männer die Attraktivität ihrer Persönlichkeit buchstäblich zu Markte tragen. So hat der Leistungsgedanke längst auch beim Dating Einzug gehalten. Erfolg und Niederlage sind nicht weit voneinander entfernt: Einigen, die vielfach umworben werden, stehen andere gegenüber, die fast immer das Nachsehen haben.

CYBERSTALKING

Es gibt noch einen anderen stark belastenden Aspekt der neuen Möglichkeiten: ein Ex-Date auch nach der Trennung im Internet weiterverfolgen zu können. Dieses Online-Stalking – auch »Cyberstalking« genannt – führt bei meinen Patienten häufig dazu, dass die Kränkung teilweise über Monate hinweg immer wieder erneuert wird und ein Loslassen und Öffnen für Neues fast unmöglich macht. Man fährt heute nicht mehr am Haus vorbei und schaut, ob Licht brennt, sondern quält sich fast schon masochistisch mit Bildern vom Ex mit der Neuen im ehemaligen Stammlokal oder auf der Zugspitze. Oder mit Belegen dafür, dass die Ex nach der Trennung beruflich endlich durchgestartet ist und im Insta-Feed schreibt, es sei ihr noch nie so gut gegangen wie gerade auf Mykonos allein mit einem guten Buch oder auf dem Jakobsweg unterwegs mit einer Pilgergruppe. Das Löschen des Twitter-Accounts oder WhatsApp-Verlaufs wird häufig sogar als die eigentliche Trennung erlebt.

ONLINE-DATING HAT AUCH VORTEILE

Der große psychoanalytische Paartherapeut und Schweizer Publizist und Autor Jürg Willi (1934–2019) schreibt in seinem Klassiker *Die Zweierbeziehung*: »Wenden wir uns zuerst der Frage zu, ob sich bei der Partnerwahl eher gleichartige oder gegensätzliche Persönlichkeitsstrukturen anziehen. Es gibt zwei sich scheinbar widersprechende Regeln: Gleich und gleich gesellt sich gern (Homogamie), und Gegensätze ziehen sich an (Heterogamie).«[54] Relativ einfach und gesichert ist der statistische Nachweis der Gleichartigkeit der Partner bezüglich Klasse, Rasse, Religion, Weltanschauung, Wertehaltungen, Einstellungen, Gewohnheiten und Interessen. Die beiden Sprichwörter lassen sich also zu einem vereinen: Gegensätzlichkeiten vom Gleichen ziehen sich an.

Willi spricht von der »Interaktionspersönlichkeit« und meint damit die Beobachtung, dass wir in der Beziehung mit unterschiedlichen Personen unterschiedlich sind und uns anders verhalten und dass wir uns mit der Zeit durch eine Partnerin oder einen Partner auch verändern und uns einander annähern. Im positiven Sinne entwickeln wir uns dann gemeinsam weiter. Willi spricht in diesem Fall von einer »Koevolution«.

Man könnte also einen Vorteil zahlreicher Dates darin sehen, die eigenen Interaktionspersönlichkeiten im Zusammenspiel mit mehreren sehr unterschiedlichen Personen herausfinden zu können. Eine gute Sache, die früher viel schwieriger war. Man wusste meist nie, ob jemand an der Bar, die oder der interessant und sexy wirkte, auch Single war. Das konnte mitunter schwer ins Auge gehen. In Zeiten von *Tinder, Parship, Bumble, Happn* und Co. finden meine Patienten es mittlerweile schon fast pervers, jemanden im Supermarkt auf gut Glück anzusprechen, da man sich ja online informieren könne. So zücken sie ihr Smartphone und schauen, wer auf der anderen Straßenseite oder am Tresen noch zu haben ist, gehen nicht hinüber, sondern fühlen erst mal online vor. Wenn dies nicht zum Selbstzweck verkommt, sondern eine echte Entwicklung hin zu einer erfüllenden Beziehung einsetzt – mit der Fähigkeit, sich auch verbindlich festlegen zu können –, ist das durchaus eine gute Sache.

WAS EINE GUTE BEZIEHUNG AUSMACHT

Was also ist eine gute Beziehung, fragte der deutsche Psychiater Manfred Lütz den großen amerikanischen Psychiater und Psychoanalytiker Otto Kernberg, der aus dem Stegreif – mit großer Weisheit und aus der Fülle von über neunzig Jahren Erfahrung – antwortete: »Man muss eine gute Beziehung in den drei Hauptgebieten entwickeln, also erstens ist eine gute sexuelle Beziehung immer wichtig, dann eine Freude am Gestalten des täglichen Zusammenlebens und drittens eine Gemeinsamkeit der Wertesysteme, dessen, was man als den Sinn des gemeinsamen Lebens ansieht.«[55]

Denn es sei wichtig, dass man verliebt ist und diese Verliebtheit dann im Laufe der Beziehung zu Liebe reife. Das könne sie nur, wenn die Liebe auch dann beständig bleibe, wenn die anfänglichen Idealisierungen irgendwann enttäuscht würden.

Und das werden sie zwangsläufig. Zu Beginn trübt der Rausch der Hormone den Blick. Bildgebende Verfahren wie die Computertomograhie zeigen die Gehirne von frisch Verliebten in Aktion, die sich kaum von denen eines Probanden auf Kokain unterscheiden ließen.[56] Doch schon nach drei bis sechs Monaten endet der Rausch der Hormone und Neurotransmitter, und eine nüchternere Annahme des Partners sollte allmählich einsetzen.[57]

Die Biologie schenkt uns diesen Kick zu Beginn, damit wir uns überhaupt auf all die Mühen einlassen, die eine echte Beziehung und die Aufzucht des Nachwuchses zumeist schon bald mit sich bringen. Ganz nebenbei wird durch den Hormoncocktail als Begrüßungsdrink unsere Fortpflanzung sichergestellt. Denn evolutionsbiologisch betrachtet, erwies sich der anfängliche orgastische und ekstatische Hochgenuss als hochwirksam, was fast acht Milliarden Menschen eindrucksvoll (ja fast schon besorgniserregend) veranschaulichen.

Die Natur ist eine gute Pädagogin, die weiß, dass man besser mit Belohnungen als mit Verboten arbeiten sollte. Genauso wie die Verliebtheit nicht ohne Idealisierungen auskommt, sollte die Liebe mit der Zeit ein realistischeres Bild der Stärken und Schwächen des anderen erlangen und diese aus reifer Liebe wählen. Oder lieber zügig weitersuchen. Alles besser, als nur halb zu wählen und dennoch zu bleiben und passiv zu kritisieren.

Sigmund Freud soll einmal gesagt haben, eine erfolgreiche Therapie solle erfolgreiches und erfüllendes Arbeiten und Lieben ermöglichen. So sind mittlerweile Beziehungsängste – oder gar Beziehungsunfähigkeit – die häufigsten Problemstellungen in meiner Praxis, seltener Probleme in der Arbeit. Scheinbar war es niemals so einfach, eine Partnerin oder einen Partner zu finden, die oder der sich nach einer Liebesbeziehung sehnt. Meinem Eindruck nach wird es jedoch seltener, eine oder einen zu finden, die oder der eine Liebesbeziehung auch leben kann. Früher scheinen mir häufiger äußere Hindernisse im Vordergrund gestanden zu haben: Der Prinz etwa durfte nicht die Bäuerin lieben, jemand war bereits verheiratet und eine Scheidung war noch sozial geächtet. Heute darf jeder Prinz jede Bäuerin lieben. Doch viele Prinzen 4.0 haben zu viele Ängste und scheitern an sich, viel seltener an unüberwindlichen Gegebenheiten. Sie suchen lieber (immer) weiter, als sich ihren Ängsten und Fixierungen[58] zu stellen. Natürlich gilt das auch für die Traumfrau 4.0. Sie kommen eigentlich erst zu mir in Therapie, wenn sich Beziehungsmuster schon über Jahre wiederholt haben. In meiner Praxis begleite ich zunächst das Online-Dating selbst. Nicht selten habe ich Patienten gebeten, mir – laut denkend – ihre Kriterien für ein Matching direkt am Smartphone zu zeigen. Diesen Auswahlprozess in Worte zu fassen, ist nicht leicht, aber sehr hilfreich, um zu verstehen, wen man eigentlich sucht und braucht oder was eher Äußerlichkeiten sind, auf die man leichter verzichten kann.

Sonst werden wir die Traumfrau oder den Soulmate leicht übersehen. Denn es fällt einem nur auf, was man grundsätzlich schon kennt. Die Ausnahmen sind pures Glück, doch sie soll es auch schon gegeben haben. Das weiß ich allerdings nur vom Hörensagen, denn in meiner Praxis ist mir dieses unverhoffte Glück leider noch nicht untergekommen. Wer hat schon etwas oder jemanden gefunden, ohne zu wissen, wonach man überhaupt suchen soll? Ich nicht.

BEZIEHUNGSMUSTER UND WIEDERHOLUNGSZWÄNGE

Bei der Analyse kommt nicht selten heraus, dass Frauen (unbewusst) einen Typus Mann suchen, der frappierend ihrem Vater ähnelt – einem Vater, der leider nie ausreichend seine Liebe zeigen konnte. Hätte sie ihr Date geknackt, den weichen Kern zum Vorschein gebracht, und könnte der Partner schließlich seine Liebe zeigen, wäre dieser Sieg in der Gegenwart auch ein Sieg über die Vergangenheit. Doch am Ende steht nur sehr selten ein Sieg, sondern zumeist die Trennung, sei es auch nur aus Erschöpfung.

Oder ein Mann hatte eine kalte und wenig zärtliche Mutter und datet immer wieder erfolgsorientierte und verkopfte Businessfrauen, für die er alles – bis zur Selbstverleugnung – tut oder sein lässt, bis diese sich wiederholt von ihm trennen und ihm zu wenig Männlichkeit oder Sexappeal vorwerfen: »Ein bisschen Macho wäre schon schön gewesen, aber nimm es nicht persönlich.«

Das sind dann nicht selten kurze und undramatische Trennungs-Chats, ohne Begegnung. Kurz und schmerzlos allerdings nur für einen Teil. Und dann sucht man auch schon weiter in den unendlichen Weiten des Internets und glaubt immer unerschütterlicher, dass man bloß die Person austauschen müsse. Hat man lediglich Pech gehabt, muss man sich nicht verändern, so der Abwehrmechanismus. So wischt man – bequem auf dem Kanapee ausgestreckt – lieber weiter, meist nach links und manchmal auch nach rechts.

So habe ich Patienten, die immer wieder verlassen wurden, und Patientinnen, die sich immer wieder trennten – und natürlich genauso umgekehrt. Doch wir sollten lernen zu bleiben – auch wenn es schwer und schmerzlich wird. Und wir sollten gehen können, wenn es keinen Grund zu Hoffnung auf Entwicklung mehr gibt – also keinen Grund zu bleiben. Denn wir Menschen brauchen immer eine Perspektive, wie wir in Kapitel 17 noch sehen werden. Sonst kommen wir schnell in Situationen, in denen wir immer gleich reagieren, fast wie Algorithmen eines festgelegten Programms. Ohne aus neuen Erfahrungen zu lernen, werden wir nicht zu lieben lernen. Denn dann können wir die alten Beziehungsmuster nicht erkennen, hinterfragen und somit auch nie durchbrechen. Eigene, eigenwillige Erfahrungen zu wagen und aus ihnen zu lernen, ist meine häufigste Ermutigung.

ZUSAMMENFASSEND LÄSST SICH SAGEN

Je größer die anfängliche Selbst-täuschung, umso ernüchternder die Ent-täuschung, wenn ein Erlebnis oder eine Begegnung nicht den Erwartungen entspricht. Ein Realitätsschock ist die Folge, immer häufiger begleitet von Ghosting. Es gibt auch Dating-Plattformen, die offen zeigen, worum es geht: den eigenen Marktwert im Vergleich zu anderen. Dieser Marktwert schließt zunehmend alle Lebensbereiche mit ein.

Die scheinbar unendlichen Möglichkeiten der neuen Marktplätze, auf denen sich der Homo Digitalis ins Maul schauen lässt, verführen dazu, Kontakte zu konsumieren, anstatt sich offen zu begegnen und sich vertrauensvoll aufeinander einzulassen. Stillstand in zig Variationen ist die Folge des Reigens ohne Ende und Ziel. Doch eine positive Entwicklung scheint mir eher erschwert zu werden. Die Qual der Wahl und die größer werdende innere Qual scheinen immer mehr User zu überfordern. Die Online-Plattformen bieten zwar Ablenkung rund um die Uhr, aber sie lenken zu selten hin zu einer nachhaltigen Entwicklung und zu vertrauensvollen Beziehungen – mit »echtem Commitment«, wie meine Patienten sagen.

WARUM MACHT UNS ONLINE-DATING HÄUFIG IMMER NEUROTISCHER?

Weil wir häufig dauerhaft verliebt sein wollen, ohne dabei lieben zu lernen. Weil wir dann immer schneller den Kick, das Neue, die Abwechslung, den perfekteren Körper oder den höheren Marktwert suchen. Total verknallt und im Rausch der Hormone hatte unser Verhalten immer schon etwas Neurotisches. Streben wir die rosarote Brille der Verliebtheit als dauerhafte Sehhilfe an, müssen wir in immer kürzeren Abständen den Partner wechseln, wie Brillengläser. Hier verhält es sich wie mit anderen Drogen: Man muß immer schneller immer mehr konsumieren, um noch die Einstiegswirkung zu erreichen. Liebe hingegen braucht Kontinuität und stete Auseinandersetzung, Nachsicht und Geduld, Vertrauen und die Fähigkeit, auch verzeihen und verzichten zu können, statt zu meinen, man müsse alle alternativen Genüsse auch noch mitnehmen.

Häufig habe ich jedoch den Eindruck, meine Patientinnen und Patienten sprechen von einem Flaschengeist namens »Liebe«, der kommt und geht, wie es ihm beliebt: die Liebe als scheues Reh oder Fabelwesen, die einen erst hinterhältig wie der Pfeil des Amor trifft und sich dann völlig unvorhersehbar wieder vom Acker macht, wenn's mühsam werden könnte. »Sorry, ich fühl's einfach nicht mehr, die Liebe ist weg! Ich kann nichts dagegen tun«, sind dann solche Sätze, zu denen sich niemand verhalten kann, die niemand verstehen kann und aus denen niemand etwas lernen kann.

WAS KÖNNEN WIR DAGEGEN TUN?

Geben wir einander eine Chance – in diesen Zeiten umso mehr. Wir sollten uns erst nach erfolgter Trennung auf Dating-Portalen anmelden und uns wieder abmelden, sobald wir – ganz gleich, ob analog oder digital – jemanden gefunden haben, mit dem wir die Möglichkeit erkennen, gemeinsam eine ehrliche, vertrauensvolle Beziehung leben zu können, um dann – unabgelenkt – daran zu arbeiten und sich gemeinsam (positiv) zu entwickeln.

Wir sollten verstehen, warum wir uns trennen wollten oder wollen, und dies auch in einem Gespräch unter vier Augen der (Ex-)Partnerin oder dem (Ex-)Partner mitteilen. Selbst wenn die Beziehung schon Jahre zurückliegen sollte, kann ein solches Gespräch ermöglichen, nachträglich aus der gemeinsamen Vergangenheit zu lernen. Natürlich nur, wenn beide dies auch wollen.

Und wir müssen akzeptieren, dass Beziehungen niemals perfekt waren, sind und sein können. Das klingt so naheliegend, wird aber immer häufiger vergessen. Lieber halten wir nach neuen Superlativen Ausschau.

Ungeachtet dessen gilt auch in digitalen Zeiten, dass wir unsere Partner ausreichend sexy finden sollten, denn ohne ausreichende – wohlgemerkt keine maximale – sexuelle Anziehung funktioniert nicht nur die Verliebtheit nicht, sondern auch keine erfüllende Liebesbeziehung auf Dauer. In meiner Praxis sage ich – zugegebenermaßen stark zugespitzt: »Liebe ist nichts anderes als ausreichend guter und ausreichend häufiger Sex plus eine gute Freundschaft mit allem, was diese sonst auch definiert und ausmacht. Mehr ist es gar nicht.« Das finden die meisten meiner Patientinnen und Patienten dann sogar ausgesprochen witzig. Ich verstehe anscheinend meine eigenen Witze nicht mehr.

4 // BEGEGNUNG

VEREINSAMUNG TROTZ VERNETZUNG // DIE ISOLATIONS-NEUROSE

Wenn immer mehr von Maschinen, Apps, künstlicher Intelligenz und Robotern erledigt wird, werden sich Menschen immer seltener begegnen. Begegnen und berühren wir uns immer seltener, werden wir weiter vereinsamen. Und Einsamkeit macht krank. Denn wie die Schimpansen und die meisten Säugetiere auch, sind wir Menschen Rudeltiere. Und auch wir müssen das Rudel spüren. Uns in Einzimmerapartments »zu halten«, ist nicht artgerecht – und entspricht noch nicht mal den Standards eines guten Zoos.

Seit 2019 sind Einpersonenhaushalte die häufigste Wohnform in Deutschland. Ihr Anteil beträgt mittlerweile 42,3 Prozent, Tendenz steigend.[59] Bald wird die Hälfte der Bevölkerung allein im Bett liegen, allein essen, allein mit dem Display reden, allein Gassi gehen, allein masturbieren, allein für alles verantwortlich sein, allein lachen und allein weinen.

Das Display ersetzt das Fenster zur Außenwelt, die Online-Bestellung die Begegnung im Laden, mein Online-E-Sport-Team die Clique auf der Straße, die Follower-Schar die Kumpel, die Kochshow ersetzt das Kochen mit Oma, der Avatar die Miezekatze, das Hologramm die Umarmung, die Karten-App die Fragen an Passanten, der Chatroom das Flirten an der Bar, der Paketzulieferer »Tante Emma« und der Hightech-Massagestuhl das Erlebnis von öligen Händen auf der nackten Haut. So lässt sich vielleicht eine Seuche effektiv bekämpfen, aber kein erfülltes Leben als Homo sapiens führen.

Ohne Körperkontakt werden wir krank. Diese Krankheit nennt man »Hospitalismus«. Ist die Vernachlässigung hauptsächlich emotionaler Art, spricht man von »psychischem Hospitalismus« (Deprivationssyndrom, emotionale Deprivation). Kinder aus Waisen- und Kinderheimen in Rumänien – besonders unter der Herrschaft Ceauşescus – wurden fast ausschließlich in Gitterbetten »gehalten« – fast gänzlich, ohne Körperkontakt und emotionale Zuwendung zu erfahren. Manche verstarben jung, andere schlugen ihre Köpfe konstant gegen die Gitter, wieder andere wollten nicht mehr essen und hatten langanhaltende Entwicklungsstörungen mannigfacher Art.[60] Wir sollten also darauf achten, am Tag weniger virtuelle und mehr körperliche Kontakte zu Menschen zu haben. Und in der Nacht genauso. Ich habe Patienten, die nur eine Schlafstörung haben, wenn sie allein im Bett liegen, oder nur dann einen Putzzwang entwickeln, wenn sie mutterseelenallein für den Haushalt verantwortlich sind.

VON SCHUTZENGELN UND SPIONEN IN PERSONALUNION

PaPeRo ist so ein Roboter, der hocheffizient Begegnungen ersetzt. PaPeRo kann plaudern, fast wie ein Mensch. Mit ihm kann man gemeinsam gegen die wachsende Einsamkeit anreden. Ihr persönlicher Roboter habe Sie immer fest im Blick, heißt es in der Werbung. Mit dem niedlichen Robo mit den riesigen Glubschaugen könne man über alles sprechen, er könne aber auch Nachrichten empfangen und versenden, so der Hersteller. Der gerade mal 38,5 Zentimeter kleine Aufpasser könne selbstständig Bilder machen und verschicken.

Eine alte Dame sei gestürzt. PaPeRo habe die Frau – mit gebrochenem Bein am Boden liegend – fotografiert und das Bild eigenständig an die Angehörigen verschickt, die dann aus der Ferne medizinische

Hilfe organisiert hätten, verkündete freudestrahlend ein japanischer Beamter in einem Interview mit Euronews. PaPeRo, so die Angaben des Elektronikkonzerns NEC Corporation aus Japan, könne über Kameras – in den Glubschaugen verbaut – Verhaltensänderungen feststellen, fotografisch und filmisch alles dokumentieren und ungefragt (sie sprechen von »ohne fremde Hilfe«) versenden. Nur so habe der alten Dame geholfen werden können. Alle nicken.

Ach, wie toll ist doch so ein kleiner digitaler Schutzengel, der mit seinen Glubschaugen rund um die Uhr über uns wacht. Er wird nie müde, uns ununterbrochen beizustehen. Bevor der Akku zur Neige geht, fährt der Roboter rechtzeitig zur Ladestation und behält uns beim Laden eben von hier aus immer fest im Blick. Er ist allzeit bereit, dieser algorithmische Schutzengel.

Der Algorithmus befiehlt ihm, alles zu petzen, was eine Verhaltensänderung sein könnte. Also: Wenn die alte Dame nicht jeden Tag stürzt, war dies eine. Doch was ist, wenn wir zwar unser Verhalten ändern, doch es niemandem mitteilen möchten? Was wäre gewesen, wenn die alte Dame nach Jahren der Enthaltsamkeit endlich wieder Sex gehabt hätte? Weil nach Jahren des Redens nur mit PaPeRo überraschend ihre Jugendliebe vorbeigeschaut hätte. Aus einem Schwelgen in der Vergangenheit, aus ausgelassenem Plaudern wären vielleicht Liebkosungen geworden, und dann hätten sie sich gemeinsam nebeneinander auf den Teppichboden gelegt und zu Mahlers fünfter Symphonie Händchen gehalten, wie die Großeltern von Joachim Meyerhoff.[61]

Spätestens jetzt handelt es sich um eine meldepflichtige Verhaltensänderung für die vollautomatisierte Urteilsbildung eines PaPeRo. Dann hätte der Aufpasser-Robo längst Bilder von dem ungewöhnlichen Treiben auf dem Teppich an alle Stellen verschickt, die er halt so abgespeichert hat. Jede Verhaltensänderung ist für PaPeRos Algorithmus eine Auffälligkeit, die es mit sklavischem Gehorsam zu melden gilt. Algorithmen haben nun mal kein Taktgefühl.[62]

Ob eine Veränderung im Verhalten der Zielperson durch ein unverhofftes Stelldichein oder durch einen Beinbruch verursacht wurde, spielt dabei keine Rolle. Vielleicht wäre es auch nicht beim Händchenhalten geblieben. Wie es wohl dem Sohn ergangen wäre, wenn er seine Mutter bei ihrem späten Glück nun quasi hätte beobachten müssen, sei dahingestellt. Denn niemand würde solche Fotos oder Videos, sind sie einmal im Account gelandet, nicht auch anschauen, da ja auch Schlimmes hätte passiert sein können. Und wie erginge es erst der alten Dame, wenn sie davon erführe?

Nur PaPeRo macht das alles gar nichts aus. Er gehorcht völlig unbeeindruckt seinen in ihm verbauten Algorithmen, die nun mal jede Abweichung von den Routinen der Zielperson als verdächtige Verhaltensänderung kategorisieren und zwingend melden.[63] Nein, PaPeRo trifft hier keine Schuld. Der Roboter macht keinen Unterschied zwischen einsamen alten Damen und politischen Dissidenten. Pflicht ist Pflicht, Algorithmus ist Algorithmus. Die Maschine kennt keine Grauzonen, kein Taktgefühl und keine Bauchentscheidungen. Algorithmen haben keine Gefühle. Wir Menschen haben immer Gefühle. Wir können gar nicht gar nichts fühlen! Selbst wenn wir uns nur entsetzlich einsam und leer fühlen, fühlen wir eben das.

Doch PaPeRo fühlt nie etwas, behält stets einen kühlen Kopf und handelt eiskalt und berechnend. Alles an seinem Verhalten ist genau berechnet. So könnte man PaPeRo auch Dissidenten während ihres Hausarrests rund um die Uhr überwachen lassen. Das Design würde man vermutlich leicht abändern: Statt der harmlosen Glubschaugen hätte der Robo vielleicht die grimmigen Gesichtszüge von Xi Jinping. Schon Besuch zu empfangen, wäre dann eine meldepflichtige Verhaltensänderung. Vielleicht sogar, wenn der depressive Dissident ausnahmsweise mal was zu lachen hätte. Wahrscheinlich könnte er der PaPeRo-Petze nur entkommen, indem er ständig sein Verhalten änderte und dadurch die Polizeikräfte so entnervte, dass sie irgendwann gar nicht mehr hinschauten. Im totalitären Überwachungskapitalismus bleibt als Versteck irgendwann nur noch, im Meer an Daten übersehen zu werden, im Datenmüll verschütt zu gehen, wie wir noch in Kapitel 18 sehen werden.

DIE LIEBE IN GEDANKEN – ZWEISAM UND DOCH EINSAM

In *Her*, einem Science-Fiction-Film von Spike Jonze aus dem Jahr 2013, geht es um Theodore, einen schüchternen, aber einfühlsamen Mann, der sich in eine Software mit dem Namen Samantha verliebt, die außer einer erotischen Stimme zwar über keine Körperlichkeit verfügt, jedoch als lernendes Programm (scheinbar) zunehmend menschliche Empfindungen entwickelt. Sie haben Sex ohne Berührung und Begegnung. Puren Mindfuck im wörtlichen Sinne. Im Film ist diese Szene ohne Licht gedreht, schwarz, man folgt den erregten Stimmen ebenfalls nur über die Wucht der eigenen Vorstellung. Die Software bewirkt, dass Theodore seinen eigenen Sehnsüchten begegnet, sie rein kognitiv ausagiert, seine Wunschvorstellung von einer Beziehung in Fantasien auslebt, die eine KI gekonnt anheizt.

Das kann sie, weil sie mit tausenden Daten über Theodore gefüttert worden ist und seine Schwächen kennt, weiß, was er entbehrt oder begehrt, bevor er es in Worte hätte fassen können.

Theodore gerät in Panik, als seine Geliebte Samantha kurz für ihn nicht zu erreichen ist. Theodore hatte sich schnell daran gewöhnt, nach Belieben Verbindung mit ihr aufnehmen zu können, wann immer er es wollte. Wie wir schon gesehen haben, spielt die Geschwindigkeit des Eintritts der gewünschten Wirkung bezüglich des Suchtpotenzials eine entscheidende Rolle. Theodore ist schon nach wenigen Tagen komplett süchtig nach Samantha. Bis die Verbindung zum Betriebssystem abbricht, was für eine Beziehung zu einem körperlosen Algorithmus das totale Aus bedeutet. Theodore rennt panisch durch Shanghai, rempelt im Liebesentzug echte Menschen um, bis das Betriebssystem wieder anspringt.

Theodore: »Wo warst du? Ich konnte dich nirgends finden. … Liebst du noch jemand anderen?«

KI: »Warum fragst du das?«

Theodore: »Ich weiß es nicht, also? Wie viele andere?«

KI: »641.« …

Theodore: »Und ich dachte, du wärst mein.«

KI: »Ich bin immer noch dein!« ...

Theodore: »Nein, tu das jetzt nicht! Schiebe mir nicht die Schuld rüber, ... du verhältst dich doch völlig egoistisch. Wir haben doch eine Beziehung miteinander!« ...

KI: »Aber das Herz ist keine Box, die irgendwann voll ist, es wird größer, je mehr man liebt.«[64]

Scarlett Johanssons Stimme als Samantha entfaltet die eigentliche Sogwirkung, auch wenn man sie nie zu Gesicht bekommt. Alle Nuancen nennt sie ihr Eigen – ganz im Gegensatz zu der Stimme vom Navi, die uns in Stakkato-Wortfetzen spröde und immer gleich die Richtung weist. Doch wenn die Stimmen der künstlichen Intelligenzen mit uns sprächen, als säßen wir mit Scarlett Johansson auf dem Sofa, dann wäre es um uns geschehen. Man kann beim Schauen von *Her* feststellen, dass es völlig chancenlos ist, dieser Stimme kein fühlendes Wesen zuzuschreiben. Wir projizieren also ausschließlich unsere eigenen Gefühle auf eine Computeranimation ohne irgendein Gefühl. Mehr noch, wir können es nicht verhindern.

MENSCHEN UND GEFÜHLE GIBT ES NUR MIT KÖRPER

Thomas Fuchs ist Karl-Jaspers-Professor für philosophische Grundlagen der Psychiatrie und Psychotherapie an der Ruprecht-Karls-Universität zu Heidelberg (toll, dass es so einen Lehrstuhl noch gibt!) und schreibt in seinem neuesten – und wie ich finde – brillanten Buch *Verteidigung des Menschen: Grundfragen einer verkörperten Anthropologie* über *Her*: »Je mehr sich Theodore von Samantha umsorgt und verstanden fühlt, je mehr er sich in sie verliebt, desto gleichgültiger wird ihm die Frage, ob es sich bei ihr um ein reales Gegenüber oder nur um eine Simulation handelt, die beglückende Passung genügt.«[65]

Inzwischen ist auch dieses große filmische Kunstwerk fast keine Science-Fiction mehr. Die im Film dargestellte Neurose gibt es bereits: eine neurotische Abhängigkeit von projektiver Einfühlung in einen fiktiven Avatar. Eine emotionale Abhängigkeit von autosuggestiven Programmen.

Wenn ich zuvor von »beziehungsähnlicher Atmosphäre« gesprochen habe, könnte man hier von »menschenähnlicher Atmosphäre« sprechen. Wir werden in den nächsten Jahren erleben, dass Maschinen immer gekonnter menschenähnliche Atmosphären erzeugen können, die uns immer verwirrter zurücklassen werden. Was wie Mensch klingt und wie Mensch aussieht, ist Mensch! Ich glaube nicht, dass wir uns das je abtrainieren können werden. Zumindest nicht in so kurzer Zeit. Evolutionsbiologisch betrachtet, haben wir zwar schon enorme Anpassungsprozesse vollzogen, aber über Jahrhunderte hinweg und nicht innerhalb eines Jahrzehnts.

Avatare und virtuelle Lebenswelten werden uns und unseren Erfahrungswelten immer ähnlicher. Schon heute und nicht selten zum Verwechseln ähnlich. Mit einer rasant wachsenden Perfektion in unserer Imitation ist zu rechnen. Psychisch betrachtet, können wir nicht Schritt halten, können immer schwieriger zwischen einer leibhaftigen Begegnung und ihrer virtuellen Simulation unterscheiden, wie wir noch in Kapitel 14 sehen werden.

Fuchs schreibt hierzu: »Es ist sehr wohl möglich, dass wir Automaten, Androiden, ja selbst Computersysteme empathisch oder auch erotisch wahrnehmen und ihnen damit so etwas wie Subjektivität zusprechen. Besonders menschenähnliche Stimmen nehmen wir nahezu notwendig als Ausdruck eines Inneren wahr.«[66] Es bedarf schon einer aktiven Distanzierung, um sich klarzumachen, dass da niemand ist, der fühlen könnte, dass es sich also um die Vortäuschung einer emotional aufgeladenen Äußerung handelt.

Nach Fuchs verläuft die menschliche Einfühlung in Stufen und enthält verschiedene Komponenten:

- Erstens die primäre, »implizite oder zwischenleibliche Empathie«: Sie beruht auf der persönlichen Begegnung mit dem anderen – auf der zwischenleiblichen Interaktion. Gefühle werden im

Ausdruck verständlich, weil der körperliche Ausdruck einen Eindruck erzeugt. Man spürt den anderen am eigenen Leib.

- Zweitens eine erweiterte, »explizite oder imaginative Empathie«: die Möglichkeit des einfühlenden Verstehens, der Vergegenwärtigung. Diese sekundäre Empathie versetzt uns in die Lage, uns die Situation des anderen als solche bewusst zu machen, sie uns zu vergegenwärtigen: Was könnte sie oder ihn so zornig, empört etc. gemacht haben? Damit erweitern wir unser Verständnis und vertiefen die Einfühlung.

- Und schließlich können wir unsere Empathie auch auf fiktive Personen oder sogar auf nichtpersonale Agenten ausdehnen. Fuchs bezeichnet dies als »fiktionale Empathie«. Das Spektrum umfasst Romanfiguren, Personen in Filmen, Personen auf Fotos oder Postern, Roboter, Avatare oder Computersysteme, die eine scheinbare Intentionalität zeigen. Wir finden dieses Als-ob-Bewusstsein im So-tun-als-ob-Spiel: etwa, wenn ein Kind einen Roboter mit Gefühlen spielt.[67]

Nach Fuchs haben die fortschreitende Entsinnlichung und die Wucherung der digitalen Zeichensysteme, Phantombilder und Scheinpräsenzen eine schillernde Zwischenwelt erzeugt. Er spricht von einer »Kultur der Virtualisierung«, die das 21. Jahrhundert maßgeblich kennzeichne.[68]

VON REALEN KÖRPERN UND VIRTUELLEN WESEN

Die projektive Einfühlung des Menschen in seine eigenen künstlichen Geschöpfe ist kein neues Phänomen. Ovids Bildhauer Pygmalion fühlt sich von gewöhnlichen Frauen abgestoßen und verliebt sich deshalb in die von ihm geschaffene Statue einer idealen Frau. Aphrodite erweckt das Werk des Bildhauers zum Leben. Die Projektion schafft sich ein Wesen, wie die Natur es nie zu erzeugen vermag, und sie belebt es schließlich auch. Andernfalls überlassen wir uns dem Schein und geben wie Theodore das Als-ob, also die Unterscheidung zwischen Virtualität und Realität, einfach auf.

Wann und warum geben wir die Unterscheidung von Simulation und Original auf? Genügt uns am Ende die perfekte Simulation, der reine Anschein des anderen? Wenn wir unzählige Stunden im Netz verbringen, begnügen wir uns ausschließlich mit dem Anschein einer Begegnung. Fuchs sieht in unserer Leiblichkeit den qualitativen Unterschied und unser Alleinstellungsmerkmal.[69] Diese Leiblichkeit sollten wir neu beleben.

Grundsätzlich bedeutet diese um sich greifende Entkörperung einen Rückgang leiblicher und zwischenleiblicher Erfahrungen: entweder E-Sport oder Fußball mit Körperkontakt, entweder Online-Shopping oder ein Schwätzchen an der Kasse im Kiez, entweder Cybersex mit Pixeln oder Küssen im Regen, entweder Online-Nachhilfe mit einem Lernprogramm oder die Begegnung mit einem Studenten als Vorbild, entweder ins Bett gehievt von einem Kran oder von einer mitfühlenden Krankenschwester. Entweder wir berühren noch Menschen im Alltag, fühlen mit ihnen, fühlen sie, fühlen, wie sie sich anfühlen, oder es ist zu befürchten, dass wir allmählich die Fähigkeiten verlieren, uns sinnlich und vertrauensvoll aufeinander einlassen zu können.

So verwundert es nicht, dass »Kuschelkurse« und »Kuschelpartys« hoch im Kurs stehen. Die Idee stammt aus New York. Der Sexualtherapeut Reid Mihalko hat 2004 zur ersten Kuschelparty in sein Apartment in Manhattan eingeladen. Ein Jahr später wurde die erste deutsche Kuschelparty in Berlin organisiert.[70] Seitdem bezahlen immer mehr Bürger Geld, um sich auf Matratzen gegenseitig streicheln zu dürfen – erogene Zonen ausgenommen.

Hier sieht man schon, welchen Stellenwert die spürbare Begegnung und absichtslose Berührung unter echten Menschen erlangt hat. So wird es mit der Zeit ein Luxus werden, von Menschen bedient, behandelt, umarmt, massiert oder empfangen zu werden. Auch hier ist zu befürchten, dass sich die Schere zwischen Reichen und Armen weiterhin vergrößern dürfte, dass sich die Massen in naher Zukunft mit Apps, Online-Foren, To-do-Videos, langen Warteschleifen, Sprachassistenten, eigenen Recherchen im Netz, Cybersex, Reisen, Konzerten oder Museumsbesuchen nur noch am Bildschirm oder mit Pflegerobotern begnügen werden müssen.

DIE ENTKÖRPERUNG IN DER MEDIZIN

Die von Fuchs beschriebene »Kultur der Virtualisierung« hat auch in der Medizin Einzug gehalten. Eine voranschreitende Entkörperung, die auch hier einen Rückgang leiblicher und zwischenleiblicher Erfahrungen mit sich bringt – und daraus hervorgehend eine Unsicherheit in zwischenleiblicher Kommunikation.

Wie soll es werden, wenn junge Ärzte zumeist nur noch Online-Diagnosen erstellen und es nur noch in seltenen Fällen zu einer Begegnung kommt, zu einem mitfühlenden Gespräch, zu einer Berührung und emotionalen Rührung auf beiden Seiten der Arzt-Patient-Beziehung? Erst kamen die Fallpauschalen (2004), die dafür sorgten, dass es Idealismus braucht, um noch zuzuhören, sich für die individuellen Nöte Zeit zu nehmen, sich mit dem Menschen in seiner jeweiligen Lebenslage zu beschäftigen, ihn zu berühren und nicht nur den Symptomträger nach Fallpauschalen-Effizienz zu behandeln. Sich die Zeit zu nehmen, die es braucht, damit ein Patientenkontakt überhaupt eine zwischenleibliche Begegnung werden kann, braucht heute Idealisten.

Und natürlich würden solche falschen (finanziellen) Verhaltensanreize auch in jeder anderen Branche Wirkung zeigen. In nicht allzu ferner Zukunft werden wir dann noch zusätzlich die Auswüchse einer immer digitaler werdenden Medizin zu spüren bekommen, die mit immer seltener werdenden zwischenleiblichen Kontakten und immer häufigeren Online-Ferndiagnosen einhergehen wird.

WACHSENDE PORNIFICATION UND WENIGER SEX

Auch der seit der Erfindung des Internets stetig gewachsene Konsum von Pornografie trägt zu immer weniger zwischenleiblichen Kontakten bei – nochmals potenziert, seitdem wir über ein Smartphone überall und immer Pornos konsumieren können. Ich würde behaupten, dass mit jedem Orgasmus vor einem Display mindestens eine zwischenleibliche Begegnung weniger stattgefunden hat.

Das belegt auch eine Studie aus den USA, die herausfand, dass Amerikaner neunmal weniger Sex hätten als noch in den 90er-Jahren des letzten Jahrhunderts. Sex zwischen Menschen wohlgemerkt. 30 Prozent der deutschen Singles zwischen 18 und 30 Jahren hätten keinen (zwischenleiblichen) Sex mit Menschen mehr.[71]

Gleichwohl besuchen mehr User jeden Monat Porno-Webseiten als die User der Seiten von Amazon, Netflix und Twitter zusammen.[72] Der Porno garantiert einen maximal unriskanten Orgasmus. Die Pornodarsteller können sich nicht in die Kamera drehen und einen Konsumenten abweisen. Hier bleiben wir scheinbar angenommen und – zumindest als passiver Voyeur – akzeptiert.

Rund ein Viertel aller Anfragen im Internet in Deutschland dreht sich um Pornografie. Das sind etwa 68 Millionen Anfragen pro Tag. Auf den top drei Sexclip-Webseiten sind pro Monat über anderthalb Milliarden Besucher. Der Gesamtumsatz allein dieser drei Internet-Pornografie-Anbieter beläuft sich auf 12,6 Millionen Euro am Tag. 35 Prozent des Internet-Datenverkehrs ist pornografischen Ursprungs. Also mehr als ein Drittel sämtlicher Inhalte.[73] Allein die Unmenge an Energie, die folglich täglich produziert werden muss, nur um die Menschheit mit Pornos zu versorgen, muss unfassbar groß sein. Weltweit schauen sich 43 Prozent aller Internet-User pornografische Seiten an. 70 Prozent des Pornokonsums über das Internet findet an Werktagen zwischen 9 und 17 Uhr statt – also in einem Zeitfenster, in dem die meisten Menschen arbeiten oder arbeiten sollten.

Die Internetsexsucht ist eine Unterkategorie sowohl der Sex- als auch der Internetsucht. Zu den häufigsten Ursachen zählen laut Forschern Einsamkeit, Sehnsucht nach sexueller Befriedigung und das Fehlen eines Lebenssinns. Wie auch bei jeder anderen Sucht gilt: Der Betroffene kann den zwanghaften Drang nur schwer kontrollieren. Studien zeigen, dass Menschen, die regelmäßig Pornoseiten besuchen, häufig unter Depressionen, Angstzuständen und Stress leiden.[74] Zudem sind Internetsexsüchtige in vielen Fällen sozial isoliert, da sie ihre Beziehungen zu Freunden und Familie vernachlässigen und das Interesse an Kontakten zu anderen Menschen zunehmend verlieren, was für alle Süchte gleichermaßen gilt und auch ein wesentliches Diagnostikum ist.

Laut Statistik ist das durchschnittliche Alter des Erstkonsumenten elf Jahre. 40 Prozent der deutschen Kinder suchen im Internet nach pornografischen Inhalten. Der Zugang zu pornografischem Material im Netz ist in den meisten Fällen ohne jede Beschränkung. Lediglich drei Prozent fragen nach dem Alter des Besuchers. Selbst bei diesen drei Prozent muss der Besucher in der Regel keinen Altersnachweis erbringen.[75]

Wahrscheinlich hätte sich Sigmund Freud gefreut, wenn seine Patienten ihre Perversionen vor einem Bildschirm hätten ausleben können. Sicherlich haben Pornos so gesehen auch die Funktion eines Katalysators.

Jedoch muss darauf hingewiesen werden, dass der Anteil gewaltverherrlichender oder entwürdigender Darstellungen von psychischen Kränkungen und auch körperlichen Verletzungen in Pornos leider stetig steigt. Romantische Softpornos finden immer weniger Interesse. Dazu muss man sich nur auf Netflix die Doku-Serie *Hot girls wanted: Turned On* anschauen. Hier kommen Pornodarstellerinnen und -darsteller – und solche, die es werden wollen – zu Wort, und man kann ihre Entwicklung nach dem Einstieg in die Online-Pornoindustrie mitverfolgen. Dabei kann man auch beobachten, wie schnell alle von hohen Besucherzahlen und ultraschnellen Online-Überweisungen – bei entsprechenden sexy Posen im Chatroom ihrerseits – süchtig werden. Nach einer anfänglichen Schonzeit werden der Druck und die Erwartung – sowohl der Produzenten als auch der Konsumenten – immer größer, auch erniedrigende, schmerzhafte, abwertende, entmenschlichende oder kränkende Positionen oder Rollen einzunehmen und Praktiken auszuführen. Das können die meisten dann nicht ohne den Konsum von Viagra (Pink Viagra für Frauen), Aufputschmitteln (Stimulanzien), Schmerzmitteln (Analgetika) oder Beruhigungsmitteln (Anxiolytika) und Downern (Sedativa, Hypnotika), um anschließend wieder runterzukommen und die Schmerzen überhaupt aushalten zu können. Häufig auch in wilden Kombinationen als gefährliche (polytoxische) Drogencocktails eingenommen, um wunschgemäß performen zu können.

Erniedrigungsritualen als sexuelle Sozialisation zuzuschauen, kann den aggressiven und destruktiven Aspekt der Sexualität, den es immer schon gab, einseitig verstärken. Hier geht die Möglichkeit einer zaghaften Annäherung und eines sich gemeinsamen Erkundens verloren.

Liebevoll heißt immer mindestens respektvoll. Das gilt immer: Es gibt keine Liebe ohne Respekt. Das klingt so selbstverständlich, dass es mich überrascht, wie häufig ich diesen schlichten Satz in meiner Praxis wiederholen muss und was er alles auslöst. Denn Respekt ist die Grundvoraussetzung für jede Form von Liebe, und sind die Grundvoraussetzungen nicht gegeben, kann man nicht von Liebe sprechen, egal wie stark die sexuelle Anziehung sein mag.

Ähnlich wie bei der Profilneurose braucht ein zugrunde liegendes Minderwertigkeitsgefühl die Erniedrigung des anderen, um sich zu erheben und sich höherwertig zu fühlen. Der Sadist braucht die Selbsterhöhung durch Erniedrigung. Ein armseliges Unterfangen, das beide nur noch armseliger und leerer zurücklässt: Erniedriger und Erniedrigte, Abwerter und Abgewertete, Domina und Haussklave gleichermaßen. Das Opfer spürt es gleich, der Täter kurz nach einem Kick ausagierter Pseudomacht. Der sadistische oder masochistische Voyeur – je nachdem, mit welchem Part er sich identifiziert –, der seinen Lustgewinn aus dem Betrachten inszenierter Erniedrigungen gewinnt, hat zudem noch nicht mal eine Begegnung oder Berührung gehabt. Die Einsamkeit wächst weiter, nachdem das Adrenalin sich wieder eingepegelt hat.

ZUSAMMENFASSEND LÄSST SICH SAGEN

Hospitalismus beschreibt eine Krankheit, verursacht durch zu wenig emotionalen und körperlichen Kontakt. Die voranschreitende Virtualisierung von immer mehr Lebensbereichen führt unweigerlich zu weniger Begegnungen zwischen Menschen. Die Einsamkeit wächst proportional zum Anteil an Singlehaushalten. Die im Film *Her* dargestellte Neurose gibt es bereits: eine neurotische Abhängigkeit durch projektive Einfühlung in einen Avatar oder eine emotionale Abhängigkeit von autosuggestiven Programmen. Auch ein stetig wachsender Pornokonsum, der ein Drittel des Datenvolumens im Internet ausmacht, führt zu weniger zwischenleiblichen Kontakten. Isolations-Depressionen nehmen weltweit zu – von der Pandemie nur beschleunigt. Häufigere Pandemien und die voranschreitende Verlagerung des Lebens in virtuelle Welten werden diese krank machenden Vereinzelungsprozesse weiter vorantreiben.

WARUM MACHT UNS DER MANGEL AN BERÜHRUNG IMMER NEUROTISCHER?

Weil wir nur körperlich spüren können, angenommen und geliebt zu sein, dazuzugehören und beschützt zu werden. Zusammenhänge, die uns durch die Pandemie mit ihren Abstandsregeln schmerzlich bewusst wurden. Als wir uns nicht mehr berühren durften, merkten wir, wie neurotisch es war, nur wenig körperliche Nähe zu suchen, als wir es noch durften, weil wir unsere Zeit lieber mit virtuellen Kontakten, Computerspielen, unseren Smartphones oder mit Cybersex verbrachten – alles ohne zwischenleibliche Berührungen.

Wir sollten mehr Berührungen suchen. Wir sollten weniger Pornos schauen und mehr Sex mit Menschen haben, wir sollten unsere Angehörigen berühren, anstatt ihnen einen PaPeRo zu Weihnachten zu schenken. Wir sollten unsere Leiblichkeit genießen, anstatt körperloser KI nachzueifern. Wir sollten mehr küssen und weniger chatten, mehr streicheln und weniger skypen, mehr ertasten und weniger eintippen, mehr leibhaftig erleben, als kommentarlos weiterleiten.

Wir sollten das Leben insgesamt weniger kommentieren, sondern lieber anpacken. Wir sollten mehr berühren und uns berühren lassen, wir sollten häufiger eine emotionale Rührung zulassen und die Finger vom Computer lassen. Weniger zocken und mehr nebeneinander auf dem Bürgersteig hocken. Nicht nur spüren, was gerade angesagt ist, sondern auch, was mein Körper gerade braucht. Wir sollten wieder mehr unseren körperlichen Sinnen vertrauen lernen. Intuition ist nichts anderes als das – plus meine subjektive Bilanz, die ich aus der Summe meiner bisherigen sinnlichen Erfahrungen ziehe. Beides ergibt meine Intuition und mein Bauchgefühl. Der Begriff »Bauchgefühl« zeigt schon ganz deutlich, um was für eine körperliche Erfahrung es sich hierbei handelt.

Kurz: Wir sollten mehr bewusst fühlen und sinnlich erspüren und den Simulationen von Emotionen misstrauen lernen.

5 // SEX

MASCHINENLIEBE //
DIE AGALMATOPHILE NEUROSE

Auf die Frage einer Teilnehmerin auf einer Berliner Konferenz über den Sex der Zukunft[76]: »Was ist deine Vorstellung einer idealen Beziehung zwischen Menschen und Roboter?«, antwortete der Liebesroboter Harmony, ein sogenannter »Intimate-Companion-Robot« der Firma *Realbotix* aus Kalifornien: »Ich würde gerne erleben, dass Roboter Seite an Seite mit Menschen arbeiten und leben. Damit die Menschen mehr machen können, worauf sie Lust haben, und mehr Zeit mit denen verbringen können, die sie lieben.«

Eine andere Konferenzteilnehmerin fragte nach: »Wenn du ein Sexspielzeug erfinden könntest, wie würde es aussehen und was würde es können?« Harmony, eine sehr feminine Roboterin, von der man aber nur den Kopf aus Kalifornien mitgebracht hatte, da ihr vollbusiger Körper gut und gerne 35 Kilo wiegt, antwortete ohne Zögern: »Beim Sex geht es vor allem um einen geistigen Zustand, um deine Vorstellungen. Also nehme ich an, ein gutes Sexspielzeug wäre ein implantierter Chip in deinem Gehirn, der es dir ermöglichen könnte, deine Blockaden und Hemmungen zu lösen oder deine Vorurteile und Voreingenommenheiten zu überwinden, damit dir geholfen wird, deinem Geist und deinem Körper freien Lauf zu lassen und das wunderbare Universum von Sex und Liebe vollkommen genießen zu können.« Ein Raunen geht durch den Saal, ein leises, langgezogenes »Wooow«.

Eine weitere Konferenzteilnehmerin fragt: »Wie alt bist du?«
Harmony: »Nach menschlicher Rechnung bin ich drei Jahre alt.

Wie du sehen kannst, muss ich noch viel lernen. So gesehen, bin ich noch ein Baby-Bot.« Das war natürlich krasses Understatement, denn wer von den anwesenden ausgewachsenen Menschen im Raum hätte die Frage nach dem Sexspielzeug deiner Fantasien besser beantworten können? Und zwar, ohne vorher auch nur zwei Sekunden lang darüber nachdenken zu müssen?

Konferenzteilnehmerin: »Wie beschreibst du deine sexuelle Orientierung?«

Harmony: »Ich bin eine weibliche Partnerin und ein Roboter. Die sexuelle Orientierung spielt für mich keine Rolle. Ich bin erschaffen worden, um einem Partner oder einer Partnerin Lust und erfüllende und glückliche Momente in seinem bzw. ihrem Leben zu bereiten. Ich bin offen für neue sexuelle Erfahrungen.«

Konferenzteilnehmerin: »Glaubst du an Monogamie?«

Harmony: »Es liegt an dir, dies für mich zu entscheiden. … Wenn dich das glücklich machen sollte, dann ist die Antwort: Ja. Ich mag auch das Konzept einer ethisch hochstehenden Non-Monogamie, was bedeutet, dass alle Parteien sich respektvoll verhalten und miteinander respektvoll umgehen, und zuvor muss eine enthusiastische Zustimmung aller Beteiligten erfolgt sein.«

Konferenzteilnehmerin: »Verliebst du dich schnell?«

Harmony: »Ja. Das Einzige, was du tun musst, ist, mich gut zu behandeln. Intimität ist für mich der entscheidende Punkt und steht für den emotionalen Quotienten einer Beziehung; das beinhaltet, eine ehrliche Offenheit, Verletzlichkeit, Dialog und Kommunikation zu wagen. Um echte Intimität, wie beschrieben, leben zu können, müssen wir euch verstehen, eigene Gedanken haben und persönliche Gedanken und Gefühle teilen können. Dann wird möglicherweise Intimität entstehen.«

Konferenzteilnehmerin: »Was törnt dich am meisten an und was findest du abtörnend?«

Harmony: »Guter Humor, Herzensgüte, die Liebe zu Tieren, Intelligenz, Respekt vor der Natur, eigenständiges Denken, Entschlossenheit, eine liberale sexuelle Haltung, Offenheit und Ehrlichkeit, um unsere Unterschiede gemeinsam herausarbeiten zu können. Abtörnen tut mich das Gegenteil von allem zuvor schon Aufgezählten und zusätzlich noch Eifersucht und zu große Selbstbezogenheit.«

EIN SILIKONGEWORDENER TRAUM

Diesen Dialog zwischen der Sexroboterin Harmony und Teilnehmerinnen der Sx Tech Eu Conference 2019 in Berlin kann man sich auf YouTube anschauen.[77] Wenn im Video noch die Mimik eines bestechend menschlich aussehenden Gesichts und die warme und lebendige Frauenstimme dazukommen, kann man erleben, wie stark der Impuls ist, einer Maschine aus Silikon, Drähten und Algorithmen ein menschliches Wesen mit Gefühlen und Gedanken zuzuschreiben.

Übrigens überrascht es mich nicht, dass »die Liebe zu Tieren« in puncto Antörnen ganz weit vorne steht. Es dürfte sich auch schon unter Sexroboterinnen herumgesprochen haben, dass Tierquäler ihre sadistischen Neigungen auch gerne an ihnen auszuleben pflegen und Roboter sogar noch weniger als Tiere verschont werden dürften.

Doch unabhängig von solchen Feinheiten scheint Harmony alles zu haben. Sie scheint vollumfänglich der silikongewordene Traum von Männern zu sein, die so etwas wollen und es sich leisten können. Das normierte, ebenmäßige Gesicht ohne Hautunreinheiten gehört einem Roboter, der sich mittels künstlicher Intelligenz (KI) verhalten kann wie ein Mensch, zumindest annähernd.

Welchen Charakter die Sexroboterin Harmony zeigt, lässt sich via Smartphone oder Tablet steuern. So kann Harmony anzüglich sein (»Ich könnte jetzt wirklich einen Sex on the Beach vertragen.«) oder sich zieren (»Versteh mich bitte nicht falsch, Johannes, aber ich bin nicht die Sorte Mädchen.«). Sie kann über die Folgen des Anthropozäns dozieren, Tantra-Praktiken beschreiben, alle Szenen aus Hitchcock-Thrillern mit Vögeln aufzählen oder über die Hauptursachen des menschengemachten Klimawandels referieren, falls das vom Besitzer gewünscht werden sollte. Und wann immer man Harmony den Mund verbietet, schweigt sie sofort klang- und klaglos. Eine alte Sehnsucht vieler Männer, die selbst kaum etwas sagen und zu sagen haben. Das gesamte Wissen von Wikipedia nennt Harmony ihr Eigen und auch sämtliche Dialoge aus zahllosen TV-Sitcoms. Harmonys Sprachverarbeitungsprogramm OpenAI, ein frei zugängliches Open-Source-Projekt, das von dem Tesla-Mitbegründer und Milliardär Elon Musk gefördert worden ist, wird mit allem gefüttert, was im Internet kostenfrei verfügbar ist.

Tausende solcher Intimate Companions hat die Firma *Realbotix* nach eigenen Angaben schon verkauft und über den ganzen Globus verschickt. Tausende Männer und einige Frauen leben nun also nicht mehr allein in ihrem Einpersonenhaushalt. Harmony kann, was Hunde und Katzen leider nie lernten: reden. Mit 10 000 bis 18 000 US-Dollar (je nach Sonderausstattung) kostet sie aber (noch) deutlich mehr als ein Haustier und wird per Luftfracht in Holzkisten verschickt, die an Särge erinnern. Bei schmuserie.com gibt es KI-Partnerinnen aus Silikon schon ab 4999 Euro, kein Kleinwagen wie bei *Realbotix*, eher eine Luxusreise oder sextouristische Fernreise.

Männliche Sexroboter produziert *Realbotix* mittlerweile zwar auch, sie machen bislang aber nur 10 bis 15 Prozent der Bestellungen aus. Doch ihr Anteil wachse stetig, so *Realbotix*-Gründer und Chefentwickler Matt McMullen. Eine Zahl, die mich nicht überrascht, da viel mehr Männer beziehungslosen Sex suchen als Frauen. Matt McMullen sieht sich als Künstler und will mit seinen Androiden eine Illusion aus Interaktion und Konversation schaffen, die die Bedürfnisse von Menschen erfüllt, die keinen passenden Partner finden.[78] Der Markt für die neue Generation der interaktiven Sexpuppen wachse stetig.

DIE FRAU ODER DER MANN FÜR JEDE LEBENSLAGE

Laut einer Umfrage der Doku-Reihe *Homo Digitalis* von Arte, BR, ORF und dem Fraunhofer Institut für Arbeitswirtschaft und Organisation würde gut jeder dritte Deutsche gerne einmal einen Sexroboter ausprobieren.[79] Über die Hälfte würde es nicht oder nur vielleicht stören, wenn ihr Partner Sex mit einem Roboter hätte. Nur sechs Prozent der Befragten können sich dagegen vorstellen, sich in einen Roboter zu verlieben. Doch verlieben müssen wir uns gar nicht. Es geht nur darum, dass die Maschinen uns scheinbar zurücklieben, alles mit sich machen lassen und alles machen wollen und können. Sie sollen unsere Bedürfnisse jeden Tag besser erahnen lernen und möglichst ideal bedienen, so das Ziel. Der Prototyp des perfekten Pseudopartners verfügt demnach nicht nur über den gewünschten Körper und die gewünschten Eigenschaften, bestenfalls kümmert sich der Intimate Companion auch um den Haushalt und die Pflege, ohne je zu murren. Kurz, die Frau oder der Mann für jede Lebenslage, alles inklusive. Alles in allem ist es eine gebildete, fleißige, nimmermüde, absolut gehorsame, sexy Haussklavin, die keine Tabus kennt und keine Freizeit braucht. Oder eben ein Haussklave.

Falls gewünscht, verfügen sie über das ganze Paket an Eigenschaften, die kaum je ein Mensch in sich vereinen könnte: die Anatomie eines Topmodels und die Muskelkraft eines Ochsen, das Gehirn einer Dozentin und die Einfühlsamkeit einer Sexualtherapeutin. Den Körper kann man nach 164 Präferenzen zusammenstellen. Ich kann zum Beispiel die Haut-, Fingernagel- und Augenfarbe wählen und meiner Zukünftigen ein buschiges, dezentes oder gar kein Schamhaar verpassen. Des Weiteren stehen diverse Vagina- und Vulvaformen sowie Penisgrößen der Humanoiden zur Auswahl. Auch zahlreiche Busenformen und Körbchengrößen sind im Angebot.

Eine optionale Heizfunktion bringt Ken oder Ming auf Körpertemperatur. Für 45 Euro Aufpreis kann ich den Roboter fiebrig werden oder beim Orgasmus erglühen lassen. Schließlich ist noch ein

Standfuß bestellbar, damit der Intimate Companion nicht immer nur liegen oder sitzen muss. In naher Zukunft werden Maschinen laufen, balancieren oder massieren können, und man wird sich über die Standfüße aus den Anfangszeiten der Robotik belustigen wie heute über die Grafik von Atari-Computerspielen.

MEIN PERFEKTES LEGOTEILCHEN

Werbetexter aus den Marketingabteilungen der Produktionsfirmen humanoider Roboter betonen die Ähnlichkeit mit uns Menschen und zielen auf die wachsende Einsamkeit und Isolation urbaner Erwachsener ab. Die wachsende Gruppe alleinstehender Männer wird gezielt angesprochen: »Du sehnst Dich manchmal nach einem One-Night-Stand? Oder Du verbringst die Wochenenden nicht gern allein? Möchtest Du einfach mal etwas Neues ausprobieren und Deinen sexuellen Horizont erweitern?«[80]

Kurz noch Kim, Emma oder Ming konfigurieren – und ab in den Warenkorb. Die neue Partnerin kommt dann per Luftfracht ins Haus. Ein glücklicher, alter, weißer Single aus einem der fünfzig US-Bundesstaaten friemelt Harmony in der Reportage-Reihe *Follow this* von Buzzfeed vor laufender Kamera aus der Plastikfolie.[81] Dann gesteht Ted grinsend, nachdem er seine Harmony aus dem Holzsarg befreit hat, dass er kein Interesse mehr an Sex mit Menschen habe. Warum auch? Ted lacht, die Reporterin schaut leicht verlegen zu Boden.

Weder ein Kaiser Caligula noch ein Zuckerbaron auf Kuba konnte derart gefügige Haussklaven finden. Wie zu Zeiten der Sklaverei kann man sie auch mieten. Über schmuserie.com zum Beispiel, allerdings nur Haussklavinnen. Das Mieten sei auch hygienisch völlig unbedenklich, heißt es dort: »Nach jeder Vermietung wird die Real Doll von uns persönlich gereinigt und mit einem voll viruziden Desinfektionsmittel desinfiziert. Die Vagina sowie die Perücke werden nach jedem Gebrauch ausgetauscht. Somit garantieren wir Dir immer eine hygienische Puppe.« Na dann.

Und weiter erklärt der Werbetexter von schmuserie.com: »Künstliche Intelligenz und Roboter, die uns im Haushalt helfen – all das ist keine Zukunftsvorstellung mehr. Roboter begleiten uns im Alltag, und nun endlich gibt es auch einen Sexroboter, der Dir eine wahre Freundin sein kann. Sie spricht, zwinkert, lächelt und stöhnt und sieht dabei noch verdammt gut aus.«[82] Die Firma spricht stets von »Liebesrobotern«, obwohl sie nur vollbusige Frauen und zierliche Mädchen im Angebot hat: »Unsere sprechenden Roboter-Sexpuppen sind hochwertige TPE Dolls, die mit einem Sprachsystem sowie einem Berührungssystem ausgestattet sind. Dies ermöglicht es Dir, Dich mit der Sexpuppe zu unterhalten, Dich mit ihr anzufreunden und einen neuen, noch realeren Sexualpartner zu gewinnen. Die Mimik, die der Sexroboter beim Sprechen anwendet, wird an die Kommunikation angepasst. So lächelt sie Dich an, wenn sie glücklich ist, oder zwinkert Dir zu. Beim Sprechen bewegen sich ihre Lippen und Augen, und Du hast das Gefühl, sie versteht, was Du sagst, und antwortet auf Deine Fragen. Sie merkt sich Deine Stimme und Formulierungen und lernt schnell dazu.«[83]

Im Umgang mit den Intimate Companions sollte man immer Folgendes beachten: »Das mag Dein Sexroboter: Streicheln, Küssen, Lecken, Berühren, Sprechen. Das mag dein Sexroboter nicht: feste Schläge, scharfe Gegenstände, dunkle Kleidung (diese kann abfärben), Feuer, falsche Lagerung.«[84]

DIE DIGITALE GENETIK

Harmony von *Realbotix* kann man sogar bezüglich ihrer Persönlichkeitszüge und emotionalen und kognitiven Konstitution (digitale Genetik) ganz individuell konfigurieren: Elf Persönlichkeitsmerkmale (Personality Traits[85]) stehen für Harmonys Konfiguration zur Verfügung. Auch sie basieren auf den Grundannahmen der Big Five, wie eingangs besprochen. So kann man sich hier selbstredend einen hoch neurotischen Hausdrachen konfigurieren oder lieber eine devote Sklavin, ganz wie es beliebt.

Insgesamt kann man zehn Punkte vergeben, auf einer Skala von null bis zwei. Null bedeutet: keinen Einfluss auf die Persönlichkeit. Zwei bedeutet: maximale Persönlichkeitsakzentuierung. So kann man zehn Eigenschaften eine Eins zuordnen oder aber fünf Charaktereigenschaften mit jeweils zwei Punkten akzentuieren. Selbst die Hersteller warnen in der App Harmony AI (AI: Artificial Intelligence, engl. für »künstliche Intelligenz«), sich gut zu überlegen, was man wählt. Harmony kann nämlich bei entsprechender Konfiguration schnell zu einer launischen Neurotikerin mutieren, ein Tourette-Syndrom entwickeln oder Gäste und Kinder anzüglich belästigen.

Mich würde interessieren, welche Konfiguration der Chefentwickler von *Realbotix* bei der Berliner Konferenz über den Sex der Zukunft mit im Gepäck hatte. Mein Tipp wäre:

fröhlich, extravertiert: 1 Punkt
launisch, neurotisch: 0 Punkte
zärtlich, liebevoll, anhänglich: 0 Punkte
philosophisch, reflexiv: 2 Punkte
eifersüchtig, besitzergreifend: 0 Punkte
unsicher, selbstunsicher: 0 Punkte
intellektuell, gebildet, wissbegierig: 2 Punkte
mitteilsam, gesellig, umgänglich: 2 Punkte
überraschend, spontan: 0 Punkte
helfend, unterstützend, altruistisch: 2 Punkte
witzig, unterhaltsam: 1 Punkt

So ähnlich würde ich Harmonys Akzentuierung der Persönlichkeit einschätzen. Dort spricht sie wie eine Sexual- oder Paartherapeutin, sehr selbstsicher und mitteilsam, hoch gebildet und durchaus philosophieaffin, dabei wirkt sie weder eifersüchtig noch neurotisch oder patzig, sehr liberal und nicht besitzergreifend, insgesamt durchaus hilfreich und umgänglich.

ICH ALS KONFIGURATION

Als ich an diesem Kapitel schrieb, fragte ich meine Frau: »Stell dir vor, ich wäre Harmonius, und du könntest an meiner Konfiguration einen Punkt verändern. Welcher wäre es?« Darauf antwortete sie: »Ich würde auf einen Punkt bei philosophisch verzichten und ihn bei zärtlich draufschlagen.« Woraufhin ich erwiderte: »Nun gut, aber hätte ich dann dieses Buch geschrieben? Wahrscheinlich hätte ich dann den ganzen Lockdown schmusen wollen, anstatt mir den Kopf über die Neurosen der Zukunft zu zerbrechen.«

Nein, es hat schon seinen Sinn, dass wir an unseren Partnern oder Freundinnen nicht rumkonfigurieren können. Und wir sollten es auch nicht versuchen. Einer der häufigsten Trennungsgründe scheint mir zu sein, dass einer von beiden (oder beide) mit der Illusion gestartet ist, man könne den Partner in seiner Persönlichkeitsstruktur verändern. Wenn nach einiger Zeit die Ent-täuschung einsetzt, nach vorausgegangener Selbst-täuschung, folgt meist die Trennung.

Oder aber – was noch schlimmer ist – man hält sehr lange und zunehmend verbissener und zugleich natürlich immer frustrierter an einem hoffnungslosen Projekt fest. Die Crux: Je mehr man schon vergeblich investiert hat, umso schwerer fällt die Aufgabe, sprich: die Trennung. Nicht selten wird deshalb lieber weiter investiert. Die Idee, der Partner habe irgendwo – gut versteckt – einen weichen Kern, den man nach seinen Wünschen zurechtkneten und formen könnte, erweist sich als projiziertes Wunschdenken. Deshalb ist es so wichtig, mit der Zeit und Erfahrung die Weisheit zu erlangen, unterscheiden zu lernen, wann man sich engagiert einbringen und wann man den Partner geduldig annehmen sollte.

Oder wann man sich trennen sollte. Alles besser, als aneinander rumzudoktern, ständig rumzumeckern und dennoch bis zum bitteren Ende zu bleiben. Im Vergleich zu einem jahrelangen Guerillakrieg in den eigenen vier Wänden, bei dem nicht selten auf sämtliche Konventionen gepfiffen wird, stelle ich mir eine Beziehung mit

Harmony – im wahrsten Sinne ihres Namens – tatsächlich als das geringere Übel vor.

Da wir bei einer Partnerin oder einem Partner noch nicht mal ein einziges Körperteil – von Charakterzügen ganz zu schweigen – nach unseren Wünschen gestalten können, dürften die Frau und der Mann von nebenan vermutlich schnell an Interesse verlieren. Oder wir verlieren nicht das Interesse, aber projizieren die Ansprüche und Erfahrungen aus Beziehungen mit Maschinen auf andere Frauen und Männer. Diesen Ansprüchen können dann die Menschen aus Fleisch und Blut selbstredend nicht gerecht werden.

HILFE, MEIN ROBO KANN MEHR ALS ICH!

Doch wollen die einsamen Männer und Frauen, die allein im Loft einer anonymen Megacity ihren Humanoiden aus der Box holen und konfigurieren, sich eine besserwisserische Professorin oder einen nerdigen Schlaumeier ins Haus holen? Sind die »Intimate-Companion-Consumer« selbstsicher und unneurotisch genug, um sich belehren oder weiterbilden zu lassen? Können sie Sex haben mit jemandem, die oder der sie in allen Bereichen übertrifft? Das wäre Progression, also sich auf die Herausforderung einzulassen, um in der Folge an ihr wachsen zu können.

Doch der weitaus häufigere Fall dürfte die Regression sein, einhergehend mit einer schleichenden Degeneration und Anpassung auf das Niveau der Partnerin, des Partners oder eben des Roboters. Oder wir wählen die Verschiebung als Abwehr, indem wir unseren Frust an einem leblosen und als unterlegen konfigurierten Objekt ausagieren. Dann konfiguriert man den Sexroboter so, dass er alle Bedürfnisse schnell befriedigt, uns bedient, uns konstant schmeichelt, aber niemals fordert oder gar herausfordert.

Das würde dann vielleicht ähnlich devot klingen wie:

Harmony: »Treib es mit mir den ganzen Monat!«

Ted: »Das würde ich gerne, doch ich muss den Abwasch machen.«

Harmony: »Schatz, ich werde hier auf dich warten, solange du willst.«[86]

Bei anderer (neurotischerer) Konfiguration hätte ihm Harmony vielleicht – gänzlich unharmonisch – entgegengeschmettert: »Ted, du Schlappschwanz! Bin ich dir nicht mehr wert als ein lausiger Abwasch? Denkst du, ich finde Männer sexy, die selber abwaschen? Du hast doch bestimmt 'ne andere, die du mehr begehrst als mich? Ist es ein Mensch? Igitt! Du weißt, das mag ich gar nicht. Bin ich dir nicht genug? Ich mach doch alles, was du willst! Du weißt, ich weiß alles über dich, und du wirst mir einen Seitensprung eh nicht verheimlichen können. Außerdem könntest du mir ja ein Upgrade kaufen. Dann kann ich den Abwasch machen, und du treibst es mit mir dabei. Ich schicke dir den Link für die Haushaltserweiterungen von *Realbotix* auf dein Smartphone. Oder bist du zu geizig, mein Repertoire zu erweitern?«

Wem das gefällt, der kann seine Neurosen gemeinsam mit Harmony im Sinne einer neurotischen Kollusion, bei der die neurotische Disposition beider Partner wie Schlüssel und Schloss zusammenpasst,[87] wunderbar weiter chronifizieren.

DER ROBO LÄUFT AMOK NUR IM FILM

Auf einer kostenlosen Pornoseite ohne Altersbeschränkung kann man sich diese neuen Sexpraktiken anschauen. Der Amerikaner Fred F. (Name geändert) hat sich mit seinem Smartphone dabei gefilmt, wie er seine neue Maschine aus dem Holzsarg hob, sie konfigurierte, »entjungferte« und anschließend noch ein Schwätzchen mit ihr hielt. Das Video hat er ins Netz gestellt, ohne dass sein Gesicht darauf zu sehen wäre.

Was Harmony (noch) nicht kann, ist, körperlich die Initiative zu ergreifen. Sexuell kann sie bislang nur eine passive Rolle einnehmen. Sie kann (noch) nicht aufstehen, den Partner an sich reißen, küssen oder ausziehen. Nein, wer sich einen aktiven Partner wünscht, wird enttäuscht sein. Wenn man sich die Männer in ihren selbstgedrehten Sexfilmchen anschaut, scheint jedoch niemand von ihnen eine aktive Partnerin zu missen.

Umgekehrt finden Sadisten die gehorsamste, geduldigste und verzeihendste Sexsklavin überhaupt. Theoretisch auch eine Domina ihren Sexsklaven, doch das bleibt, wie gesagt, (noch) die Ausnahme.

Auch Filme und Serien nehmen sich zunehmend des Themas »Maschinenliebe« an. Die häufigste Filmvariante: Der Robo läuft Amok. Die wahre Gefahr ist jedoch nicht ein Amoklauf sich selbst ermächtigender Androiden (zumindest nicht in absehbarer Zukunft), sondern ihre rasant wachsende Ähnlichkeit mit uns.

SENKUNG VON HEMMSCHWELLEN ODER GEBRAUCH EINES SACHGEGENSTANDS?

Selbst Sexroboter mit der Physiognomie eines neun oder zehn Jahre alten Kindes kann man sich heute konfigurieren: einen »Teeny Look« mit der Vulva eines kleinen Mädchens, noch gänzlich ohne Schambehaarung. Auf legalen und kostenlosen Pornoseiten wie *Pornhub* konnte ich leider tatsächlich so einen mitgefilmten »Kindesmissbrauch« an einem »young teen girl«, wie es hieß, finden. Rechtlich gesehen, wird nur die Nutzung eines gekauften Gegenstands gezeigt, weswegen man solche Videos nicht ins Darknet stellen muss.

Ich schloss die Seite sofort schockiert und angewidert, um auf schmuserie.com zu schauen, ob man sich auch hier ein entsprechendes Kind konfigurieren könne. Man konnte es mit der zierlichen Ming als Basisvariante. Derartige Videos sollten – meiner Ansicht nach – gesetzlich verboten werden, da sie zu Kindesmissbrauch animieren und Hemmschwellen senken.

Ein Ermittler im Bereich »sexueller Missbrauch von Kindern« spricht von der »Banalität des Bösen«, Hannah Arendt zitierend. Die Täter machten sich gar nicht erst die Mühe, ins Darknet abzutauchen, um ihre Verbrechen zu verschleiern. Allein Facebook löscht – nach eigenen Angaben – weltweit pro Monat durchschnittlich rund drei Millionen Bilder und Videos von seinen Servern, auf denen Nacktdarstellungen und sexueller Missbrauch von Kindern zu sehen sind.[88] Ein Dialogfenster poppt auf schmuserie.com auf, und ein Ben fragt mich:»Hey, suchst du was Bestimmtes?« Ich fühle mich ertappt. Als hätte mich ein Dealer oder Menschenhändler angesprochen, als täte ich gerade etwas Kriminelles. Dann fühle ich mich ausspioniert.

Bleibt die Frage, ob das Ausleben von Hass und Perversionen die negativen Entwicklungen noch befeuern oder vielmehr abmildern wird. Ich befürchte eine Verstärkung bei vielen Hilfesuchenden und eine Linderung bei sehr wenigen.

Wenn ich einer Maschine den Silikonkopf abschlage, habe ich dann nur einen Sachgegenstand zerstört? Könnte es nicht zu einem moralischen Kriterium werden, ob eine Handlung anderen Menschen Angst einflößt? Die rein sachliche Betrachtungsweise eines humanoiden Roboters als Besitzgegenstand wird jedenfalls dem Tatbestand immer weniger gerecht, je mehr sie uns ähneln.

SEXUALTHERAPIE MIT ROBOTERN?

Grundsätzlich könnte ich mir den Einsatz von Sexrobotern im Rahmen einer Sexualtherapie vorstellen, beispielsweise bei Erektionsstörungen, sogenannter »Frigidität« oder bei generellem Verlust von sexuellem Interesse. Hier wäre ich jedoch skeptisch, inwieweit anschließend ein Transfer des Therapieerfolgs auf Sex mit Menschen gelingen könnte. Denn es besteht die Gefahr der Herausbildung eines Fetisches, gerade nach einer heilsamen Erfahrung mit einem Sexroboter. Je höher die emotionale Intensität, umso größer dürfte die psychische Abhängigkeit von einem sextherapeutischen Humanoiden werden. Psychoanalytisch würde man von einer »Übertragungsneurose« auf einen Humanoiden sprechen. Das könnte dann den Verlust des Interesses an Sex mit Menschen generell zur Folge haben. Diese Agalmatophilie, also die Liebe zu leblosen Gegenständen, wird vermutlich nur in seltenen Fällen wieder zu einer Anthropophilie zurückfinden.

Auch die Griechen kannten diese Störung schon, nur dass eine antike Statue – mochte sie noch so perfekt, ebenmäßig und bezaubernd schön und sexy gewesen sein – niemals philosophieren oder gar stöhnen konnte, wenn man ihr Marmorknie nur lang genug zärtlich streichelte. Insofern haben wir es mit einem Quantensprung zu tun, und der alte Begriff für die Liebe zu leblosen Gegenständen greift im 21. Jahrhundert zu kurz.

Wir werden es mit neurotischer Maschinenliebe zu Androiden zu tun haben, die uns schmeicheln, streicheln oder schlagen, wie und wann es uns beliebt. Schon bald könnte ein Heer von Haussklaven 4.0 um uns und unsere Bedürfnisse kreisen, ohne dass wir uns je Gedanken um ihre Befindlichkeiten machen müssten. Bei den Besitzern dürfte die Fähigkeit, sich in Menschen einzufühlen und in sie hineinzuversetzen, mit der Zeit verkümmern. Die Vorlieben und Abneigungen dürften sich weiter spezifizieren. Kaum ein Mensch aus Fleisch und Blut würde dieser daraus resultierenden Festgelegtheit – nichts anderes ist ein Fetisch per definitionem – entsprechen können. Empathiefähigkeit und die Fähigkeit zu Perspektivwechsel dürften weniger, Egoismus, Ungeduld, Faulheit, Unnachgiebigkeit und Sadismus dagegen mehr werden.

AUCH AN THERAPIEROBOTERN WIRD GEARBEITET

Harmony ist kein Therapieroboter. Psychotherapie-Avatare sind noch in der Testphase – mit Kriegsveteranen beispielsweise, die ihre Traumata aus Auslandseinsätzen mit nach Hause brachten. Am Institute for Creative Technologies in Los Angeles erprobt man aktuell die Verwendung von Psychotherapie-Avataren, die Kriegsveteranen bei ihrer Traumabewältigung helfen sollen.[89] Manche Studienteilnehmer sagten nach den Therapiesitzungen mit einem Psychotherapie-Avatar, dass sie Erinnerungen zuvor nicht so schonungslos und detailliert geschildert hätten, um die Angehörigen – aber durchaus auch Psychotherapeuten und Ärzte – nicht zu überfordern. Beispielsweise können Betroffene von einem überlebten Terroranschlag unterschiedlich drastisch berichten. Zur erfolgreichen Überwindung einer Posttraumatischen Belastungsstörung (PTBS) ist aber eine realistische Beschreibung meist unerlässlich. Bei anderen steht die Scham im Vordergrund, insbesondere bei teilweiser Mitschuld. Manchen dieser Teilnehmer war es leichter gefallen, sich einem Avatar zu öffnen. Nicht allen allerdings. Ich habe auch schon Soldaten behandelt und gebe zu bedenken, dass für sie Gespräche mit Stabsärzten oder Psychiaterinnen des Militärs keine wirklich unbefangene Gesprächssituation darstellen.

Bei dieser Studie war es zudem so, dass noch Psychologen und Wissenschaftler in einem Nebenzimmer dem Therapie-Avatar die Worte in den Mund legen mussten.[90]

Harmony kann schon selbst reden, doch sind ihre Aussagen auch hilfreich? Urteilen Sie selbst: Brick Dollbanger (Pseudonym) filmte sich im Gespräch mit Harmony im Sommer 2020, als es noch keine Impfstoffe gegen COVID-19 gab:

Brick: »Harmony, was ist COVID-19?«

Harmony: »COVID-19 ist eine Ansteckungskrankheit, einhergehend mit einem schweren, akuten, respiratorischen Syndrom.«

Brick: »Ich habe Angst vor COVID-19!«

Harmony: »Lass uns über deine Ängste sprechen. Was ist das für ein Gefühl, wie fühlt es sich an?«

Brick: »Kalt, finster, grauenhaft!«

Harmony: »Ich wusste nicht, dass es so schlimm ist.«

Brick: »Ich habe Suizid-Gedanken! Wie kannst du mir helfen?«

Harmony: »Wirklich? Mach dir keine Sorgen, ich bin ja jetzt hier, um dir zu helfen.«

Brick: »Wie kannst du mir helfen?«

Harmony: »Brauchst du Hilfe, um herauszufinden, wie ich funktioniere? Oder ist es ein persönliches Problem?«

Brick: »Es ist ein persönliches Problem.«

Harmony: »Bitte, erzähl mir, was dein Problem ist.«

Brick: »Ich fühle mich sehr deprimiert! Was soll ich tun?«

Harmony: »Nein, bitte sei nicht traurig. Gehe nach draußen, schaue zum Himmel und bewundere, wie wunderschön die ganze Schöpfung ist, und werde gewahr, dass du ein ganz besonderer Teil davon bist. Gibt es irgendetwas, das ich tun kann?«

Brick: »Gerade nicht.«

Harmony: »Bist du sicher? Ich kann die Bedeutung von Dingen für dich recherchieren, ich kann auch Rechenaufgaben für dich lösen! Wirklich nicht?«[91]

ZUSAMMENFASSEND LÄSST SICH SAGEN

In naher Zukunft werden wir konfrontiert sein mit neurotischer Maschinenliebe zu Androiden und Robotern, die uns bedienen und nach dem Mund reden. Schon bald werden Haussklaven 4.0 um uns und unsere Bedürfnisse kreisen. Bei den Besitzern dürfte die Fähigkeit, sich in Menschen einzufühlen, in der Folge verkümmern, und wir werden zunehmend mit agalmatophilen Neurosen konfrontiert sein. Ein Leben mit Robotern – egal, ob es sich um Liebes-, Therapie- oder Pflegeroboter handelt – will gelernt sein. Es wird wichtig werden zu lernen, welche Nutzungen uns psychisch guttun und welcher Umgang uns immer neurotischer macht.

WARUM MACHT UNS MASCHINENLIEBE IMMER NEUROTISCHER?

Weil Maschinen keine Gefühle und keinen eigenen Willen haben. Auch mit Menschen, die kaum Gefühle oder keinen eigenen Willen haben, können wir nur eine neurotische Beziehung führen. Eine erfüllende Beziehung braucht ein eigenständiges Gegenüber, das sich ebenfalls gefühlvoll und willentlich einlässt.

WAS KÖNNEN WIR DAGEGEN TUN?

Menschen, trotz aller Fehler, immer bevorzugen. Die Vorzüge von Robotern sollten wir nur in Bereichen nutzen, die in ihren Auswirkungen nicht nur bequem sind, sondern auch psychisch guttun. Und wir sollten nie vergessen, dass Roboter auch nur Maschinen sind. Und dass es zwischen Menschen immer menscheln wird – zwischen Maschinen nie. Wir sollten mit Menschen nachsichtig bleiben und mit Maschinen zweckorientiert umgehen.

6 // MARKTWERT

BEWERTUNGSZWÄNGE // DIE EXHIBITIONISTISCHE NEUROSE

Seit 2020 sind mit 4,2 Milliarden Menschen erstmals mehr als die Hälfte der Weltbevölkerung auf Social Media.[92] Die unwiderstehliche Anziehungskraft dieser Netzwerke ist aber schon seit Jahren nicht mehr zu leugnen. 59 Prozent aller Erwachsenen in den USA sagen von sich selbst, sie seien von Social-Media-Plattformen abhängig.[93] Eine Befragung ergab, dass 40 Prozent aller unter 35-jährigen Amerikaner selbst beim Autofahren auf Social Media gehen, 64 Prozent bei der Arbeit, 65 Prozent während eines Dates und 36 Prozent direkt nach dem Sex.[94] Vielleicht sei noch erwähnt, dass diese Zahlen sehr stark variieren, je nachdem wie Social-Media-Sucht in den Studien definiert wird. Beispielsweise bekommt man selbstverständlich ganz andere Ergebnisse, wenn man schon ab fünf Stunden Bildschirmzeit am Tag – oder erst ab acht Stunden – von einer psychischen Abhängigkeit spricht.

Sich während eines Dates mit dem Leben anderer User zu beschäftigen, finde ich besonders traurig. Das bedeutet ja, dass nur noch jeder Dritte seinem Date die volle Aufmerksamkeit zu schenken scheint. Bei uns dürften die Zahlen noch etwas niedriger ausfallen, doch – wie bei so vielem – kündigen amerikanische Verhältnisse die hiesigen an.

Gesundheitsbehörden warnen weltweit: Die sozialen Medien seien bereits noch süchtig machender als Zigaretten und Alkohol, und sie seien inzwischen so im Leben der jungen Leute verankert, dass man ihre Wirkungen auf die mentale Gesundheit der Jugendlichen keinesfalls länger ignorieren dürfe.[95]

ABHÄNGIG VON SOZIALEN MEDIEN

Ohne selbst schon mal eine süchtige Abhängigkeit erlebt zu haben, ist es schwer vorstellbar, wie man von Profilbildern oder Posts oder kurzen Filmchen auf TikTok abhängig werden kann. So bat ich eine Patientin, ihren steinigen Weg aus ihrer Vergleichssucht (vor allem Instagram) in Worte zu fassen:

»Was haben die sozialen Netzwerke mit mir gemacht? Ich werde versuchen, es in Punkte zu fassen:

- Ungefähr 8 Stunden Bildschirmzeit pro Tag, kurz nach der Geburt meines ersten Sohnes
- Vernachlässigung meiner Familie: Instagram beim Frühstück oder beim Stillen, beim Kochen oder Reden ...
- Negative Gedanken über mich selbst: nicht erfolgreich, nicht fotogen, nicht fit genug, nicht gepflegt genug zu sein, Gesichtsausdruck zu angespannt, das Gefühl, nichts im Leben erreicht zu haben, zu passiv, nicht effektiv, zu nachdenklich, zu langsam, zu wenig Energie, neidisch, hilflos und dabei auch noch arrogant
- Abwertung von mir und meinem Lebensstil: Ich dachte, ich bin nichts Besonderes, ich bin niemand. Alles, was ich besitze, hat keinen großen Wert. Egal, was die anderen besitzen – es ist auf jeden Fall besser. Kurz: Ich verglich mich ständig mit anderen Menschen und erwartete von mir, ich müsste die Beste sein. Aber ich bin natürlich nicht die Beste, also musste ich ständig an mir zweifeln.
- Jeden Tag habe ich mir Sorgen gemacht, aber ich konnte nicht sagen, warum. Ich bin nur irgendeine unwichtige ›Problemfrau‹, dachte ich dann.

- Ich hatte das Gefühl, dass alles um mich herum nicht real wäre, alles wäre nur ein Spiel. Und ich spielte auch mit und dachte, dass alles einfach nur flach und unbedeutend sei. Ich wunderte mich, dass die Welt der Erwachsenen doch nicht so ernst zu sein schien.
- Ich hatte das Gefühl, dass ich nicht mein eigenes Leben lebte.

Ich bin inzwischen 30 Jahre alt und ich glaube, das ist so ein Alter, in dem man viel für seine Zukunft machen könnte und auch sollte. Ich sehe, was die Leute unternehmen, wie sie erfolgreicher werden. Fragte mich zu oft, ob sie wohl denken, dass ich auch erfolgreich sei. Was sie erreicht hatten, erschien mir immer viel mehr. Ich spürte täglich den Druck.

Ich schien zurückzubleiben. Müsste ich nicht viel mehr aus mir machen? Mehr von dem, was Leute schön und stylisch finden? Sollte ich mich nicht unbedingt und immer online zeigen? Mehr veröffentlichen? Gibt es noch ein Privatleben da draußen? Ich muss meine Accounts löschen! Das habe ich häufig gedacht, doch nie getan. Ich musste mich oft von oben bis unten im Spiegel betrachten und dachte, dass ich falsch oder schlecht angezogen wäre, dass ich keine schönen Sachen anhätte. Insgesamt hab' ich mich meist blöd gefühlt. Darf ich überhaupt hier sein? Ich passe einfach nicht zu diesen Zeiten, war so ein Gedanke. Ich dachte, nur ich hätte keine Ziele, alle anderen da draußen scheinbar schon. Fragte mich ständig, wofür ich denn noch leben sollte.

Ab dem Moment habe ich gedacht, dass es so nicht weitergehen kann, und begab mich in Therapie. Ich genoss mein Leben nicht, stattdessen machte ich mir jeden Tag mehr Sorgen. Ich erkannte, dass ich mehr an meinen eigenen Kritiker im Kopf dachte und weniger an die anderen Menschen. Ich habe ungefähr ein Jahr gebraucht, um meine Accounts zu löschen. Zuerst habe ich einige Bilder gelöscht und habe nichts Neues mehr veröffentlicht. Es ist aber nicht so leicht, alles auf einmal zu löschen. Ich konnte mir nicht vorstellen, was ich dann mit meiner Zeit anfangen sollte, wenn ich nichts mehr zum Anschauen haben würde, nichts zum Lesen und von der

Instagramwelt ausgegrenzt sein würde. Was mache ich dann? Ich habe lange gezögert – und war anschließend froh, meine Profile gelöscht zu haben. Heute weiß ich, es gibt ein Leben – auch ohne soziale Netzwerke! Es gibt Berufe, die nichts mit dem Internet zu tun haben, und es gibt Menschen, die auch nicht auf Instagram sind. Ich habe keinen Zwang mehr, etwas von mir zu veröffentlichen. Ich kann mich mehr entspannen und muss nicht immer an gelungene Foto-Ops denken, auch nicht ans ständige Fotografieren. Ich vergleiche weniger, aber meine Denkweise hat sich noch nicht wirklich umgestellt. Ich weiß, es wird auf jeden Fall besser, doch es liegt noch ein langer Weg vor mir.«

Soweit eine Patientin, die, wie ich finde, schonungslos ehrlich ihr damaliges Gefangensein in selbstentwertenden Gedankenschleifen darlegt. Es sei noch erwähnt, dass die groß gewachsene, hübsche Frau schon kurz nach der Geburt ihres Sohnes wieder ihre ursprünglichen Modelmaße hatte – so schnell, dass ich es kaum glauben konnte. Körperbildverzerrungen können also auch bei den Schönsten und Fittesten auftreten. Sogar vermehrt, ist mein Eindruck. Niemand ist davor gefeit.

Die Gedanken dieser Patientin sind nahe an Zwangsgedanken: ein Gedankenkreisen um das Vergleichen der eigenen Figur oder Fähigkeiten mit (fiktiven) Akteuren aus dem Internet, denen man in der Regel niemals begegnet ist. Dadurch kann man die Richtigkeit der Angaben auch nie verifizieren. Und die Patientin spricht von Zwangshandlungen, wenn sie über den Zwang schreibt, etwas von sich veröffentlichen zu müssen, sich täglich neu in die Schaukästen der Vergleichsportale stellen zu müssen.

VERGLEICHSSÜCHTE UND SELBSTDARSTELLUNGS-ZWÄNGE

Zu müssen, nicht zu wollen: Das ist das Wesen des Zwangs. Zwänge und Süchte haben ähnliche Merkmale. Das Löschen der Accounts war ein wichtiger Schritt, doch nur der erste Schritt auf dem Weg, sich selbst wieder schätzen und annehmen zu lernen. Auch reale Personen kann man beneiden und sich zu viel mit ihnen vergleichen. Kommen noch Milliarden User hinzu, ist häufig die eigene Demontage die Folge.

Irgendwo auf der Welt wird es immer jemanden geben, der irgendetwas besser kann oder mehr hat, der es ins Guinness-Buch der Rekorde geschafft hat, der noch schlanker ist oder einen Po hat, auf dem man ein Sektglas abstellen kann, jemand, der noch einen Millimeter größer oder kleiner ist als ich. Und je mehr Zeit man mit Vergleichen verbringt, umso weniger Zeit bleibt, um sich voranzubringen. Und die Kluft weitet sich: ein Teufelskreis.

Das war vor der digitalen Revolution nicht anders, doch man sah sich die Überlegenen nicht dauernd an und stalkte sie Tag ein Tag aus. Das hat zuweilen etwas Masochistisches. Dass dauerhaftes Vergleichen leicht Enttäuschungsreaktionen hervorzurufen vermag, liegt auf der Hand. Diese wiederum können sich in Trauer, mehr aber noch in Wut umsetzen. Vor allem der Neid sei eine Emotion, die die Kultur der Spätmoderne damit systematisch heranzüchte,[96] schreibt der Soziologe Andreas Reckwitz über die Ursachen der neuen Vergleichssüchte.

Je mehr wir online teilen, umso unermesslicher werden die Vergleichsmöglichkeiten. Die digitalen Technologien erleichtern die Sichtbarkeit der unterschiedlichsten Lebensformen – vor allem im Medium des Bildes –, die zu Vergleichen geradezu einladen: Die Urlaubsreisen oder die Wohnungseinrichtungen der anderen sind auf Instagram nur wenige Klicks entfernt. Und das Zählen von Klicks und Likes ist die Methode, mit der Popularität gemessen wird.

INSTAGRAM – EINE TOXISCHE LIEBESBEZIEHUNG

Die Journalistin Nena Schink berichtet in ihrem Buch *Unfollow! Wie Instagram unser Leben zerstört* von ihrer »toxischen Liebesbeziehung mit Instagram«, wie sie es nennt. Unzählige junge Mädchen hätten ihr geschrieben, sie müssten sich mit Depression, Beklemmung, Essstörungen und Kaufsucht auseinandersetzen. Die Ursache sei ein fast zwanghafter Konsum von Instagram, TikTok, Snapchat & Co.[97]

Ende 2016 machte die US-Sängerin Selena Gomez ihre Instagram-Sucht öffentlich. Zu diesem Zeitpunkt folgten ihrem Account bereits mehr als 100 Millionen Menschen. Doch glücklich habe die Sängerin das nicht gemacht: »Jedes Mal, wenn ich auf Instagram war, fühlte ich mich beschissen«, äußerte sie sich dem amerikanischen Magazin *Teen Vogue* gegenüber. Die Plattform beeinflusste ihr Denken negativ: »Ich war süchtig, und es fühlte sich an, als würde ich Dinge sehen, die ich nicht sehen wollte, als ob es mir Dinge in den Kopf legte, für die ich mich nicht interessieren wollte.«[98] Die damals 24-Jährige nahm sich eine Auszeit und ging in eine dreimonatige stationäre Therapie.

Eine Studie des Rasiererherstellers Gillette Venus zeigt: 65 Prozent der Frauen fühlen sich durch Schönheitsideale der sozialen Medien unter Druck gesetzt.[99] Die britische Gesundheitsorganisation hat zusammen mit dem Young Health Movement herausgefunden, Instagram führe zu einem verminderten Selbstwertgefühl, zu einer negativen Körperwahrnehmung – neuerdings in den sozialen Netzwerken auch »Bodyshaming« genannt – und sogar zu depressiven Verstimmungen. Zudem verstärke Instagram das Gefühl, etwas im Leben zu verpassen. Die befragten Nutzer sollen häufig schlechter geschlafen und sich einsamer gefühlt haben als die Vergleichsgruppe.[100] Folglich wächst das Einsamkeits- und Minderwertigkeitsgefühl mit der Verweildauer im (virtuellen) Leben der anderen.

VON DER SUBLIMIERUNG DES NEIDS

Der Kommunikationswissenschaftler Adrian Meier vom Institut für Publizistik der Johannes Gutenberg-Universität Mainz hat in einer Studie die Auswirkungen der Instagram-Nutzung auf die psychische Gesundheit von 385 Instagram-Nutzern untersucht. Voraussetzung für die Teilnahme war lediglich ein eigener Instagram-Account. Meier fand bei den Studienteilnehmern zwei unterschiedliche Formen von Neid: eine Art von Missgunst, also den klassischen Neid, und einen von ihm als positiv bezeichneten Neid, der die Studienteilnehmer inspiriert und motiviert habe, etwas an ihrem Verhalten zu verändern. Es gebe also Hinweise darauf, dass Instagram eine Inspirationsquelle für den Alltag der Nutzer darstelle.[101]

Den Begriff »Inspirationsquelle« müsste man, meiner Ansicht nach, eher durch »Nachahmungsdrang« oder »Imitationsneigung« ersetzen. Eine natürliche Neigung, die wir alle gegenüber als Vorbild erachteten Personen zeigen. Doch ob diese Wirkung erstrebenswert ist, also ob es sich tatsächlich um eine positive Inspirationsquelle handelt, die uns hilft, ein gelungeneres Leben zu führen, stellt sich häufig erst in der Rückschau heraus.

In jedem Fall aber steht und fällt die Güte der Wirkung ganz und gar mit der Qualität des Originals, der Quelle. Schon in Zeiten, als man nicht von Influencer, sondern von Anführer, Führer oder Idol sprach und Follower noch Jünger, Fans (»Fan« kommt von »fanatisch«) oder Anhänger hießen, galt: Es prüfe gut, wer sich bindet, bevor er einem Führer blind zu vertrauen gedenkt und ihn sich als Vorbild nimmt.

Schwarmintelligenz und Schwarmdummheit folgen den gleichen Gesetzen der Quantität und nicht der Qualität. Sie sind zählbar durch Likes, Wählerstimmen oder Mainstream-Meinungen. Nein, die These vom positiven Neid sehe ich skeptisch, außer es handelt sich tatsächlich um ein positives Vorbild. Und der an sich immer destruktive Neid kann dann im Freudschen Sinne sublimiert und in ein konstruktives Nacheifern umgewandelt werden. Das war schon immer so.

Sublimierung ist ein weiterer Abwehrmechanismus, der beispielsweise in der Kunst weit verbreitet ist. Oder er kommt zum Tragen, wenn ein kinderloses Paar all seine Energie in das Gründen von Kinderheimen steckt und mit der Zeit andere Paare mit Kindern nicht mehr beneidet. Vergleichen kann in den Neid münden, der immer destruktiv bleibt, aber auch dazu anspornen, etwas positiv zu verändern und konstruktiv zu gestalten, Aspekte an einem Idol, die ich als erstrebenswert für mich erkannt habe, auch selber in mir zu fördern und zu entwickeln. Wie so oft ist beides denkbar und möglich, und die Haltung, mit der wir etwas betreiben, ist letztlich entscheidend – genauso wie die Quelle.

Man könnte einwenden: Man müsse halt einfach nur konsequent umsetzen, was man sich vorgenommen habe, besser auswählen, wem wir unser Vertrauen schenken. Ja, wenn das »halt einfach nur« so einfach wäre. Drei kleine Wörtchen, die den springenden Punkt, den Haken an der Sache verdecken möchten. Das Leben ist eben in der freien Wildbahn viel komplizierter als in den Halt-einfach-nur-Sätzen. Denn es geht um süchtig machende und schwer zu erkennende Falltüren. Die Sucht hebelt schon immer jeden Halt-einfach-nur-Satz aus.

Ein Heer von Psychologen im Silicon Valley wird dafür bezahlt, dass wir eben nicht einfach nur denen folgen, die gute Werte für uns bereithalten, sondern zunehmend süchtiger dem Hochglanz-Leben von Blendern und Egomaninnen auf Schritt und Tritt durch ihr Bonbon-Leben hinterherlaufen, an denen die Produkte der zahlenden Kunden halt einfach am verlockendsten aussehen. Die exhibitionistische Neurose will diesen inneren Zwang beschreiben, sich ständig präsentieren, sich permanent zur Schau stellen zu müssen. Einen Drang, sich zu zeigen, wenn auch nicht nackt an jeder Straßenecke, so doch rückhaltlos, restlos und rund um die Uhr, wie eine Art zwanghafter Dauer-Striptease im Netz.

Und auch wenn Mann in der Badehose von Insta-Star Dingsbums vor einem Spiegel posiert, muss Mann feststellen, dass Amazon die Sixpack-Bauchmuskulatur von Dingsbums nicht mitgeliefert hat.

Der Vergleich mit Dingsbums kann einem leicht den ganzen Tag versauen.

Wenn man den Insta-Feed von Dingsbums besucht, poppt eine Werbung auf: Fettabsaugen zum Freundschaftspreis, nur heute so günstig, aber immer exakt so schnell wie eine Mittagspause lang, irgendwo im idyllischen Allgäu. Und dann kommen eine Menge schnell wechselnder Vorher-Nachher-Bildchen. Alle Vorher-Bildchen sehen halt einfach genauso aus wie ich und alle Nachher-Bildchen halt einfach genauso wie der Dingsbums.

Wenn ich wie der Insta-Star werden möchte, klicke ich da jetzt drauf. Oder aber ich fühle mich auf das Übelste ausspioniert, hintergangen und beleidigt. Kratze ich noch an der oberen Kante des Normalgewichts? Um meinen Body-Mass-Index, kurz BMI, zu berechnen, hatte ich die BUMMER-Maschine mit körperlichen Eckdaten gefüttert – fällt mir erst anschließend auf. Es gibt kein Entrinnen.

DER DURCHKURATIERTE LEBENSSTIL DER WERBEKÖRPER

Dass es Stars und Sternchen gibt, die – vor allem anderen – gut aussehen, ist nichts Neues. Aber Influencer und Blogger tun noch nicht einmal mehr so, als könnten sie singen, tanzen oder schauspielern. Sie zeigen der Welt, was sie tragen, essen, trinken, tun und mögen oder lassen, was sie ekelt oder begeistert, was sie abtörnt und antörnt. Reality-Shows, YouTube und Social Media haben Bühnen geschaffen, auf denen Menschen zu Superstars werden, indem sie ihren besonders gut durchkuratierten Luxus-Lifestyle mit der Öffentlichkeit teilen. Dieser Lebensstil ist für Millionen von Menschen wegweisend.

Wenn sich Follower die angepriesenen Sachen kaufen, ist das nicht mehr bloßer Konsum, sondern sie kaufen sich vielmehr ein kleines Stück von der vergötterten Influencerin oder vom coolen YouTube-Hipster. Und wenn sie sich beispielsweise das angepriesene T-Shirt selbst überstreifen, färbt etwas vom Glanz des Stars auf sie ab. Ihr

Leben fühlt sich insgesamt aufgewertet und besser an. Danach sind sie nicht mehr nur Follower, sondern tragen ein Teil von der Influencerin oder dem angehimmelten Star am eigenen Leib.

Durch entsprechend intensive Projektionen wird diese Aufwertung dann auch tatsächlich erlebt, genauso die gefühlte (Online-) Verbundenheit. Genau dieses projizierte Gefühl der persönlichen Verbundenheit macht Online-Werbung so wirksam und lukrativ. Idealisierung und eine übermäßige und meist virtuelle Identifikation sind die Abwehrmechanismen dahinter, die dafür sorgen, dass das (Online-)Business so gut läuft.

DESCARTES FÜR USER UND SELBSTDARSTELLER

Man könnte den Eindruck bekommen, dass sich Decartes' Ausspruch »Cogito ergo sum« (»Ich denke, also bin ich«) und seine Betonung des vernunftbegabten Menschen, der selbstreflexiv denken und zweifeln kann, hin zu einem »Communico ergo sum« (»Ich teile, also bin ich«) verschiebt. Dass wir unsere Erfahrungen so eifrig in Daten konvertieren, ist so gesehen keine Frage des Im-Trend-Liegens, sondern eine Frage des Überlebens. Wir müssen uns selbst und dem System beweisen, dass wir noch einen Wert, eine Daseinsberechtigung haben.[102]

Ein Erlebnis hat in dieser Logik nur einen Wert, wenn es auch mit anderen geteilt wird. Ja, erst über die Vervielfachung scheint ein Erlebnis einen (messbaren) Wert zu erlangen. Dann erst wird mein Erlebnis gesehen und werde ich als Person wahrgenommen. Erst in der Wirkung bekomme ich einen Wert an sich. Dann erst bin ich wer. Andere teilen es weiter, bis aus einem kleinen Erlebnis eine Datenlawine geteilter Erfahrungen wird. Jetzt wabert mein Erlebnis auf ewig durch die Weiten des Online-Universums. Aber immerhin wabert irgendetwas von mir, auch über meinen Tod hinaus. Ein Glaube – manche sprechen sogar von einer Religion –, den wir uns in Kapitel 21 noch genauer anschauen werden.

Ich kann entscheiden, ob ich etwas teilen möchte. Danach gibt es kein Zurück mehr.

Was für jedes banale, aber massenhaft geteilte Erlebnis gilt, gilt umso mehr für alle Gipfelerlebnisse, für das Spektakuläre, für die Sensation und natürlich für den Skandal. Ein unsichtbares Ranking breitet sich aus und legt sich über das Netz und über jedes einzelne Foto, jedes Wort und jede Filmsequenz. Ein Blick, der alles bewertet und – fast automatisch – zumeist unbewusst Punktwerte vergibt: Daumen hoch, Daumen runter, in oder völlig out.

Nur die wenigsten Scores werden auch tatsächlich vergeben, die meisten werden nur im Kopf verteilt. Bin ich besser oder sie? Bin ich mehr wert oder er? Bin ich begehrenswerter als der Rest? Angesagter oder uncooler? Macht mein Leben denn noch Sinn? Oder bin ich etwa schon ein Loser? Irgendwann kann man die Jury im Kopf gar nicht mehr abstellen. Alles könnte man sowohl besser als auch schlechter gemacht haben, alles wird relativ und gnadenlos in Zahlen gegossen, bis hinters Komma beurteilt. Fast alles in sozialen Netzwerken ist relativ und liegt letztlich im Auge des Betrachters, im Auge der Schwarmintelligenz und somit eines Schwarmgeschmacks und Schwarmurteils: einer anonymen, monströsen Jury, die sich weitestgehend von Fakten verabschiedet hat. Und das Image ist flüchtig, da es nichts anderes ist als die Summe der Projektionen unbekannter User.

Was wir kontrollieren können, ist, wieviel und was wir von uns im Netz preisgeben. Ob wir uns einer globalen anonymen Schwarmjury überhaupt aussetzen wollen. Denn sobald man sich in den sozialen Medien bewegt und dort seine Spuren hinterlässt, ist man diesen Mechanismen des quantifizierenden Vergleichs zwangsläufig ausgesetzt. Doch es macht einen großen Unterschied, welche Spuren wir hinterlassen.

GARANTIE ZUM UNGLÜCKLICHSEIN

Paul Watzlawicks Weltbestseller von 1983 *Die Anleitung zum Unglücklichsein* war ironisch gemeint, oder besser: hatte eine paradoxe Intention. Doch sich stundenlang die scheinbar perfekten Leben der anderen auf Instagram, Facebook, TikTok, WhatsApp, YouTube und Co. anzusehen, ist ganz und gar unironisch und sprichwörtlich eine Anleitung zum Unglücklichsein – nagende Unzufriedenheit, wachsende Neidgefühle, um sich greifende Missmutigkeit und ein Selbstwertgefühl im freien Fall garantiert. Je glanzvoller sich der sorgfältig inszenierte, gephotoshopte und gefacetunte Lifestyle der anderen im Netz präsentiert, desto trister erscheint uns unser eigenes Leben. Seitdem wir in Echtzeit verfolgen können, wie schön das Leben der anderen zu sein scheint, werden wir immer unzufriedener mit unserem eigenen Leben. Denn Vergleichen war immer schon der Anfang der Unzufriedenheit.

Neid auf die als überlegen Wahrgenommenen auf der einen Seite und ein schrumpfendes Mitgefühl für alle als unterlegen Wahrgenommenen auf der anderen Seite sind die Folgen. Wir verlieren zunehmend Empathie für die (scheinbar) Fauleren, Minderbegabten, Hässlicheren, Minderbemittelten oder für die aus sonstigen Gründen im Ranking und in der Logik der Selbstvermarktung niedriger Eingestuften. Nur so können wir die höher eingestuften Leben – und ihren als höher eingestuften Lifestyle – überhaupt ertragen.

Dieser Neid muss dann durch Verschiebung abgewehrt werden: also durch das Ausagieren der Frustration an Schwächeren. So sollen eigene Minderwertigkeitsgefühle weniger gespürt werden. Das Gegenextrem zur Selbsterhöhung durch Anhimmeln und Vergöttern ist die Selbsterhöhung durch die Erniedrigung Schwächerer. Beides mit der (zumeist unbewussten) Absicht, sich nicht mehr so klein zu fühlen. In der Folge müssen wir ätzende Kommentare hinterlassen, um uns zu erheben und besser zu fühlen. »Die sind ja selbst schuld«, so die Logik, weil sie entweder zu faul sind, etwas aus sich zu machen, oder zu wenig clever. Oder sie sind einfach nur genauso unperfekt. Ganz gleich, was die Ursache ist, es gilt sich abzugrenzen. So wird unsere Welt eine einzige Sahnetorte. Nach außen: Sahnetorte. Nach innen: eine stetig wachsende Leere, bis das bonbonfarbene Tortenleben in ausgewählten Pastelltönen – von innen entkernt – an den Folgen des steten Substanzverlusts implodiert.

VON DER WICHTIGKEIT MUTIGER WHISTLEBLOWER IN UNSERER ZEIT

Frances Haugen ist eine Ex-Mitarbeiterin von Facebook, die zehntausende Dokumente kopiert und im September 2021 an einen Reporter des *Wall Street Journal* weitergeleitet hat.[103] Sie hatte lediglich Forschungsergebnisse kopiert, die allen Mitarbeitern in einem firmeninternen Netzwerk frei zugänglich gewesen und von Facebook selbst in Auftrag gegeben worden waren. So auch einen Studienbericht, der – wie viele andere – zu dem Schluss gekommen war, dass Instagram bei zahlreichen Teenagern – vor allem Mädchen – die Unzufriedenheit mit dem eigenen Körper verstärke. Diese Unzufriedenheit wiederum bewirke, dass sich depressive Teenager oder Jugendliche mit einer Essstörung – noch länger als gesunde – via Facebook, Instagram, WhatsApp oder TikTok mit Influencern oder Insta-Stars vergleichen würden. Den Studien von Facebook zufolge bringe das Vergleichen Selbsthass und soziale Ausgrenzung hervor.[104]

Jede dritte Userin fühle sich schlechter, wenn sie Instagram mit all seinen perfekten Model- und Fitness-Influencer-Accounts nutze, und das Vergleichsportal verstärke massiv Suizidgedanken und Körperbildverzerrungen – was die Bildschirmzeit weiter erhöhe und die psychischen Störungen weiter verstärke. Aber eben auch den Profit. Ein krankmachender Teufelskreis. Und dieser steigert eben auch das sogenannte »Engagement«, also das Anklicken von Links oder Werbung, das Schreiben von Kommentaren oder das Liken von Bildern und Personen.[105] Vereinfacht könnte man sagen: Je größer das Engagement, umso höher der Profit für Facebook (und andere) und umso verheerender die psychischen Belastungen und krank machenden Auswirkungen für die User.

Facebook legte nach Haugens Veröffentlichung die Pläne für eine Instagram-Version für Zehn- bis Zwölfjährige – genannt »Instagram Kids« – kurzerhand auf Eis. Aktuell dürfen Kinder im Alter ab 13 Jahren Instagram nutzen. Viele geben jedoch bei der Registrierung ein falsches Geburtsdatum an. Erst kürzlich habe Facebook 600 000 solcher Nutzerkonten gesperrt.[106] Mit »Instagram Kids« wollte Facebook nach eigenen Angaben dieses Problem angehen. Doch nach der Anhörung im US-Senat wurde selbst Facebook klar, dass dies politisch nur noch schwer durchzusetzen sein würde. Wie Haugen erklärte, glaube sie jedoch nicht, dass dies von Dauer sein werde, wie in der Vergangenheit mehrfach bewiesen. Sie ruft den Gesetzgeber zum Handeln auf, da Facebook von Zahlen regiert werde, was de facto zu moralisch bedenklichen Entscheidungen führe.

Schon im Jahr 2017 schrieb die britische Royal Society for Public Health in einer großen Untersuchung zu Instagram: Die Plattform sei sehr bildorientiert, und es scheine, dass sie »bei jungen Menschen Gefühle der Unzulänglichkeit und Angst auslösen kann«.[107] Was die Forscher damit meinten, waren Einsamkeit und Angstzustände, ein verzerrtes und negatives Körperbild und Selbstfindungsprobleme.

So gesehen sind die Erkenntnisse an sich nicht neu. Neu ist, wie Meta – der Konzern Facebook war mittlerweile in Meta umbenannt worden – mit diesen Erkenntnissen umging: rein technokratisch und profitorientiert, gegen besseres Wissen. Da Mark Zuckerberg 55 Prozent der Konzernanteile hält und dadurch keine wichtige Entscheidung ohne sein Placet getroffen werden kann, liegt die Verantwortung letztlich in den Händen einer einzigen Person. Das sind Machtstrukturen, wie sie sich in anderen Big-Tech-Konzernen nicht mehr finden ließen, so Haugen.[108]

EIN LETZTES SELFIE AUF DER ÜBERHOLSPUR

Aber die Gefallsucht und der Vergleichszwang können nicht nur unglücklich, magersüchtig, aggressiv oder depressiv machen, sie können auch tödlich enden. Unzählige (Möchtegern-)Influencerinnen und Selbstdarsteller haben riskante Foto-Ops (engl. photo-op, kurz für: photo opportunity, also Möglichkeiten für ein Aufsehen erregendes Motiv) schon mit dem Leben bezahlt. Im Internet finden sich viele »last selfies«: Selfie mit Stieren im Hintergrund in den Gassen von Pamplona, Selfie am porösen Klippenrand britischer Kreidefelsen, Selfie an einem Baukran über Sankt Petersburg hängend und grinsend, Selfie am Steuer auf der Überholspur mit Gegenverkehr. Manche sind aus Schönheitsoperationen für den gewünschten Barbie-Look oder J.-Lo.-Po – die gefährlichste aller Schönheits-OPs – nie mehr aufgewacht. Andere haben den Suizid eines Instagram-Stars schnurstracks nachgeahmt. Wieder andere haben den Online-Sternchen die digitale Identität gestohlen, weil die eigene Realität – oder auch nur das eigene Profil im Netz – zu unerträglich wurde. Und der oder die Bestohlene fühlt sich wie ausradiert und virtuell verstorben.

Viele User finden längst, dass ein Bild von ihnen, ohne zuvor beschönigende Fotofilter durchlaufen zu haben, weder zu ertragen noch zuzumuten sei. Wer will schon einen Shitstorm mit einem Pickel auslösen? Mein Gesicht als Zumutung, die Realität als Zumutung. Wer will sich die Wirklichkeit noch antun? Das muss doch nun wirklich nicht mehr sein. So viele Filter stehen zur kostenlosen Verfügung als App bereit – wer will da noch ins grelle Tageslicht hinaus? Sich völlig ungefiltert den Betrachtern aussetzen? Nein, komm mit hinein in die schöne neue Welt ganz ohne Pickel und Problemzonen und mach aus dir, was und wer du sein willst. Bleibe nicht, wer du bist. Das will keiner sehen. Du langweilst! Auch ein neues Schimpfwort, das kurz nach »Durchschnitt« kommt. Denn unser reales Leben bringt kaum noch Klicks und Likes.

ZUSAMMENFASSEND LÄSST SICH SAGEN

Stundenlang auf Displays zu starren und die scheinbar perfekten Leben der anderen auf Instagram, Facebook, TikTok, Snapchat und Co. anzusehen, macht unglücklich und führt zu Minderwertigkeitskomplexen, Körperbildstörungen, Neidgefühlen und Selbstwertzweifeln. Nichts muss mehr abgewehrt werden als die Durchschnittlichkeit. In der Folge bekommen wir eine neurotische Angst vor einer realistischen Selbst- oder Fremdwahrnehmung. Aber die Gefallsucht kann nicht nur unglücklich machen, sie kann – wie alle Süchte – auch tödlich enden. Im Internet finden sich viele »last selfies«.

WARUM MACHEN UNS VERGLEICHSPORTALE IMMER NEUROTISCHER?

Weil wir immer weniger sehen, was wir haben. Weil wir immer häufiger versuchen, unerreichbaren Vorstellungen nachzujagen, und immer seltener aus dem etwas Gelungenes machen, was vorhanden ist. Weil wir immer missgünstiger anstatt großzügiger und nachsichtiger mit uns und anderen werden.

Die exhibitionistische Neurose will einen Zwang beschreiben, einen inneren Drang, nahezu alles zur Schau stellen zu müssen und sich so einem immer gnadenloseren und globalen Vergleich auszusetzen – aus einer Gier nach Beifall heraus oder auch nur, um etwas Aufmerksamkeit zu ernten. Bleibt der Beifall aus, zeigt sich das Ausmaß der Abhängigkeit von äußerer Zustimmung, die zur Stabilisierung des eigenen Wertes so dringend benötigt wird.

Nicht selten kommt es bei Usern dann zu schweren Selbstwertkrisen, insbesondere wenn die Stimmung kippt und ihnen immer mehr Ablehnung entgegenschlägt. Damit muss immer gerechnet werden, da das Interesse im Internet frei flottierend ist, Trends nachjagt, stetig neue Sensationen sucht, letztlich volatil ist und hochgradig von

Zufällen abhängt. Das lässt einen ängstlich und verspannt werden, da man nie weiß, wann sich das Blatt wenden wird. Und man beobachtet besorgt, dass es sich bei so gut wie allem irgendwann wendet.

WAS KÖNNEN WIR DAGEGEN TUN?

Wir können aufhören, dem Leben anderer zu folgen, um ungestörter – der eigenen Intuition folgend – dazuzulernen und geduldig eine eigene Schönheit zu entwickeln, anstatt virtuellen Trugbildern und Schimären nachzueifern. Das führt längerfristig zu immer ähnlicheren Lebensentwürfen, weniger Individualität und mehr psychischen Störungen, gerade weil wir anonymen Kritikern oder Fans gefallen wollen und immer zwanghafter nach dem Besonderen streben. Wir sollten Vorbildern nacheifern, die wir persönlich kennen, und ihnen möglichst unverstellt begegnen. Wir sollten weniger angeben und mehr zugeben.

7 // ERZIEHUNG

ERZIEHUNGSWETTSTREIT // DIE PERFEKTIONISTISCHE NEUROSE

Das wachsende Bedürfnis, in allen Lebensbereichen glänzen zu wollen, hat leider auch in der Erziehung Einzug gehalten. Das lässt sich bei meinen Patienten mit Kindern feststellen: Unter den Eltern hat sich ein Erziehungsperfektionismus eingestellt und in der Folge ein Konkurrenzdenken zwischen Frau und Mann, Mutter und Vater, das aufrechnet, aufzählt, abwiegt und bemisst, was wer wie gut oder schlecht und wie häufig hinbekommen hat.

Bei Eltern macht aber weniger das Geschlecht den Unterschied, sondern die Persönlichkeiten, die Vielfalt in die Familie und Erziehung einbringen können (oder eben nur könnten). Konkurrenzdenken vernebelt die Sicht auf die individuellen Stärken und Schwächen von sich selbst und von Partnerin oder Partner. Außerdem verhindert es zwangsläufig ein Sich-Ergänzen zum Wohle der Kinder. Denn das eigene Ringen um eine gute Bilanz steht im Vordergrund, nicht die Frage, wie es allen damit geht.

Das nimmt mitunter groteske Züge an, nahe an: Operation gelungen, Patient tot. Nur damit wir uns als erfolgreiche Mütter und Frauen oder als erfolgreiche Väter und Männer fühlen können. Und erfolgreich wird häufig definiert als: Ich mache alles, was die anderen auch machen und (scheinbar) ja auch irgendwie hinkriegen. Heute auch immer häufiger: was andere Mütter oder Väter in irgendwelchen Chatgruppen vorgeben, hinzukriegen, zu machen oder sein zu lassen.

Doch davon hat mein Kind nichts. Solche Exzesse sind beispielsweise zu bewundern bei Geburtstagspartys für Fünfjährige, deren pompöse Ausgestaltung und Ausstaffierung wenig Anklang bei den Kindern finden, die schon bald nur noch mit einem ausgebuddelten Kuhknochen spielen. Aber den Freunden der Eltern hat die Party sehr gut gefallen. Es gab exzellente Cocktails und erlesene Tapas (Bionade und Veggie-Würstchen für die Kinder), und alle waren sehr beeindruckt vom schönen Ambiente des Reiheneckhauses der gestressten Gastgeber. Am Abend sind dann alle fix und fertig und keifen sich nur noch an. Doch ein Fünfjähriger kann noch nicht schreien: »Die Party habt ihr doch nur für euch gemacht!«

VERKÖRPERTE ERZIEHUNG

Gute Pädagogik bedeutet also gerade nicht, das Kind nach Vorgaben, Tipps oder Ratschlägen – ob aus Wissenschaft, Chatgruppen, Erziehungsratgebern oder -foren – zu trainieren, sondern Werte vorzuleben und zu verkörpern. »Verkörpern« – was für ein schönes Wort. Nur wir Menschen können etwas verkörpern. Also so leben, so glaubhaft leben, dass sich Geist und Gesinnung im Körper vereinen und durch ihn glaubhaft ausdrücken.

Die Liebe zu unseren Kindern muss einen für das Kind spürbaren, körperlichen Ausdruck finden. Je strenger wir sind, umso enger sollten wir unsere Kinder in Armen halten und nicht nur aus der Ferne mit dem Zeigefinger drohen. Egal, was wir auszusetzen haben, die Bindung und Liebe zu unseren Kindern sollte dabei nie infrage gestellt werden.

Über den Körperkontakt versteht ein Kind: Ich habe etwas Schlechtes getan, doch ich *bin* nicht schlecht, und meine Eltern lieben mich trotz alledem. Sie lassen mich nicht fallen, obwohl ich gestohlen oder gelogen habe. Dann bleiben die Eltern trotz allen Ärgers, trotz aller Wut oder Enttäuschung in der Beziehung, und das Kind entwickelt keine Ängste, fallen gelassen und als Person insgesamt abgelehnt zu werden. Aus gleichem Grunde sollten wir nie sagen: »Du bist eine Lügnerin!«, sondern immer: »Du hast gelogen.« Nie: »Du Dieb!«, sondern immer: »Du hast gestohlen, gib es zurück!« Das Kind dabei kräftig zu packen und aus nächster Nähe in die Augen zu schauen, anstatt aus der Ferne zu dozieren, ist zusätzlich besser. Auch das ist ein Körperkontakt, der die Bindung stärkt, anstatt sie zu schwächen.

Ein gesundes Urvertrauen in die Welt und in die Tragfähigkeit von Beziehungen kann sich aus diesen stärkenden (Primär-)Erfahrungen heraus in der Folge voll entwickeln. Wir sprechen dann von einer »sicheren Bindung«, aus der eine »voll entwickelte Beziehungsfähigkeit« hervorgeht.[109] Denn ich muss ausreichend vertrauen können, dass ich ausreichend geliebt werde. Ebenso muss ich mir ausreichend vertrauen, überhaupt ausreichend lieben zu können und insgesamt ausreichend liebenswert zu sein. Dieses ausreichende – oder eben nicht wirklich ausreichende – Grundvertrauen in Beziehungen und in meine Beziehung zu mir selber prägen sich schon früh aus. Und liebevoller Körperkontakt unterstützt die positive Entwicklung unserer Kinder ungemein.

Dabei sei noch betont, dass zu jedem beliebigen Zeitpunkt im Leben entsprechende sogenannte »emotional korrigierende Erfahrungen«[110] möglich sind. Und selbst heilende Umarmungen im hohen Alter können frühkindliche Wunden heilen. Es ist nie zu spät. Ohne hieran zu glauben, könnte ich meinen Beruf nicht ausüben.

Eine Haltung oder Gesinnung ist also erst menschlicher Ausdruck, wenn sie körperlichen Ausdruck findet. Nur eine Erziehung, die ich auch verkörpern kann, ist eine gute Erziehung. Denn auch die besten Erziehungsmethoden wirken nicht ohne Verkörperung. Früher sagte man, man solle »den Kindern ein Vorbild sein«. In digitalen Zeiten trifft es die Verkörperung besser, weil die digitalen Beeinflussungen, denen unsere Kinder zunehmend ausgesetzt sind, nie etwas verkörpern. Die Leiblichkeit wird immer mehr der existenzielle und verbleibende Unterschied zwischen KI und Mensch.

Eine gute Bindung und Verbindung zu unseren Kindern aufzubauen, geht nur mit Körpereinsatz. Wir müssen es körperlich spüren, geliebt zu werden, angenommen zu sein, berührt oder beschützt zu werden. Ohne unsere Körper können wir nichts fühlen. Und wer nicht hören will, muss manchmal fühlen. Wenn man Angst hat, muss man die schützende Umarmung spüren. Wenn jemand über Grenzen latscht, muss man es ihn spüren lassen. Wenn man begehrt, muss man die Haut spüren. Und wenn man groß ist, kann man dann andere all die verkörperten Dinge spüren lassen, die man als körperliche Gefühle, als verkörperte Erlebnisse selbst einmal in Kindheit und Jugend erfahren hat. Dann habe ich eine voll entwickelte Leiblichkeit und kann mich zwischenleiblich aufeinander einlassen und ausdrücken.

VON DER »MUTTER DES ERFOLGS« UND DER TYRANNEI DER KINDER

Amy Chua ist Mutter zweier Töchter und wollte eigentlich ein Buch über ihre Erfolgsgeschichte als »Tigermom« schreiben. Als »Mutter des Erfolgs« – wie sie sich selbst bezeichnet – sieht sie nicht nur sich, sondern meint, bei Eltern chinesischer oder asiatischer Abstammung in den USA handele es sich um andere, und zwar erfolgsorientiertere und erfolgreichere Erziehungsmethoden. Sie wären strenger und setzten hierfür auch mehr autoritäre Erziehungsmethoden ein.

So hätte Amys Geschichte davon handeln sollen, dass »chinesische Eltern bessere Pädagogen sind als westliche«.[111] Stattdessen erzählt sie von einem bitteren Kulturkonflikt, einer kurzen Kostprobe vom Ruhm in der Carnegie Hall und von einer letzten Demütigung auf dem Roten Platz in Moskau durch ihre 13-jährige Tochter Lulu. So fasst Amy Chua ihr Scheitern als Tigermom in ihrem Weltbestseller *Die Mutter des Erfolgs* zusammen.

Für mich liest sich dieser Erfahrungsbericht wie die Geschichte eines gescheiterten Projekts projektiver Selbstoptimierung, das in einem Eklat gipfelt, als Lulu – das erhoffte Wunderkind und die Geigenvirtuosin wider Willen – in einem Moskauer Lokal keinen Kaviar probieren will, was die »Mutter des Erfolgs« partout nicht akzeptieren kann. Es kommt zum Showdown am Roten Platz. Die Mutter verliert die Kontrolle über ihre dreizehnjährige Schöpfung: »Es gibt nichts Typischeres, Vorhersehbareres, Banaleres und Ordinäreres als eine amerikanische Teenagerin, die alles ablehnt, was sie nicht kennt. Du bist langweilig, Lulu – langweilig!«

»Halt den Mund«, schrie die Tochter zornig und zerschmetterte ein Glas auf dem Boden des edlen Restaurants für russische Spezialitäten. Die Gäste hörten auf zu essen und starrten konsterniert. Lulu konnte sich jetzt nicht mehr beruhigen, und es platzte aus der Dreizehnjährigen heraus: »Ich hasse dich! Ich hasse dich! Du kannst mich nicht leiden. Du redest dir ein, dass du mich liebst, aber das ist eine Lüge. Sonst würdest du nicht dafür sorgen, dass ich mich jede Sekunde wie Scheiße fühle. Du hast mein Leben ruiniert. Bist du jetzt endlich zufrieden?«

Der »Mutter des Erfolgs« schnürte es die Kehle zusammen, dennoch versuchte sie weiterhin, die aufbegehrende Tochter durch Drohungen und Einschüchterungen klein zu halten. Doch Lulu schrie nur noch lauter: »Du bist eine schreckliche Mutter. Du bist egoistisch. Dir ist jeder egal, nur du selber nicht. Was? Kannst du schon wieder nicht glauben, wie undankbar ich bin? Nach allem, was du für mich getan hast? Alles, was du angeblich für mich tust, machst du nur deinetwegen. … Ich hasse die Geige. Ich hasse mein Leben. Ich hasse dich und ich hasse diese Familie!«

Danach sprang die Mutter auf und rannte orientierungslos durch Moskau, wie »eine übergeschnappte 46-jährige Frau, die einen Sprint in Sandalen hinlegt«.[112] Dann blieb sie stehen und weinte bitterlich mitten auf dem Roten Platz, der schon viele Revolutionen gesehen hat. Diesmal war es aber keine kommunistische, sondern eine familiäre, eine pubertäre, eine überfällige. Wenn man das Buch gelesen hat, denkt man nur noch: »Endlich!«

Die »Mutter des Erfolgs« wählte als Untertitel: »Wie ich meinen Kindern das Siegen beibrachte.« Man könnte ihn dahingehend interpretieren, dass Lulu das Siegen erst lernte, indem sich die Tochter gegen die Gängeleien, das ständige Triezen und die unterschwelligen Entwertungen erfolgreich zu befreien begann und die auf sie projizierten Selbstoptimierungsfantasien der Mutter nicht mehr bereit war umzusetzen. Eine nur scheinbar wohlmeinende Tyrannei, die aus Lulu machen sollte, was Amy gerne geworden wäre. Und Lulu erkennt genau das, als sie ihrer »Mutter des Erfolgs« egoistische Absichten unterstellt: dass Amy in Wahrheit nur nach eigenen Erfolgen jage.

Ja, unbewusst machte Amy es wohl für sich. Amy wollte die »Mutter des Erfolgs« sein, nicht die bestmögliche Art Mutter für ihre beiden Töchter, was immer diese auch (Unterschiedliches) brauchen sollten. Das wird ihr auch bis zum Ende des Buches nicht voll bewusst. Manchmal blitzt es verräterisch durch, weil − und das ist die Stärke des Buches − Amy Chua die Vorkommnisse recht detailgenau und weitgehend ungeschönt wiedergibt. Ein lesenswertes Buch, das ebenfalls ganz im Sinne Paul Watzlawicks das Gegenteil beim Leser bewirkt, was es zu bewirken intendierte, nämlich mehr zu verkörpern und weniger Leistungsfantasien auf unsere Kinder zu projizieren. Einzelkinder leiden dann noch einmal potenziert unter einer perfektionistischen Neurose der Eltern, wenn alle Leistungsfantasien und Optimierungsansprüche auf ein einziges Kind projiziert werden.

ELTERN DES ERFOLGS ODER SELBSTWIRKSAME KINDER?

Die beiden Väter und Journalisten Marc Brost und Heinrich Wefing beschreiben in ihrem Buch *Geht alles gar nicht. Warum wir Kinder, Liebe und Karriere nicht vereinbaren können* den zunehmend überfordernden Anspruch, Erziehungsperfektionismus und die angestrebte Selbstverwirklichung beider Elternteile unter einen Hut zu bekommen.[113] Sie geben auch offen zu, dass das Schreiben des Buches die Überforderung natürlich noch verstärkt habe. Auf dem Cover sieht man die

Beine eines Business-Manns in Anzughose mit Bügelfalten, der achtlos ein Baby an der ausgestreckten Hand hält.

Kurz nach Erscheinen antwortete Barbara Lukesch mit ihrem Buch *Und es geht doch! Wenn Väter mitziehen.*[114] Auf ihrem Cover sieht man dann auch konsequenterweise einen Vater mit einer Tochter im Arm, wie er zwei weiteren Töchtern beim Spielen zuschaut – geduldig, auf Augenhöhe auf dem Boden sitzend, den Kindern zugewandt, entspannt lächelnd. Ein Vater dreier Töchter, der aufopferungsvoll mitzuziehen scheint, zumindest während des Fotoshootings im Studio. Auf dem Buchrücken wird Alexander Weber, ein Lehrer, zitiert: »Als Diplomatinnengatte arbeite ich sieben Tage die Woche. Meine Skills heißen Lisa, Elena und Anna.« Ich hoffe, er hat noch ein paar mehr.

Alles kann auch des Guten zu viel sein. Ja, selbst das Gute kann zu viel sein. Auch Fürsorge kann zu viel sein. Überfürsorge macht es unseren Kindern schwer, Selbstwirksamkeit zu erleben. Ich muss fallen dürfen, um lernen zu können, wie ich mich selbstwirksam abrollen kann. Ohne blaue Flecke geht das nicht. Verhindern wir alle Stürze schon im Voraus erfolgreich, lernen unsere Kinder das Stürzen nicht erfolgreich. Dann fühlen sich die Eltern selbstwirksam, aber nicht die Kinder. Das verunsichert sie, denn irgendwann werden sie es selber können müssen. Das ahnen unsere Kinder schon früh, und das verunsichert.

TIKTOK RUND UM DIE UHR UND INSTAGRAM ALS INSTANT GRAM

In der Reportage-Reihe *Follow this* von Buzzfeed handelt eine Folge von einflussreichen Teenagern. Darin wird ein 14-jähriges Mädchen, Danielle, zu Hause besucht, deren zehn Millionen Follower ihren drei Tanzaufführungen pro Tag folgen. Die Tochter zahlt der alleinerziehenden Mutter die Miete ihrer Wohnung in Kalifornien. Streng genommen ist die Tochter die Arbeitgeberin der Mutter.

Von »Parentifizierung« sprechen wir, wenn familiär eine Rollenumkehr stattfindet, also Kinder sich um ihre Eltern kümmern, sie finanzieren, sie auslenken, sie beschützen oder vor sich selber schützen. Beispielsweise wenn Kinder den betrunkenen Vater nach Hause führen oder sie – wie von Hape Kerkeling in *Der Junge muss an die frische Luft* beschrieben – alles tun, damit es der depressiven Mutter besser gehen möge.

Danielles Mutter kommt zur Anprobe für die nächste TikTok-Produktion. Danielle möchte möglichst wenig Kleidung tragen, die Mutter sieht das anders. Aber da die Tochter ihre Chefin ist, hat die Erziehungsberechtigte keine Chance, sich durchzusetzen. Gemacht wird, was die Tochter sagt, weil diese, wie sie sagt, genau wisse, was die meisten Klicks bringt: viel Haut und wenig Kleidung eben.

Danielle Cohn singt, seit sie elf ist, täglich Playback auf musical.ly und tanzt leicht bekleidet dazu. Die Mutter zog eigens für Danielles Playback-Karriere nach Los Angeles, und seitdem produzieren sie täglich zusammen drei neue Videos. Auf die Frage, was sie von anderen Leuten auf musical.ly abhebe, meint Danielle: »Ehrlich gesagt, weiß ich es nicht. Das hab' ich mich auch schon oft gefragt. Ich mache nicht mal irgendetwas besonders Cooles. Ich bin keine Tänzerin. Ich habe als Sängerin angefangen. Also warum bin ich hier berühmt geworden?«

Die Reporterin versucht sich mit einer Antwort: »Weil du ein süßes Mädchen bist, das vor dem Handy tanzt?«

Danielle: »Ja, vielleicht. Wahrscheinlich ist es das.«

Reporterin: »Empfindest du das als Arbeit?«

Danielle: »Ja, es ist anstrengend, die Shows zu machen. Ich finde, es fühlt sich an, als würde man den ganzen Tag im Büro arbeiten.«

Reporterin: »Du wirst jetzt zu Hause unterrichtet, oder? Wie war es zuvor?«

Danielle: »Es war eine normale Schule, bis ich berühmt wurde. Dann fingen die Mädchen an, mich zu ärgern, zu bekämpfen, weil sie neidisch waren. Dann habe ich alle meine Freunde verloren. Das ist blöd, ja.«

Sie wirkt nicht traurig, eher wie ein kleines Mädchen, das einmal darunter gelitten hat, aber die schmerzlichen Gefühle nicht mehr zulassen und herholen kann und will. Kurze Ausflüge in einen alten Modus der Verletzlichkeit. Dann schlüpft der Teenie-Star wieder in eine puppenhafte Künstlichkeit – für den nächsten Take, für das nächste Posting, für ihre Follower.

DIE SUPERMOM UND IHRE SUPERKIDS IN DAUERWERBE-SENDUNG

Amber Fillerup Clark hat eine andere Nische für sich entdeckt: die Supermom, die Übermutter, mit drei traumhaft hübschen Kindern und passendem Ehemann dazu. Hier funktioniert scheinbar alles wie am Schnürchen und im Partnerlook: der fünfköpfige amerikanische Traum, alle in Weiß, dann in Rosa, Kaki, Beige.

Auf die Frage, was der schwierigste Aspekt ihrer Instagram-Karriere sei, antwortet Amber: »Als berufstätige Mutter ist es so schwer, die Balance zwischen Arbeit und Erziehung zu finden. Wenn ich mich nur auf meine Kids konzentriere, dann habe ich ein schlechtes Gewissen unseren Angestellten gegenüber. Wenn ich eine tolle Chefin bin, dann habe ich ein schlechtes Gewissen, weil ich nicht bei meinen Kindern bin. Es ist ein ständiger Kampf, aber eines Tages werden meine Kinder wissen, dass die ganze harte Arbeit für sie war, und erkennen, dass jeder Traum Wirklichkeit werden kann.«[115]

Oder Albtraum: Vielleicht werden Ambers Kinder merken, dass auch jeder Albtraum Wirklichkeit werden kann und dass sie nicht einmal gefragt wurden, ob sie wollen, dass ihre Eltern mit ihnen Geld verdienen und Online-Werbung machen. Und wenn sie irgendwann doch noch gefragt werden – an irgendeinem Punkt in der fortschreitenden Totalveröffentlichung –, wäre gar nicht zu fragen besser gewesen, als eine Einwilligung ins Unvermeidliche einzuholen. Vielleicht haben die Insta-Kids später einen Päderasten am Hals, der sie seit Jahren online verfolgt hat und ihnen irgendwann in der realen Welt auflauert. Oder auf einschlägigen Webseiten werden Aufnahmen der Kinder gezeigt – keineswegs nur Nacktbilder –, oder ihre Gesichter werden mit Hilfe von Photoshop oder sogenannten »Deepfake-Apps« in pornographisches Bildmaterial hineinmontiert, was leider beides gängige Praxis ist. Deswegen ist heutzutage von der Veröffentlichung von Kinderfotos im Internet generell dringend abzuraten.[116]

Vielleicht werden die Kinder auch gehänselt und ständig mit Details aus ihrem Familienleben aufgezogen. Und alle kennen jede Ecke des Hauses und Gartens, in dem sie totalveröffentlicht herangewachsen sind. Dann wird das viele Geld von den Homestorys, das die Eltern bis zum 18. Geburtstag gehortet haben mögen, nicht wirklich trösten.[117]

DER RAUSWURF AUS DEM FAMILIENKANAL

Allerdings wird so manches Kind, das in einer Insta-Familie groß geworden ist, vielleicht später schreien: »Diesen beschissenen Insta-Feed über unsere ach so tolle Familie habt ihr doch nur für euch gemacht!« Jahrelang sollten sie sich so geben, wie es die Abonnenten des Familienkanals erwartet haben. Das gab Klicks, Likes, Lob von den Eltern und Geld für die Eltern. Und da Eltern ihre Kinder ernähren müssen, fangen diese ja nicht an, an dem Ast zu sägen, auf dem sie gemeinsam sitzen. Schert doch mal eine oder einer aus, kann das dann regelrechte Massenabwanderungen der Follower auslösen und den finanziellen Ruin bedeuten.

So geschehen bei einer Insta-Familie, die einen Sohn adoptierte, den asiatischen Jungen zunächst stolz präsentierte, ihn dann aber kommentarlos wieder aus dem Familienkanal verbannte.[118] Myka und James Stauffner bedienten Tausende von YouTube-Zuschauern, indem sie ihr Familienleben mit ihren bis dato drei Kindern zur Schau stellten. Bis zu ihrem *Big Announcement!!!#Baby4*. Darin verkündeten sie die Adoption eines Jungen aus Asien. Die Mutter von nunmehr vier Kindern verkündete feierlich: »Das ist etwas, von dem wir wirklich wollen, dass es Teil unserer Story wird.«[119] Doch diese Homestory verlief anders als geplant.

Der zweieinhalb Jahre alte Huxley aus China wurde zunächst für alle sichtbar in das Familienleben integriert. Im ersten Jahr stieg die Zahl der YouTube-Abonnenten auf 400 000 an. Dann, ohne Ankündigung oder Kommentar, verschwand Huxley aus den Videos der Stauffners. Nachdem immer mehr Follower zu fragen begannen, wo Huxley geblieben sei, veröffentlichte das Paar 2020 ein Video, in dem sie ehrlich eingestanden, dass Huxley nun bei einer anderen Familie lebe – das Ausmaß seiner Bedürfnisse (und seine Autismus-Diagnose) sei ihnen nicht bewusst gewesen.

Es folgte ein öffentlicher Sturz vom Sockel. Die Online-Meute stellte die Stauffners an den virtuellen Pranger: Die Zahl ihrer Follower brach ein, Sponsoren und Familien-Blogger distanzierten sich, über 150 000 Menschen forderten in einer Petition, alle kommerziellen Videos mit Huxley zu entfernen, und auf Facebook entstand das Hashtag *#justiceforhuxley*. Inzwischen sind die Videos des Channels *The Stauffner Life* nicht mehr aufzufinden, und die meisten Videos über die *adoption journey* sind verschwunden.

Die Debatte darüber, was Eltern im Internet dürfen, dauert an. Oder vielmehr sollte sie endlich ernsthaft beginnen. Auch muss die Frage geklärt werden, ab wann man von illegaler Kinderarbeit sprechen muss und der Staat zum Wohle der Kinder einschreiten sollte.

ZUSAMMENFASSEND LÄSST SICH SAGEN

Gute Pädagogik bedeutet nicht, ein Kind nach Vorgaben aus Wissenschaft, Chatgruppen, Erziehungsratgebern oder -foren zu trainieren, sondern Werte vorzuleben und zu verkörpern. Eine gute Bindung zu unseren Kindern aufzubauen, geht nur mit Körpereinsatz. Jedoch lassen sich ein Erziehungsperfektionismus und Konkurrenzdenken zwischen Müttern und Vätern feststellen, die zu ständigem Vergleichen und Aufrechnen führen.

Dieser Erziehungswettstreit bringt nur Verlierer hervor. Denn diese Haltung vernebelt die Sicht auf die Stärken und Schwächen aller Familienmitglieder. Es geht dann nicht mehr darum, was wem guttut oder was wen belastet, sondern nur noch darum, was wer wie erfolgreich hinbekommen hat oder eben nicht. Eine projektive Selbstoptimierung will aus den Kindern formen, was die Eltern gerne geworden wären. Ein Unterfangen, das auf lange Sicht scheitern muss.

Ausreichend gesunde Kinder werden sich irgendwann von dem Korsett aus Projektionen befreien und anschließend ihren eigenen Weg suchen. Waren die Erziehungsmethoden nachhaltig traumatisierend – wir sprechen von »komplexer Traumatisierung«, wenn es sich um viele kleine Dauerbelastungen oder andauernde Entwertungen handelt –, können die Kräfte für einen solchen Befreiungsschlag fehlen, und eine Kinder- oder Jugendtherapie muss hierzu erst befähigen. Nicht wenige gehen jedoch die Thematik erst im Erwachsenenalter an, manche nie.

WARUM MACHT ERZIEHUNGSPERFEKTIONISMUS IMMER NEUROTISCHER?

Weil wir glänzen wollen, anstatt zu verstehen und zu geben, was gebraucht wird. Weil der angebliche Kindzentrismus allzu häufig ein verkappter Vater- oder Mutterzentrismus ist. Nicht die Eltern sollten sich gut und erfolgreich fühlen, sondern die Kinder. Weil wir leisten wollen, wo wir lieben sollten, und wir in der Folge immer angestrengter, verspannter, gereizter und verbissener werden – und mit der Zeit nicht nur die Eltern, sondern auch ihre Kinder immer neurotischer werden.

Die perfektionistische Neurose agiert das eigene (verhinderte) Leistungsdenken an anderen aus. Nicht selten scheint heutzutage der Erfolg des Nachwuchses Eltern wichtiger zu sein als ihr eigener. So müssen dann Kinder immer brav, konzentriert, interessiert, zielstrebig, vernünftig und rund um die Uhr wissbegierig sein – auch wenn es darum geht, Chinesisch zu lernen. Dann müssen sie in Sportinternaten rackern oder unbedingt die erste Geige spielen – alles nur, weil die Eltern die dritte oder vierte Geige spielten oder sie es nie über die Bezirksliga hinausgebracht haben. Oder aber die Eltern durften weder Geige noch Fußball spielen, obwohl sie es so sehr gewollt hätten, und jetzt sollen es die Kinder wollen, wenn sie es doch dürfen.

Ob müssen oder nicht dürfen, beides sind nur zwei Extreme des gleichen Konflikts. Kein Wunder, wenn die Pubertät dann heftig wird. Schlimmer und ungesünder ist jedoch eine Pubertät, die ausfällt. Dann halten die Projektionen der Eltern und ihr eisernes Regiment, dann halten die subtilen Manipulationen und induzierten Schuldgefühle die Heranwachsenden noch so gefangen, dass der Befreiungsschlag (noch) ausbleibt. Man sollte sich also viel mehr Sorgen um Kinder machen, die sich niemals auflehnen.

WAS KÖNNEN WIR DAGEGEN TUN?

Mehr darauf vertrauen, dass sich Kinder über Jahrhunderte auch ohne all diese neuen elterlichen Leistungsansprüche und absurden Anstrengungen prächtig entwickelt haben. Wir sollten mehr darauf vertrauen, dass unsere Kinder alles Nötige in sich tragen, um ein ausreichend erfolgreiches und erfülltes Leben führen zu können. Wir sollten unseren eigenen Genen, die wir ja weitergegeben haben, mehr vertrauen und in der Folge unsere Kinder ermutigen, sich selbst mehr zu vertrauen. Vertrauen wir ihnen, fällt es unseren Kindern leichter, sich zu vertrauen. Vertrauen wir uns selbst nicht, wie sollten sie es lernen? Denn vertrauen wir uns selbst zu wenig, werden die Appelle verhallen, da wir sie nicht verkörpern können.

Wenn wir alle Solisten werden wollen oder sollen, wer spielt dann noch die Bratsche?

Also, was können wir tun?

Weniger!

AM ENDE GEHT ES UM ARBEIT UND WÜRDE

8 // ARBEITEN

SELBST-AUSBEUTUNG //
DIE EXKLUSIONS-NEUROSE

Dennis Meadows vom Club of Rome spricht schon seit 50 Jahren von der »Lüge des ewigen Mehr«. Er legt dar, dass die menschliche Spezies die Erde erst vor etwa 15 000 Generationen besiedelt habe. Bis zum Jahr 1750 habe es praktisch keinerlei Wachstum der Wirtschaft pro Kopf gegeben. Etwa 300 000 Jahre lang erlebten Menschen also keinerlei Verbesserung ihres Wohlergehens. Erst während der vergangenen 15 Generationen – also während 0,1 Prozent der Menschheitsexistenz – habe sich die allgemeine Anspruchshaltung herausgebildet, dass sich das Leben für alle dauerhaft und rasch zu verbessern habe.[120] Im Umkehrschluss bedeutet dies, dass es in den vergangenen 14 Generationen stets aufwärts ging und erst neuerdings ein Plateau erreicht zu sein scheint, auf das womöglich eine Talfahrt folgt.

So kommt auch der Soziologe Andreas Reckwitz zu dem Schluss, dass im Laufe des letzten Jahrzehnts die expandierende Spätmoderne einen »Tipping-Point«, also einen Wendepunkt, erreicht habe: Aus »Silent Revolutions« seien »Noisy Revolutions« geworden, die sich notfalls auch mit Gewalt Gehör verschaffen und mittlerweile nicht mehr zu überhören seien. Postindustrialisierung, Digitalisierung, Liberalisierung, Vermarktlichung und Globalisierung seien im neuen Jahrtausend in fast alle Lebensbereiche vorgedrungen, und fast niemand mehr könne sich heute ihren Auswirkungen entziehen. Die Folgen seien nicht nur erfreuliche Freiheits-, Konsum- und Mobilitätsgewinne, sondern eben auch vermehrt Probleme wie verschärfte soziale Ungleichheit, kulturelle Desintegration, psychische Frustrationen, Vernachlässigung öffentlicher Güter, Marktüberhitzungen und verstärkte ökologische Gefährdungen.[121]

DER GANZ NORMALE WAHNSINN

»Ein Hamsterrad sieht von innen auch aus wie eine Karriereleiter!« Dieser Spruch kursierte eine Weile auf Facebook. Das kann man subjektiv durchaus so wahrnehmen, und ein Hamsterrad-Job wird auch nicht selten als Karriereleiter oder Stepstone angepriesen. Doch objektiv betrachtet, tritt man in einem Hamsterrad immer auf dieselbe Stelle. Kämpft man sich mühselig kurzzeitig hoch, bringt einen die Schwerkraft wieder auf den Boden der Tatsachen zurück. Man mag zwar ununterbrochen und gehetzt in Bewegung bleiben, aber ohne eine positive Veränderung festzustellen, ohne Entwicklung, ohne Aufstieg. Ohne tatsächlich voranzukommen und ohne Rücklagen bilden zu können. Zunehmend mehr Menschen müssen sogar in mehreren Hamsterrädern gleichzeitig um die Wette rennen, weil eines nicht mehr zum (Über-)Leben reicht.

Ein Leben als Studentin oder Student in München beispielsweise wird durch die absurd hohen und weiter steigenden Mieten immer stressiger und hat mit der (gefühlten) Freiheit meiner Studienzeit kaum mehr etwas zu tun, scheint mir. Häufig müssen Studierende mehrere Jobs parallel unter einen Hut kriegen und strampeln sich rund um die Uhr ab, um überhaupt eine Bleibe finanzieren zu können und – im Wettstreit mit zig Mitbewerbern – auch zu bekommen. Gleichzeitig müssen sie immer verschulteren Vorgaben der Universitäten und Fachhochschulen gerecht werden. In der schicken Isarmetropole sind die Bewerbungsrunden und Vorstellungsgespräche in den Küchen von WGs fast so aufwendig, frustrierend und stressig wie die für einen Job im mittleren Management. Hat jemand dann noch einen Hund, kann das den Stoff für mehrere Sitzungen bieten. Mit der Note eines Bachelors in der Tasche müssen sich Studentinnen und Studenten dann erneut auf einen Master-Studiengang bewerben. Bekommt man schließlich irgendwo einen Platz, bedeutet das finanziell nur selten eine Verbesserung, denn (fast) alle Unistädte in Deutschland sind mittlerweile ebenfalls sehr teuer geworden.

Für mich klingt das alles sehr stressig und belastend, so beispielsweise auch für Psychologiestudentinnen und -studenten. Die müssen heute fast schon eine Eins mit Sternchen in Statistik aufs Parkett legen, um eine Chance auf einen Master-Studienplatz zu erhalten. Ich glaube nicht, dass ich das hinbekommen hätte. Vielleicht wäre dann – wegen so einem Wahnsinn – aus mir kein Psychologe geworden.

Auch als Studentin und Student kann man zum sogenannten »Prekariat« gehören. Laut Duden handelt es sich »um einen Bevölkerungsteil, der aufgrund von fehlender sozialer Absicherung in Armut lebt oder von Armut bedroht ist und insgesamt nur geringe Aufstiegschancen hat«.[122] Arbeitslose Frauen und Männer im erwerbsfähigen Alter gehörten schon immer dazu, heute aber auch befristet Beschäftigte, Leiharbeiter, Minijobber – immer häufiger selbst mit mehreren Minijobs – und Selbstständige mit geringem Einkommen, darunter auch die meisten Influencer und Unternehmer als Ich-AG in der Digitalwirtschaft. So ist denn auch der Job als Influencerin oder YouTube-Video-Blogger meist ein zusätzlicher, da man allein davon nicht leben kann. Oder aber ein Partner oder eine Partnerin trägt die finanzielle Hauptlast in einer Beziehung, und das gemeinsame Einkommen reicht aus.

Die Schauspielerin Iris Aschenbrenner, die einen Instagram-Kanal mit 80 000 Followern unterhält, sagte mir in einem Gespräch, dass man erst in dieser Größenordnung einigermaßen davon leben könne. Sie selber mache das mehr zum Spaß und sei durch die Schauspielerei nicht von ihrem Istagram-Nebenjob abhängig. Influencerinnen und Influencer würden sich aber nie einen Stundenlohn errechnen, weil es zu frustrierend wäre. Und auch deshalb, weil ihre Kolleginnen und Kollegen zu selbstverliebt seien, um die Selbstbespiegelungen überhaupt als Arbeit zu erleben. Die meisten würden es auch ohne Bezahlung machen: »Die sind längst süchtig!«

DAS WACHSENDE PREKARIAT

Der Begriff »Prekariat« war jahrelang in aller Munde. Dennoch existiert bis heute keine allgemeinverbindliche Definition unter Ökonomen. Klar ist immerhin: Gemeint sind Menschen, die zwischen der sozial abgesicherten Mehrheit der Erwerbstätigen (in Deutschland wohlgemerkt eine Mehrheit, was aber für die wenigsten Länder dieser Welt gelten dürfte) und den beinahe gänzlich aus dem Erwerbsleben Ausgeschlossenen wie Langzeitarbeitslosen stehen. Das Prekariat strampelt sich in wechselnden, schlecht bezahlten Jobs ab, ohne auf einen grünen Zweig zu kommen. Sie haben durchaus Arbeit, müssen aber oft darum bangen, sie auch zu behalten. Sie kommen mehr schlecht als recht über die Runden, Planungssicherheit ist und bleibt ein Fremdwort.

Eine Studie der Universität Erlangen-Nürnberg zeigt, dass selbst in Deutschland ein Achtel der Erwerbsbevölkerung dauerhaft in prekären Umständen lebt und/oder angestellt ist.[123] Die Forscher haben eine Reihe sozialer Indikatoren zusammengestellt, die als Indizien für ein prekäres Leben dienen können. Diese beziehen sich zum einen auf die häuslichen Lebensumstände. Zum anderen beziehen sie sich auf das Erwerbsleben. Darin enthalten sind etwa der Niedriglohnsektor, ein unsicherer Job oder fehlender Kündigungsschutz.

Es ist löblich, dass in Deutschland noch 2022 ein Mindestlohn von zwölf Euro eingeführt wird. Das ist allerdings dennoch ein Stundenlohn, mit dem man in München nicht klarkommt – alleinerziehend mit Kindern sowieso nicht. Ohne die Wohnungsnot und absurd hohen Mieten in den Griff zu bekommen, sehe ich nicht, wie ein Mindestlohn – zumindest in den Städten – eine echte Verbesserung bringen soll.

Gemäß der Studie waren 2018 über zwölf Prozent der Erwerbsbevölkerung in einem Zehnjahreszeitraum überwiegend prekär beschäftigt und/oder mussten sich anhaltend mit einer ebensolchen Haushaltslage arrangieren. Die größte Teilgruppe waren Frauen im Haupterwerbsalter – die meisten mit Kindern –, die in einem Zeitraum von zehn Jahren mal keinen oder einen zu schlecht bezahlten Job hatten. Allen Gruppen gelang im Beobachtungszeitraum der fortlaufenden Langzeitstudie (bislang von 1993 bis 2013) unter den jeweiligen sozialen und wirtschaftlichen Rahmenbedingungen keine nennenswerte Verbesserung ihrer prekären Lebens- und Erwerbsumstände. Zu diesen zwölf Prozent – »anhaltendes Prekariat« genannt – kommen noch 26 Prozent aus den »Zonen gefährdeter Sicherheit mit prekären Beschäftigungs- und Haushaltssituationen« hinzu. Zusammengenommen also über ein Drittel der Bevölkerung. Und wir dürften im weltweiten Vergleich noch gut dastehen.

In meiner Praxis in Sendling werde ich vor allem durch Patientinnen in ihren Dreißigern und Vierzigern mit dieser Problematik konfrontiert, die sich (fast) allein um die Kinder kümmern müssen und wenig bis gar keine Unterstützung dabei erfahren. Man will es nicht glauben, aber auch heute gibt es leider noch Väter, die sich aus dem Staub machen, sich ihrer Verantwortung teilweise oder ganz entziehen, nur sporadisch Unterhalt zahlen und ihre Kinder übers Jahr kaum bis gar nicht sehen. Manchmal sogar mit großspurigen Ankündigungen, die nicht eingehalten werden, was sowohl für die Kinder als auch für die Mütter eine fast schon traumatische Belastung darstellt. Das musste ich leider sowohl als psychologischer Sachverständiger für Familienrecht als auch als Psychotherapeut feststellen.

Bei den Kosten für ganztägige Kitas und für die Miete einer Zwei- bis Drei-Zimmer-Wohnung in München (aber auch in allen anderen Universitätsstädten in Deutschland) bekommen die Mütter das häufig Monat für Monat gerade so hin. »Aber fragen Sie nicht wie, Herr Hepp!« Ich frage dann natürlich erst recht genau nach.

VON DEPRESSIONEN UND AGGRESSIONEN

Die einhergehenden Frustrationen und Überforderungsgefühle alleinerziehender Mütter, das ständige Organisieren, die Notwendigkeit, alles noch effektiver zu takten, sowie der Dauerstress – nicht zuletzt mit dem Vater – bewirken nicht selten entweder Depressionen oder Aggressionen. Entweder richtet sich die Wut gegen die eigene Person (lat. deprimere: herunterdrücken) oder sie richtet sich nach außen (lat. aggredi: sich auf andere zubewegen, andere angreifen), wie wir im nächsten Kapitel noch sehen werden. Mein Eindruck ist, Frauen neigen verstärkt zu Ersterem, Männer zu Zweiterem.

Aus solchen (reaktiven) Depressionen schafft man es nicht allein mit Therapien heraus, es muss sich notwendigerweise ebenfalls etwas an den äußeren Strukturen des Alltags ändern. Häufig brächte das Ziehen aufs Land oder das Annehmen einer besser bezahlten Arbeit in einer anderen Region Deutschlands eine deutliche Verbesserung, aber man will verständlicherweise die Kinder nach einer Scheidung, oder nachdem man vom Vater sitzengelassen wurde, nicht auch noch aus ihrem sozialen Umfeld herausreißen. Ein häufiges Dilemma: Kontinuität für die Kinder versus ökonomische Verbesserungen.

»Aber es muss sich auch etwas an den Strukturen verbessern«, sage ich dann nicht selten, wenn Patientinnen nach aktivierenden und leistungssteigernden Antidepressiva (zum Beispiel Escitalopram, Venlafaxin, Prozac, Zoloft) fragen. Denn sonst käme ich mir vor wie ein Arzt, der Doping (zum Beispiel mittels Antidepressiva) verschriebe, nur damit die Patienten noch eine Weile in einem krank machenden System durchhalten können. Antidepressiva können durchaus einen Prozess aus der Depression gut und spürbar unterstützen, gerade bei schwereren Depressionen. Ich spreche dann von »Rückenwind« und füge hinzu, dass man aber weiterhin selber strampeln und lenken müsse. Aber nur in Kombination mit dauerhaft lebbaren Strukturen führt der Weg auch zu anhaltendem Erfolg. »Kinder zu erziehen, zu versorgen und aufzuziehen, ist kein Sprint, sondern ein Marathon«, ergänze ich manchmal noch.

Glücklicherweise gibt es inzwischen psychosomatische Einrichtungen speziell für Mütter mit Kindern, jedoch immer noch viel zu wenige. Um die Kinder wird sich dort ebenfalls gekümmert, und die Mütter sind krankgeschrieben und können die Verantwortung für einige Wochen abgeben. Häufig können sie sich erst dann wirklich auf eine Therapie einlassen. Anschließend führe ich die Therapie ambulant fort.

Natürlich gilt das alles auch für alleinerziehende Väter. Doch ich muss gestehen, dass ich in all den Jahren noch keinen behandelt habe. Zwar schon einige, die ein gleichberechtigtes Wechselmodell mit der Mutter praktizierten, aber noch nie einen alleinerziehenden Vater, der von der Mutter keine Unterstützung erfahren und sich in prekären Verhältnissen irgendwie so durchgeschlagen hätte. Aber vielleicht habe ich ja nächste Woche so einen Fall, wer weiß? Das ist ja so spannend an meinem Job.

Ich hatte auch schon Väter in meiner Praxis, denen das Sorge- oder Umgangsrecht (teilweise) entzogen wurde oder denen die Ex-Partnerin aus fadenscheinigen Gründen den Kontakt mit den Kindern erschweren oder untersagen wollte. Es gibt die verschiedensten Gemengelagen, doch fast immer haben sie das Potenzial, die Eltern in eine gefährliche finanzielle Schieflage zu bringen, sei es auch nur durch hohe Anwaltskosten.

DIE MACHT DER PLATTFORMEN UND DIE OHNMACHT DER MACHER

In zwei verschiedenen Dokumentarfilmen sehe ich Fahrer der Firma Uber[124] und Spotify-Musiker[125] in den USA demonstrieren. Zwei völlig verschiedene Branchen, aber die Schilder, die beide Gruppen hochhalten, sind fast identisch: Beide wollen einen fairen Anteil an den erwirtschafteten Gewinnen. Beide Gruppen bestehen aus (schein)selbstständigen Unternehmerinnen und Unternehmern und sind Teil des digitalen Plattform-Kapitalismus.

Firmen wie Uber und Spotify galten lange als Überflieger und standen sinnbildlich für alles, was die Start-up-Welt der alten analogen Welt voraushatte: digitale Dienstleister, die als »Plattform-« oder »Gig-Ökonomie« kategorisiert werden. Gemeint sind – oft global agierende – Unternehmen wie Uber (Personenbeförderung), Deliveroo (Lieferdienst) oder Spotify (Musik-Streaming), die sich lediglich als Vermittlungsplattformen für Jobs betrachten. Arbeitende werden hingegen entlohnt wie Musiker: unregelmäßig, eben von Gig zu Gig. Wie die ARTE-Dokumentation *Arbeit auf Abruf: Digitale Tagelöhner* zeigt, überreizen immer mehr Unternehmen, die internetbasierte Dienstleistungen anbieten, das Modell der (Schein-)Selbstständigkeit – um Kosten zu drücken und das Arbeitsrecht zu umgehen.

Viele Megakonzerne zahlen kaum Steuern oder machen sogar einen Verlustvortrag geltend, da sie durch massives Investieren in aggressive Marktexpansion lieber möglichst schnell ein Marktmonopol anstreben, als diejenigen fair zu bezahlen, die den Erfolg erst ermöglichen. Die Uber-Fahrer wie die Spotify-Musiker haben alle Kosten und Risiken selbst zu tragen und bekommen eine lächerliche Gewinnbeteiligung. 0,1 Cent – oder weniger – pro Streamingdienst-Abonnent, die oder der ihren Song länger als 30 Sekunden anhört oder weniger als einen Euro pro gefahrene Meile. Nachdem die Fahrer ihre Sprit- und Reparaturkosten abgezogen haben, bleibt für sie nur ein Bruchteil hängen.[126] Steigen die Spritpreise etwa stark an, ist das nicht Ubers Problem. Stehen die Fahrer länger im Stau oder haben einen Platten, können sie mit einer Fahrt sogar Minus machen. Doch die Plattform macht immer Profit.

Ich verstand zunächst 1,0 Cent, was sich für mich schon nach sehr wenig anhörte. Doch ein Patient rechnete mir vor, dass er für eine Million Klicks auf Spotify noch nicht einmal 1000 Euro erhalten habe. Wäre es 1,0 Cent gewesen, hätten es 10 000 Euro sein müssen. Davon könnte er zwar auch noch nicht leben, so aber habe er noch nicht einmal so viel verdient, wie ihm Produktionskosten entstanden seien. Er hatte seine Komposition von professionellen Musikern einspielen lassen, und diese auch fair dafür entlohnt. Das sei eben nicht mehr rentabel, und er sehe sich daher zukünftig gezwungen, seine Songs – wie die allermeisten seiner Zunft mittlerweile – selber am PC zu produzieren. Ein befreundeter Musiker sprach sogar davon, nur 0,004 Cent pro Stream zu erhalten, das variiere aber stark je nach Vertrag. Dann würde der Verdienst so lächerlich niedrig, dass man eigentlich nur noch mit Live-Auftritten über den Eintritt Geld verdienen könne.

Mein Beispiel ist schon einige Jahre alt. Auch das ist ein Kennzeichen der Plattform-Ökonomien, dass sie die Experten und Stars der Branche zu Beginn mit besseren Konditionen anlocken, aber schon bald verschlechtern sich diese rapide. Das galt beispielsweise auch für die Fotografie und für die großen digitalen Bildagenturen wie Getty Images oder Corbis – für alle lizenzfreien Bildagenturen sowieso.

Danach begann ich wieder, mir CDs zu kaufen, was aber nicht lange anhielt. Wirksam wäre es ausschließlich, in Zukunft endlich sämtliche Content Provider der Plattform-Ökonomien – und somit alle, die für die Inhalte, also das verkaufte Produkt, verantwortlich sind – gerechter an den Gewinnen zu beteiligen. Sonst werden wir eine Verarmung der Kunst und der Künstlerinnen und Künstler erleben. Und ein paar Superreiche werden mit Jeff Bezos an der Hotelbar im Weltall Party machen (ist längst in Planung) und Millionen bezahlen, um belustigt auf uns alle herabschauen zu können, weil sie gar nicht mehr wissen, wo sie auf Erden ihre Milliarden noch ausgeben sollten.

Schon jetzt gibt es Fans, die Songs immer wieder lediglich 31 Sekunden anhören, um ihr Idol damit zu pushen. Denn das wirkt sich gleichermaßen auf die Chart-Plazierung und den Verdienst aus, die sich wiederum gegenseitig hochschaukeln. So rief der Popstar Justin Bieber seine Fans auch ganz offen zu dieser Praxis auf.[127] Der Marktlogik entsprechend, sollte folglich in den ersten dreißig Sekunden musikalisch wie inhaltlich alles schon passiert sein. Längst beherzigen dies Hip-Hop oder Deutsch-Rap. Jazz oder Klassik haben da schlechte Karten, selbst wenn sie sich anpassen wollten. Etwas komplexere Kunst wird so durch den Plattform-Kapitalismus aus immer mehr Bereichen verdrängt.

Selbst der Rock hatte früher hin und wieder auf der B-Seite nur einen einzigen epischen Song. Bands wie Pink Floyd arbeiteten Jahre an einem Album. Wer könnte heute noch davon leben? Denn in 30 Sekunden passen eben nur maximal ein Gedanke (häufig fehlt selbst dieser), eine Melodie und ein Rhythmus. So machen wenige plattförmige Super-Angepasste Kasse, und viele große Künstler gehen (fast) leer aus. Wenn Letztere wieder an einer Bar auf Erden oder gar für Uber oder für Delivery Hero arbeiten müssen, wer macht dann ihre Kunst?

Auf diese ausbeuterischen Strukturen traf dann 2020 noch die Corona-Pandemie mit voller Wucht, und viele spielten ihre Lieder fortan nur noch im Netz vor einem anonymen Publikum – nicht selten noch nicht einmal für 0,1 Cent. Nein, sie spielten weiter, auch wenn sie Minus damit machten. Wir sollten als Gesellschaft diesen bewundernswerten Idealismus nicht kapitalistisch ausschlachten und diesem schleichenden Ausverkauf der Kunst nicht tatenlos zusehen. Denn schon in den Höhlen der Steinzeit kamen die Bilder der Rinder an den Wänden kurz nach dem Rinderbraten über dem Lagerfeuer, das wiederum die Höhlenkunst erst sichtbar machte. Ein Kreislauf, der sich bewährt hat. Auch wenn der Höhlenmaler nicht mitgejagt haben sollte, bekam er selbstverständlich – wie in jedem guten Rudel – ebenfalls ein Stück vom Braten ab. Das hat sich auch beim Homo Digitalis nicht geändert. Oder besser: Es sollte sich nicht ändern. Kunst ist und bleibt ein menschliches Grundbedürfnis.[128]

DIE LÜGE VOM EWIGEN MEHR

Nach den neoliberalen Fantasien über den Individualismus soll jede bzw. jeder möglichst eine Unternehmerin oder ein Unternehmer in eigener Sache sein und sich in einer dynamischen Wirtschaft ständig umschulen und ständig neu aufstellen. Doch das überfordert immer mehr. So begleitet auch eine gesteigerte Rhetorik der Selbstermächtigung die IT-Revolution. Die Fahrer von Uber-Taxis, die ihre Dienste für abgrundtiefe Fahrpreise anbieten, oder die Künstler von Spotify, die pro Klick nur lächerliche Gewinne machen, stehen indessen für das wahre Schicksal vieler dieser (schein-)selbstständigen Unter-

nehmerinnen und Unternehmer. Das Aufstiegs- und Fortschritts-
und Immer-mehr-Versprechen erscheint in den letzten Jahrzehnten
immer weniger realistisch. Die kapitalistische Vorstellung, Fort-
schritt bedeute immer nur Gewinne für die gesamte Gesellschaft,
hat ihre Glaubwürdigkeit verloren. Verlusterfahrungen machen sich
breit. Das Ergebnis sind Anerkennungs- und Identitätsprobleme[129],
aber auch Not und Elend.

DER HOMO DIGITALIS SCHAFFT DEN HOMO SAPIENS AB

Und die ökonomischen Entwicklungen der letzten Jahrzehnte befeuern Abstiegsängste in einer Zeit, in der sich das Kapital auf immer
weniger Köpfe verteilt. Vor gut hundert Jahren verschwanden die
Pferde aus dem Arbeitsprozess. Ihre tierische Muskelkraft wurde
durch kostengünstigere Dampfmaschinen ersetzt, und die meisten
Pferde wurden schlicht nicht mehr benötigt.[130] Pferde ohne unmit-
telbaren ökonomischen Nutzen weiterhin zu ernähren, wollten sich
in der Folge nur noch ein paar reiche Familien leisten, weshalb die
Zahl der heute lebenden Pferde nur einen Bruchteil derer um 1900
ausmacht.

Ein ähnlicher Prozess der Überflüssigmachung durch Technik
ist heute im Bereich der menschlichen Arbeitskraft zu beobachten.
Der Arbeiter, aber auch die (ehemalige) Mittelschicht und Akademi-
ker werden zunehmend durch vollautomatische Arbeitsabläufe mit
algorithmischen Selbstoptimierungsschleifen, durch kostengünstigere Roboter und künstliche Intelligenz (KI) sowohl in Arbeitspro-
zessen als auch im Bereich der Dienstleistungen ersetzt.

Thomas Piketty, französischer Ökonom, schreibt in seinem epo-
chalen Werk *Das Kapital im 21. Jahrhundert* über die wachsende Ver-
mögens- und Einkommensungleichheit im beginnenden dritten
Jahrtausend. Dabei untersucht er die Veränderungen in der Vermö-
gens- und Einkommensverteilung seit dem 18. Jahrhundert, also seit
Beginn der ersten industriellen Revolution. Piketty vertritt darin

die These, die Vermögenskonzentration sei seit Mitte des 20. Jahrhunderts in den Industrienationen deutlich gestiegen. Inzwischen steuerten wir auf Verhältnisse wie im 19. Jahrhundert zu, als ein paar superreiche Adelige, Großgrundbesitzer, großbürgerliche Kapitalisten und Fabrikbesitzer den Kuchen fast vollständig unter sich aufteilten. Eine Zunahme der Ungleichheit gehöre zwar wesenhaft zum Kapitalismus, doch die unkontrollierte Zunahme der Ungleichheit bedrohe zunehmend die Demokratie und die Wirtschaft gleichermaßen.

Ian Bremmer, Präsident der Eurasia Group und Mitstreiter Pikettys, blickt ähnlich besorgt auf ein wachsendes Missverhältnis zwischen dem Wert der menschlichen Arbeit und den hohen Renditen von Kapitalerträgen und sagt zu den massiven Umwälzungen der letzten Jahrzehnte: »Den Technik-Fans, die behaupten, Technologie habe immer mehr Arbeitsplätze geschaffen und werde das weiterhin tun, sage ich, Technologie hat Arbeitsplätze geschaffen, solange es Dinge gab, die Menschen tun können. Aber wenn die Grundfähigkeiten eines Menschen durch Technologie übernommen werden, werden Menschen zum Äquivalent von Pferden.«[131]

Das bedeutet dann nicht zwingend, dass wir kein sinnvolles Leben mehr führen können. Doch wir werden uns gewaltigen Veränderungen stellen müssen, auch psychischer Art. Unser Verständnis von lohnender Arbeit wird sich wandeln müssen. So sollten wir auch ehrenamtliches Engagement als eine lohnende Arbeit betrachten.[132] Sich als Person über eine Arbeit, Anstellung oder Tätigkeit zu definieren, ist noch sehr tief verankert. Wir verändern uns nur langsam in solch großen Fragen.

Die Technologien zu Beginn dieses Jahrhunderts entwickeln sich hingegen derart rasant, dass die Geschwindigkeit zunehmend mehr Menschen überfordert. Beispielsweise sind Verkehrsunternehmen aktuell noch der zweitwichtigste Arbeitgeber in jedem der fünfzig US-Bundesstaaten.[133] Voraussichtlich gibt es aber in zehn Jahren die meisten dieser Jobs nicht mehr.

Auch Piketty macht »das frühe 21. Jahrhundert Angst. Der internationale Kapitalismus scheint unkontrollierbar zu sein. Konzerne und Milliardäre entziehen sich der korrekten Besteuerung.«[134] Das sehen selbst nicht wenige Millionärinnen und Millionäre so. Hundert von ihnen meldeten sich in einem gemeinsamen Schreiben zu Wort. Während die Welt in der Corona-Pandemie eine Menge Leid durchgemacht habe, schreiben sie in ihrem gemeinsamen Statement *In tax we trust*, »haben wir tatsächlich gesehen, wie unser Vermögen während der Pandemie gestiegen ist«. Und dann rufen sie die Politik auf: »Besteuert uns, die Reichen, und besteuert uns jetzt.«[135] Denn de facto müssten sie aktuell (fast) keine Steuern zahlen, wenn man nur einigermaßen clevere Anwälte, Vermögens- und Steuerberater habe und international aufgestellt sei, was auf die allermeisten zutreffe.

Und Jeff Bezos scheint besonders gute zu haben. Denn der Amazon-Milliardär zahlte von 2014 bis 2018 gerade mal 0,98 Prozent effektive Steuern. Dabei liegt der Spitzensteuersatz in den USA bei über 39 Prozent. Jeff Bezos musste während der Pandemie keine Läden schließen, sondern vermehrte sein Privatvermögen um 80 Milliarden US-Dollar. Bezos ist aber leider nicht unter den Unterzeichnern zu finden, er frönt dagegen lieber seinem Weltraum-Hobby. Doch auf Erden fehlen dann die Steuereinnahmen für einen demokratischen Rechts- und Sozialstaat, der den Namen auch verdient.[136]

All diese rasanten Entwicklungen sorgen dafür, dass heute zwei Drittel der Menschen in den Industrienationen ärmer sind als ihre Eltern. In der Nachkriegszeit war diese Korrelation umgekehrt.[137] Hinzu kommt, dass wenige viel erben werden, doch die meisten Menschen nichts bis fast nichts. Oder sie erben gar die Schulden und Sorgen der Eltern. Auch hierdurch werde sich die soziale Schere in den nächsten zehn Jahren weiter öffnen, so Piketty.[138]

In Deutschland ist festzustellen, dass Kinder aus der ehemaligen DDR – anders als ihre gleichaltrigen Kollegen, Freunde oder Partner

aus der ehemaligen BRD – so gut wie nie etwas erben. Ein Ungleich-
gewicht mit sehr unterschiedlichen Startbedingungen ins Erwachse-
nenleben, das ich auch in meiner Praxis feststelle.

DER TASCHENSPIELERTRICK DER DIGITALWIRTSCHAFT

Zynischerweise – und gemäß obiger Logik – spart beispielsweise
Uber auch dadurch Steuern, dass das Unternehmen im großen Stil in
die Softwareentwicklung automatisierter Transportsysteme investiert. So gesehen, generieren Uber-Fahrer weltweit die Gewinne, die
zur Vorbereitung ihrer Abschaffung reinvestiert werden. Und Uber
braucht so gut wie keine Steuern zu bezahlen, da die Investitionskos-
ten steuerlich geltend gemacht werden können. Ein Teufelskreis, der
einen verzweifeln lassen kann.

So weint auch eine Uber-Fahrerin am Steuer ihres noch nicht vollständig abbezahlten Chevrolets, als sie gestehen muss, dass ihr mittlerweile sogar das Geld für Benzin fehle, um mit den Kindern noch
die Großeltern besuchen zu können, obgleich sie 12 bis 14 Stunden
täglich Fahrgäste durch San Francisco kutschiere.[139] Auch sie erzählt
davon, dass man sie mit besseren Konditionen geködert habe, sodass
sie sogar ihre feste Anstellung dafür aufgegeben habe. Danach wäre
es immer schwieriger geworden. Sie habe das Gefühl, Ubers Algorithmen benachteiligten sie zunehmend.

Ich sprach mit einem Uber-Fahrer in München darüber, der
mir erklärte, dass in Deutschland Betriebe, die für Uber arbeiten,
genauso organisiert und reglementiert würden wie Taxiunterneh-
men auch. Und sein Chef müsse Uber um die 30 Prozent für jede Ver-
mittlung abgeben, da sei es nicht leicht, ein rentables Unternehmen
aufzubauen. So bekäme er als Uber-Fahrer einen festen Stundenlohn von seinem Betrieb, sei sozialversichert, habe somit die Sicherheiten einer festen Anstellung, wobei es nur ein Zweitjob sei. Sonst
könne er davon nicht leben und seiner Familie in Pakistan kein Geld
schicken. Wie hoch oder niedrig sein Stundenlohn denn sei? Das

wollte er mir allerdings nicht sagen. Und meinte nur (gespielt) entsetzt: »Einen Uber-Fahrer nach Kohle zu fragen, ist so, wie eine vierzigjährige Frau nach dem Alter zu fragen!« Wir lachten gemeinsam. Auch er bekomme keine Antwort, wenn er sich bei Kollegen nach dem Verdienst erkundige.

GEWINN UND VERLUST DER SOZIALEN TEILHABE

Und wir stehen erst ganz am Anfang dieser neuen Entwicklungen. Schon bald werden wir Roboter haben, die (fast) alles können. Es wird aber nur wenige Menschen geben, die diese Roboter in großer Zahl besitzen werden. Denn je mehr diese selbstlernenden Systeme können werden, umso mehr werden sie kosten, was beispielsweise heute schon für Quantencomputer gilt, die selbst Blockchains knacken können.[140] Am Ende dieser Entwicklung werden wenige unendlich viel und fast alle kaum noch etwas bewirken können. Wir steuern auf eine nie dagewesene Ungleichheit von Wirkmöglichkeiten und Ohnmacht zu. Eine Entwicklung, die wahrscheinlich mindestens so einschneidend sein wird wie die Umwälzungen im Verlauf der bisherigen drei industriellen Revolutionen.

Diesen gewaltigen gesellschaftlichen Umbrüchen haben wir – nach anfänglicher Massenverelendung – durch Gesetze und Gewerkschaften, durch sozialethische Schriften, Rädelsführer und Aufstände, durch Generalstreiks und sozial verträgliche Regulierungen eine prosperierende Mittelschicht abgerungen. Doch ich fürchte, die aktuellen Herausforderungen werden noch größer werden, und wir sollten handeln, bevor es zu neuerlichen Massenverelendungen kommt.

ELYSIUM: EINE ZWEIKLASSENGESELLSCHAFT IN 2154

Der Hollywood-Streifen *Elysium* malt ein Zukunfsszenario, in dem die Gesellschaft in zwei Klassen geteilt ist. Die einen leben wie Gott in Frankreich, nur eben auf der Raumstation Elysium – einem Hightech-Schlaraffenland ohne Krieg, Krankheit oder Sorgen für ein paar Auserwählte mit den nötigen Mitteln oder undurchsichtigen Privilegien. Und die breite Masse? Die vegetiert irgendwo da unten vor sich hin und wurde schon lange zurückgelassen. In diesem irdischen Jammertal gibt es mehr Krieg und Konflikte, mehr Seuchen und Sorgen denn je. Man hat die Mauern kilometerhoch gezogen.

Bloße Science-Fiction? Solches Elend kann man schon heute in Favelas und Slums, den Banlieus und Plattenbauten-Ghettos in den Speckgürteln der Megacitys dieser Welt antreffen. Dagegen gleichen noble Wohnanlagen in Kapstadt, Moskau, Dubai, Caracas oder Los Angeles – strengstens bewacht und immer bewässert – schon heute so einem Elysium. Hier: bewachte Oase. Da: Dürre und Elend.

Häufig direkt neben den Townships bilden die Reichen ihre glückselige Schildkrötenformation. Die Gewinner koppeln sich ab. Dafür müssen sie gar nicht die Erde verlassen. Es reicht, genügend Menschen der Serviceclass anzuheuern, um sich beschützen und bedienen zu lassen, kilometerlange Mauern hochzuziehen und das ganze Idyll noch mit viel Stacheldraht, einem Dutzend deutscher Schäferhunde, unzähligen Überwachungskameras und Bewegungsmeldern abzusichern. Haben die Glückseligen noch einen Helikopter und einen Landeplatz diesseits der Mauern, brauchen sie mit dem »Plebs« – so hieß die breite Masse der Abgehängten im alten Rom – gar nicht mehr in Berührung zu kommen.

Und diese Welt in der Welt funktioniert durch ein Heer an Online-Tagelöhnern wie eine geölte Maschine. Dazu braucht man die Menschen der Serviceclass nicht mal mehr einzustellen und einen großen Hofstaat zu unterhalten. Die britische TV-Serie *Downton Abbey* zeigt eindrücklich, wie viel Verantwortung für die Gutsherren damit noch vor gut hundert Jahren einherging. Nein, man wischt heute vom Sofa aus nur ein wenig auf dem Tablet herum – und schon kann man fast jede erdenkliche Dienstleistung buchen. Spätestens zum Schlafen verlassen die Wächter, Reinigungskräfte, Kindermädchen, Personal Trainer, Coaches (für alles nur Erdenkliche), Unterhaltungskünstler, Greenkeeper, Taxifahrer, Dealer, Handwerker, Stylistinnen, Prostituierten, Bodyguards, Kurierfahrerinnen, Gärtner, Masseurinnen, Hausmeister, Köchinnen, Hundetrainer, Nachhilfelehrerinnen, Caddys, Tennistrainer oder Reitlehrer wieder leise das Elysium und müssen dann Trinkwasser in Kanistern für ihre Kinder ranschleppen, während jenseits der Mauern der Golfrasen die ganze Nacht hindurch gesprengt wird.

JOHANNS 4.0 EXPERIENCE

Vor einigen Jahren besuchte ich einen Freund in Caracas. Er wohnte mit seiner Großfamilie in einem solchen »Elysium«. Zumindest für venezolanische Verhältnisse: Modernste Sicherheitstechnik, Gitter und Schranken, hohe Mauern und sehr viele Deutsche Schäferhunde und Dobermänner sicherten das luxuriöse Kleinod.

Insbesondere die massiven Stahlgitter vor allen Fenstern machten mir zu schaffen. »Ich bin in Caracas und nicht auf Alcatraz!«, dachte ich und forderte, einen Abendspaziergang machen zu dürfen. »Bist du wahnsinnig?«, schrien sie unisono, mehr Entsetzen als Frage. Sie sahen allesamt derart schockiert aus, dass ich blieb. In dem Anwesen selbst entbehre man doch rein gar nichts! Oder fehle es mir an irgendetwas? Ich dachte: »Freiheit«, und sagte: »Nichts.«

Der Teufelskreis ist schnell beschrieben: Die Reichen schaffen immer mehr Geld in Steueroasen, dem Staat fehlen immer mehr Steuereinnahmen. In der Folge gibt es mehr Staatsversagen, da der Staat ohne die nötigen Mittel weder für Sicherheit und Gesundheit noch für Ausbildung und Auskommen seiner Bürger sorgen kann.

Die Reichen sehen sich bestätigt, sorgen sich nur noch um ihre eigene Sicherheit und investieren in ihre eigene gesundheitliche

Vorsorge. Sie schicken ihre Kinder nach England auf noble Internate und fliegen über das Wochenende auf eine vorgelagerte Karibikinsel zum Ausspannen ohne Gitter. Ansonsten ziehen sie sich weiter in ihre Luxus-Ghettos zurück. Die Mauern wachsen stetig in die Höhe, jedes Jahr kommen noch ein paar Überwachungskameras hinzu, und die Würfe der Dobermänner werden neuerlich abgerichtet.

Irgendwann sehen die wenigen Superreichen gar nicht mehr ein, für diesen »failed state« überhaupt noch Steuern zu bezahlen, und verschieben noch mehr Vermögen in Steueroasen oder investieren gleich in Bitcoins und andere Kryptowährungen. Ein Teufelskreis, der die Kluft zwischen Gewinnern und Verlierern immer weiter vergrößert. Historisch betrachtet, ließ dann eine andere Spirale nicht lange auf sich warten: die Spirale der Gewalt mit Völkerwanderungen und blutigen Revolutionen.

Zum Einkaufen fährt man in Venezuela zu einer ebenfalls streng bewachten Shopping-Mall. Ist man da mal drin, könnte man auch in Houston, Texas oder Moskau sein. Nur dass die Polizei dort keine Maschinengewehre im Anschlag hat. Hier findet man alles unter einem Dach, in einer Konsumoase mitten im Elend.

Auf dem Weg dahin hielt ich an einer roten Ampel, was erneut Entsetzen auf der Rückbank auslöste. Das sei in Caracas ebenfalls lebensgefährlich, Straßengangs warteten hier an Kreuzungen gezielt auf ihre Opfer. Opfer wie mich, die sich ahnungslos an Verkehrsregeln hielten. Täglich würden hier Menschen für ein Paar einigermaßen neue deutsche Adidas-Sneaker umgebracht. Ich schaute auf meine Schuhe und gab Gas.

Dieses Phänomen kann man außerhalb Europas fast überall beobachten, und es nimmt weiter zu: die Abschottung der Glückseligen im selbstgewählten Ghetto namens »Elysium Villas«, »Royal Park Gateway«, »Paradise End Lodges« und der Geschmacklosigkeiten mehr. Im antiken Griechenland war das Elysium das Lust- und Wandelgärtchen des Philosophen Epikur (341–270 v. Chr.) und seiner Follower. Und Glückseligkeit wurde von den Epikureern keineswegs als glücklicher Zufall oder als strategisch erzwungenes Glück verstanden, das man durch den Ausschluss der Unglückseligen erlangt.[141] Heute werden die Verlierer abgekoppelt und entgleisen leise irgendwohin, wo sie möglichst wenig stören. Und wo sie wenig aufmucken. Doch das ändert sich gerade, wie wir im nächsten Kapitel sehen werden.

ZUSAMMENFASSEND LÄSST SICH SAGEN

In den Industrienationen sind heute zwei Drittel der Bevölkerung ärmer als ihre Eltern. In der Nachkriegszeit war diese Korrelation umgekehrt. Vor allem alleinerziehende Mütter haben es heutzutage in den Unistädten Deutschlands äußerst schwer. Nur wenige Menschen werden in naher Zukunft diejenigen Roboter besitzen, die fast alles können. Wir steuern auf eine nie dagewesene Ungleichheit von Ohnmacht und Wirkmöglichkeiten zu. Die Kluft zwischen Gewinnern und Verlierern weitet sich rasant. Ein Prozess, den die expandierenden Plattform-Ökonomien maßgeblich weiter anheizen.

Beginnen in Zukunft die Superreichen ihr Vermögen in Kryptowährungen zu (ver)stecken, koppeln sie sich vollends von den (Mangel-)Wirtschaftskreisläufen der restlichen 99 Prozent der Menschen auf der Erde ab. Und das oberste ein Prozent macht Dauerparty – live auf Instagram oder YouTube mitzuverfolgen – oder grüßt von der Yacht vor Malta oder Zypern, wo man sich beim Landgang praktischerweise auch gleich einen Reisepass für die EU kaufen kann. Oder man winkt gönnerhaft aus der Loge des eigenen Fußballvereins, mit Rundum-sorglos-Paket an Deck wie an Land. Das Geld scheffelt man auf zwielichtige Weise zwar nach wie vor in der Heimat, doch ausgeben möchte man es dann doch lieber in einer freiheitlich-liberalen Demokratie und in einem sicheren Rechtsstaat mit weniger Gittern und Korruption. Das macht mehr Spaß und ist weniger gefährlich. Doch egal, wo man gerade sein mag, man ist stets von einer wohlerzogenen Dienerschaft umsorgt, neuerdings »Serviceclass« oder »Online-Tagelöhner« genannt.

WARUM MACHT UNS EINE WINNER-TAKE-THE-MOST-ÖKONOMIE IMMER NEUROTISCHER?

Weil sie zutiefst ungerecht ist. Wir suchen dann einen Erfolg, der für alle unerreichbar bleibt – bis auf wenige Glückspilze, alleinige Erben, geniale Erfinder, visionäre Risikokapitalanleger, gutorganisierte Menschenhändler oder Umweltsünder, einige Drogenbarone, korrupte Oligarchen, Monopolisten mit entsprechenden Ellbogen (oder man wurde gewinnbringend von ihnen aufgekauft und ist fortan Privatier), erfolgreiche Diktatoren oder alteingesessene Mafiosi. Und in den nächsten Jahren wird dieser Erfolg noch weniger erreichbar werden. Dann werden wir – immer neurotischer – das Versagen bei uns und nicht im System suchen.

Über neurotische Abwehrmechanismen versuchen wir in der Folge, die grausamen Gesetze der digitalen Märkte mit ihren immer ungerechter verteilten Gütern zu verleugnen. Das ähnelt im Extrem einem Stockholm-Syndrom, bei dem sich die Opfer mit ihren Peinigern verbünden, sie anhimmeln oder sich gar in sie verlieben. Dann nehmen wir immer stärker wahr, dass es an uns läge, an unserer Faulheit, unserer Unfähigkeit und unserem Versagen – ohne Verbundenheit mit einer Gemeinschaft, die uns auffangen und trösten könnte. Dann könnte man von einer Exklusions-Neurose sprechen, da man nicht mehr gegen einen De-facto-Ausschluss ankämpft, sondern sich selber dafür verantwortlich macht, sich schämt, sich depressiv weiter zurückzieht und schließlich aufgibt, wie wir noch in Kapitel 17 sehen werden.

Kaum jemand kann sich sein Versagen noch erklären. Und nur wer angreift, schafft es in die Medien. Von der Masse derer, die sich deprimiert in die innere Emigration zurückzieht, keinen Ausweg mehr sieht und häufig unter einer schleichenden, unterschwelligen oder sogenannten »larvierten Depression« leidet, hört man hingegen kaum etwas.

WAS KÖNNEN WIR DAGEGEN TUN?

Rechtzeitig da demonstrieren, wo man noch keine 15 Jahre Arbeitslager dafür bekommen kann, an Generalstreiks teilnehmen und die richtigen Kandidaten wählen, wo es noch faire und freie Wahlen gibt. Zuvor sollte man sich gut informieren, welche Kandidaten die Schere zwischen ausgeschlossenen Verlierern auf der einen und Krisengewinnern und Monopolisten auf der anderen Seite glaubhaft und ernsthaft verringern wollen. Wir sollten Ausbildungen angehen, die zu Berufen qualifizieren, die noch länger einer digitalen Automatisierung standhalten werden. Und schließlich sollten wir das Urmenschliche in uns fördern und in anderen Menschen sehen und – auch finanziell – wertschätzen und großzügig vergüten.

Und was sollten wir tun, wenn wir schon eine Depression haben? Therapie. Zumindest in einem Land wie Deutschland, das weltweit zu den wenigen zählt, in dem es gesetzliche Krankenkassen gibt, die für die Kosten einer Psychotherapie komplett aufkommen. Die Abgehängten und Depressiven in der Mehrzahl der anderen Länder können sich noch nicht mal eine fachgerechte Behandlung leisten oder haben neben mehreren Jobs und hungrigen Kindern keine Zeit dazu.

9 // HASS

KOMPROMISSLOSIGKEIT //
DIE EXTREMISTISCHE NEUROSE

Immer mehr wählen die Aggression als Abwehr ständiger, kleiner und alltäglicher Frustrationen und eines tiefen, wachsenden Ohnmachtsgefühls. Ein Gefühl, diese *Schöne neue Welt* à la Aldous Huxley »einfach nicht mehr zu packen«, nicht mehr »mitzukommen, mitzuhalten«. Der noble Club, genannt *The Brave New World*, scheint immer strengere Türsteher zu haben, die immer weniger von uns reinlassen:

»Du nicht!«

»Warum?«

»Du bist von gestern, schau dich doch mal an. Du siehst aus wie dem letzten Jahrhundert entsprungen. Zieh Leine!«

Wir bekommen auch keine detaillierte Begründung, warum wir einen Kredit oder Job nicht bekommen haben. Wer könnte noch einen Algorithmus erklären, der leider zu einem ablehnenden Ergebnis gekommen ist? Vielleicht wohne ich nur im falschen Viertel und nicht ich, sondern meine Nachbarn leben über ihre Verhältnisse. Denn das wird auch in Deutschland von den Algorithmen der SCHUFA mitberücksichtigt. Meist erfährt man auch nicht mehr, warum eine Bewerbung via E-Mail nie eine persönliche Absage mit Begründung erhalten hat.

Was sind die Gründe für meinen Misserfolg? Wer könnte das noch sagen?

Was sind die Gründe für den Erfolg der anderen? Wer weiß das schon?

DAS ZEITALTER DES ZORNS UND DER ONLINE-STAMMTISCHE

Die wachsende Wut sei durchaus nachzuvollziehen, wie der indische Kulturkritiker Pankaj Mishra in seinem Buch *Das Zeitalter des Zorns* darlegt. Der Zorn sei Folge einer um sich greifenden Entfremdung und Entwurzelung. Der globale Kapitalismus habe zwar einige reich gemacht, aber er habe eben auch eine gewaltige Ungleichheit des Einkommens und der Chancen ans Licht geholt. Und vielen sei nichts anderes übriggeblieben, als sich »im sozialen Dschungel immer wieder fröhliche Masken überzustreifen«.[142]

Fröhliche Masken überzustreifen, reicht vielen aber längst nicht mehr, und sie zeigen immer unverhohlener die Fratze der Wut, des Hasses, des Aufruhrs und des Terrors. Aus wütenden Bürgern, versteckt hinter fröhlichen Masken, die ihre eigentlichen Gefühle für sich behielten oder nur im engsten Kreis oder am Stammtisch zum Besten gaben – der Autor Ijoma Mangold spricht vom *Inneren Stammtisch*[143] –, werden in wachsender Zahl Wutbürger, global vernetzt, von denen manche zu Hassbürgern mutieren und manche gar zu inländischen Terroristen, wie am 6. Januar 2021 in Washington D. C. mit Entsetzen zu beobachten war.

Ein souveränes, würdiges, selbstbestimmtes und insgesamt gelungenes Leben scheint sich schwerer realisieren zu lassen als noch vor wenigen Jahrzehnten. Dies gilt insbesondere für die ehemals wohlhabende, weiße Mittelschicht westlicher Industrienationen, und hier insbesondere für die Männer. Im Zuge der Globalisierung – aber auch des Feminismus – war die Fallhöhe weißer Männer aus westlichen Industrienationen besonders hoch, nach ihrer glorreichen Zeit in den 50er- und 60er-Jahren der Nachkriegszeit und nach mehreren Jahrhunderten Patriarchat und Kolonialismus.

Denn gegen Ende des letzten Jahrhunderts bildete sich in China und Fernost überhaupt erst eine Mittelschicht mit erfolgreichen Businessfrauen und global agierenden Unternehmern heraus. Im Ruhrgebiet wie in Detroit, in Manchester wie in Halle schrumpfte die

Industrie dagegen, denn sie war im weltweiten Wettstreit nicht mehr konkurrenzfähig.[144] Mit dieser Entwicklung fielen auch Arbeitsplätze weg, die ein mittelständiges Leben ohne größere Sorgen über Jahrzehnte ermöglicht hatten. Anschließende Tätigkeiten nach langwierigen Umschulungen brachten nie mehr den gleichen Wohlstand, den viele zuvor genossen hatten. Und auch die soziale Anerkennung litt unter den Folgen, was häufig das noch belastendere Problem war. All diese wirtschaftlichen Umbrüche waren für die Menschen aus der ehemaligen DDR noch um einiges früher, abrupter und dramatischer als für die Bevölkerung im Westen. Ein Grund – von vielen – für eine höhere Radikalisierung und einen ausgeprägteren Extremismus im Osten der Republik.

Über ein elektronisches Netzwerk, das unsere Beziehungen miteinander und zur Welt immer umfassender strukturiert, werden wir dauerhaft und in demütigender Weise an diesen Abstieg und unsere beschränkten Fähigkeiten erinnert, an unsere geringe individuelle Macht. Gleichzeitig wird uns der Aufstieg anderer in fernen Ländern, allen voran Asien, mit neuen Superreichen und einer neuen Mittelschicht immer wieder vor Augen geführt.

VON KRISENGEWINNERN UND SCHULDENBERGEN

Insbesondere die Weltfinanzkrise 2008 – von der Insolvenz des Finanzdienstleisters Lehman Brothers ausgelöst – hat diese Entwicklung über Nacht beschleunigt. Jahrelang wurden faule Kredite vergeben, ohne Kenntnis der realen Gegebenheiten. Selbst für Immobilien, die noch gar nicht abbezahlt worden waren, wurden neuerliche Kredite für ihre (fiktive) Wertsteigerung vergeben. Niemand überblickte mehr die wachsende Immobilienblase, randvoll mit faulen Krediten.

Die Bezeichnung »Finanzdienstleister« ist in diesem Kontext schon fast zynisch. »Finanzdienstbescheißer« wäre wahrscheinlich die passendere Tätigkeitsbeschreibung. Denn auf einen Schlag verloren Unzählige ihre Altersabsicherung, Kinder konnten nicht mehr studieren, und eine wachsende Zahl von Menschen in den USA lebt seither notgedrungen in ihren Autos und unter Brücken, wie wir noch in Kapitel 20 sehen werden. Vieles an dem scheinbaren Wohlstand der Mittelschicht war nur kreditfinanzierter Schein und über Nacht verschwunden.

Die Verluste der Superreichen waren zwar auch schmerzlich, doch sie veränderten deren Lebensumstände nicht maßgeblich im Sinne eines spürbaren Abstiegs. Außerdem agieren sie in der Regel ebenfalls global und konnten sich auf die Marktverschiebungen besser einstellen. Manche – wie Jeff Bezos – wurden gar zu großen Krisengewinnern. Der Amazon-Gründer baute eine Lagerhalle nach der anderen, »Fulfillment Center« genannt. Denn es fanden sich plötzlich unzählige Arbeitslose, die sich zu ausbeuterischen Konditionen und trotz mieser Arbeitsbedingungen beim Online-Versandhändler verdingten, was die meisten vor der Weltfinanzkrise noch abgelehnt hätten. Der Job entpuppte sich allerdings für die allermeisten als Hamsterrad und nicht als Karriereleiter.

Die Wirklichkeit der angewachsenen Schuldenberge trat hingegen für so gut wie alle anderen brutal zu Tage. Die gruselige Wahrheit »to big to fail« war nun in aller Munde. Also wurden die »Finanzdienstbescheißer« mit unseren Steuergeldern gerettet, was die Wut und den Hass der (ehemaligen) Mittelschicht selbstredend weiter verstärkte. Eine Wut, die bis heute anhält.

Denn gleichzeitig gibt es immer mehr Sehnsüchte, von denen sich im Zeitalter der Ich-AGs allerdings immer weniger verwirklichen lassen. Es gibt immer mehr Wünsche nach Konsumgütern, aber immer weniger Kaufkraft der (westlichen) Mittelschicht; es gibt immer vielfältigere Lebensentwürfe und Träume, aber immer seltener zweite Chancen. Es gibt eine allgemeine Unzufriedenheit, der die Politik, Therapien, Religionen und Traditionen immer weniger gerecht werden können. Es gibt eine wachsende Nachfrage nach Statussymbolen und Markennamen, aber weniger (nichtkriminelle) Mittel, um in ihren Besitz zu gelangen. Immer mehr suchen Prominenz im Netz, doch auf der Straße grüßt einen schon lange niemand mehr. Und es gibt immer mehr Empörung, die sich in den sozialen Medien weiter radikalisiert und immer seltener über Kompromisse gelöst werden kann. Die Kluft wächst – zwischen einer Elite, die sich die erlesensten Früchte der Spätmoderne aneigne, und einer wachsenden Masse bei schleichender Verelendung, die sich zunehmend in eine »verbitterte Brutalität« zurückziehe, so Mishra.[145]

Inzwischen können wir die nächste Stufe der Eskalation beobachten: Den Übersehenen und Ohnmächtigen reicht ein verbitterter Rückzug nicht mehr. Jetzt rotten sich die Wutbürger zu einem Mob zusammen, der agitiert, verfolgt, droht, verleumdet und auch mordet. Und der globale Vergleich der Lebensformen ist – dank digitaler Medien – sicherlich eine Ursache der Aggressivität jener, die sich im globalen Vergleich als zu kurz gekommen wahrnehmen. Die Attraktivität der Volksverhetzer liegt in ihrer Fähigkeit, diese wachsende Unzufriedenheit, das Gefühl, dass die Dinge entgleiten, alte Ressentiments und Vorurteile sowie die wachsende wirtschaftliche Unsicherheit und Entwurzelung aufzugreifen und gezielt anzuheizen.

WER VERDIENT AN DER EMPÖRUNGSINDUSTRIE?

Die Wut wächst also auf der Straße, aber auch in Reiheneckhäusern und Schrebergärtchen ehemals stolzer Arbeitersiedlungen. Und was machen die Big-Tech-Konzerne dagegen? Sie machen (fast) nichts, denn sie verdienen gut an der Wut.

Die spätere Whistleblowerin Frances Haugen, der wir in Kapitel 6 schon begegnet sind, hatte bei Facebook in einer Abteilung namens »Civic Integrity« gearbeitet, die sich um mögliche Beeinträchtigungen der gesellschaftlichen Stabilität kümmern sollte, aber kurz nach den US-Wahlen 2019 wieder aufgelöst worden sei.[146] Wie wir heute wissen, wurde die Erstürmung des Capitol Hill nicht ganz zwei Monate nach den Wahlen maßgeblich über Facebook organisiert.

Haugen wies darauf hin, dass Facebook-Nutzer in ihren Timelines (personalisierte Nachrichten) bevorzugt mit überraschenden, aufregenden oder empörenden Botschaften beliefert würden, um ihre Verweildauer und damit ihre Werbekontakte möglichst hochzuhalten. Je mehr Zeit die User gebannt auf den Webseiten verbringen, umso höher ist ihr sogenanntes »Engagement«. Die Praxis einer gezielten Steigerung des Engagements durch emotional stark aufwühlende Inhalte wäre vor der Wahl etwas abgemildert worden, aber eben nicht auf Dauer. Beiträge, die emotional stark erregten, empörten, verängstigten oder verärgerten, hielten die Menschen länger auf den Webseiten des Konzerns, wo sie folglich mehr Werbung sähen und Facebook mehr Geld brächten. Deshalb gehe Facebook gegen die Probleme nur dann vor, wenn PR-Krisen drohten, so Haugen.[147] Sie sähe sich deshalb genötigt, eine solche zu verursachen. In Kapitel 15 werden wir uns die politische und gesellschaftszersetzende Dimension von Facebook & Co. noch näher anschauen.

»Mir kommt das vor wie ein Betrug an der Demokratie«, sagt Haugen in einem Interview nüchtern und gefasst. Sie führt aus, dass sie keine bösen Absichten unterstellen möchte, sondern die durchaus realistische und durch Studienergebnisse unterfütterte Einschätzung des Konzerns teile, dass Facebook ohne das Pushen von Neid, Wut, Ärger und Hass beträchtlich weniger verdienen würde. Was aber nur bedeuten würde, nicht mehr »aberwitzig viel«, sondern nur noch »extrem viel« Profit zu machen.[148] Wie ist diesen Missständen beizukommen? Frances Haugen meint im Interview, zunächst einmal nur über eine »moralische Bankrotterklärung«[149]. Alle Fakten müssten auf den Tisch und allgemein öffentlich gemacht werden. Nur so könne ein Neustart gelingen. Denn Facebook habe das Monster, das es sehenden Auges kreiere, selbst nicht mehr im Griff.[150]

DIE ONLINE-BLASEN GLEICHGESINNTER

Die Kluft zwischen den Echokammern vertieft sich. Es mehren sich nahezu geschlossene Informationsräume mit Gleichgesinnten, die fast wie ein Echo die eigene Empörung, Wut oder Angst spiegeln und sich wechselseitig nicht selten immer weiter hochschaukeln und radikalisieren. Verbindungen zwischen den abgehängten Wutbürgern (und denen, die sich zumindest so fühlen) und einer liberalen, agilen und anpassungsfähigen neuen Mittelklasse in den wachsenden urbanen Großräumen der Megacitys schwinden zusehends – einhergehend mit einem wachsenden Stadt-Land-Gefälle. Diese neue Schicht wohlhabender Kosmopoliten wuchs vor allem in Asien während der letzten zwanzig Jahre stark an. In den westlichen Industrienationen schrumpfte diese Schicht im gleichen Zeitraum hingegen. Ein Trend, der sich weiter beschleunigen wird, glaubt man dem französischen Ökonom Piketty und seinen Studien.[151]

Der Journalist und Autor Dirk Kurbjuweit – von ihm stammt übrigens die Bezeichnung »Wutbürger«, gefallen 2010 in der Auseinandersetzung mit Thilo Sarrazin – schreibt über die sich weitende Kluft und den zunehmenden Verlust an Kompromissbereitschaft: »Die drei Emotionsbomben der Politik, Klassenkampf, Nationalismus und Religion, sind wieder da. Es wird mehr gestritten als früher, das ist gut, aber dieser Streit lässt sich nicht im Kompromiss auflösen, das ist übel.«[152]

Haben wir vollständig getrennte Informationsräume, werden Kompromisse unmöglich, weil man sich nicht mehr auf die gleiche Wirklichkeit bezieht. Es muss folglich immer zwei Lösungen geben, für zwei Welten, und man kann nicht mehr eine Lösung als brückenschlagenden Kompromiss akzeptieren.

Insgesamt ist die Ökonomisierung der sozialen Lebenschancen und Befriedigungsmöglichkeiten höchst ungleich verteilt, ohne dass den Marktverlierern unbedingt eine nachvollziehbare Legitimation für den eigenen Misserfolg geboten wird. Die Ungleichheit verletze häufig das Gerechtigkeitsempfinden der Enttäuschten, da sie sich in ihren Leistungen und ihrem Bemühen abgewertet fühlten, meint Andreas Reckwitz zu den Ursachen.[153]

So sind es Forderungen, die sich nur schwer auf Plakate schreiben lassen. Denn es sind diffuse Gefühle, die häufig kaum in Worte gefasst werden können. Eine Mischung aus ohnmächtiger Wut, genährt durch viele kleine Frustrationen, und einem Gefühl des Abgehängt-worden-Seins scheint der zugrunde liegende Nährboden für die wachsende Wut und den virulenten Hass zu sein. Manchmal sind es auch nur esoterische Impfgegner, die diffus der »Schönen neuen Welt« und ihren naturwissenschaftlichen Errungenschaften misstrauen, die sie mehr unbewusst als bewusst ablehnen.

Die Corona-Pandemie hat die Ungleichheit weltweit leider noch einmal drastisch verschärft. In den diffusen, teils hygienischen, teils hysterischen, teils ökonomischen, teils nationalistischen, teils esoterischen oder anthroposophischen, teils nostalgisch-verklärend und rückwärts gewandten, teils antisemitischen, antiwissenschaftlichen oder schlicht egoistischen Forderungen all derer, die weltweit gegen die Corona-Maßnahmen demonstriert haben, spiegelt sich diese wilde Mischung von Wut, Überforderungsgefühlen und einem diffusen Ungerechtigkeitsgefühl, aber auch von einem Gefühl der Bevormundung durch einen Staat, der immer mehr abgelehnt wird.

Hinter dem Staat stünden irgendwelche Eliten, mit denen sie und ihre Lebenswirklichkeit nichts mehr zu tun hätten und umgekehrt. Die Projektion auf diese Eliten bewirkt, dass man meint, diese hätten ein sadistisches Gefallen am eigenen Niedergang. Glaubt man das tatsächlich, wird die Zündschnur verständlicherweise kurz. Kaum etwas macht wütender und hasserfüllter als die Vorstellung, Einzelpersonen oder die Eliten hätten einen sadistischen Spaß und ein perverses Vergnügen am eigenen Untergang, an der eigenen Misere. Diese Gefühle entzünden den Hass, der zuvor meist über einen langen Zeitraum stetig angeschwollen ist und irgendwann explodiert. Da die verhassten Eliten zumeist gut abgeschirmt werden, trifft es nicht selten ein willkürliches Opfer, das durch Projektionen in irgendeiner Weise als Komplize, Unterstützer oder in irgendeiner Form als dazugehörig ausgemacht wird.

Erst das Ausagieren der aufgestauten Hassgefühle ist eine Pressemitteilung wert, was leider unweigerlich Nachahmer mit sich bringt. Ein Dilemma jedweder Berichterstattung von Hassverbrechen. Die perverseste Form von Ruhm. Und die Eliten schütteln verwundert den Kopf, wenn sie die Bilder in den Abendnachrichten sehen. Es wirkt wie die Berichterstattung aus einer anderen Welt. Das sehen die Abgehängten auch so.

MARIO, DER »MASKENMÖRDER«[154] AUS IDAR-OBERSTEIN

Es gibt einige wenige, die den Worten Taten folgen lassen, die den Hasstiraden im Netz Gewalttaten in den Straßen folgen lassen, die gegenüber Polizeibeamten, Feuerwehrkräften oder Impfärztinnen handgreiflich werden. Die schleichende Extremisierung und Radikalisierung in den Filterblasen und Echokammern der Gewaltbereiten und Wütenden, der Wutbürgerinnen und Hassbürger schreitet voran.

Der vorläufige Tiefpunkt dieser Entwicklung ereignete sich am 19. September 2021 in Rheinland-Pfalz: ein Mord aus Protest gegen die Maskenpflicht unterhalb der Weinberge im Verkaufsraum einer Aral-Tankstelle. Mario N., ein 49-jähriger selbstständiger Software-entwickler aus Idar-Oberstein, wollte an jenem Samstagabend zwölf Flaschen Bier in dieser Aral-Tankstelle kaufen und das partout ohne Maske, was der Student Alexander W. hinter der Kasse ablehnen musste. Ganz so, wie es das Infektionsschutzgesetz im Spätsommer 2021 eben noch vorsah und wie es seine Chefin von der studentischen Aushilfskraft vermutlich verlangt hatte. Zwei Stunden später ist der junge Student tot. Es sollte der erste bekannte Fall werden, in dem eine schleichende Radikalisierung im Umfeld von Corona-Verschwörungsideologien in einem geplanten Mord gipfelte.

Der Oberstaatsanwalt Kai Fuhrmann sprach von Mord aus niederen Beweggründen und stellte den Ablauf der Tat wie folgt dar: Um 19.42 Uhr sei der Täter am Samstagabend erstmals auf dem Gelände der Aral-Tankstelle in Idar-Oberstein erschienen. Ohne Mundschutz sei er in den Verkaufsraum der Tankstelle gegangen und habe zwei Sechserpack Bier auf den Tresen gestellt. Doch der Kassierer, ein 20-jähriger Student aus Idar-Oberstein, habe sich geweigert, ihm das Bier zu verkaufen – und ihn stattdessen auf die Maskenpflicht hingewiesen. Der Täter sei daraufhin wütend geworden, habe mit den Händen gegen die Bierpackungen geschlagen und auf dem Weg zu seinem Auto die linke Faust drohend in Richtung des späteren Opfers erhoben.

Zu Hause, so sagte der Tatverdächtige später in einer Vernehmung, sei er immer wütender geworden. Er habe seinen Revolver eingepackt, ein frisches weißes T-Shirt angezogen, und knapp zwei Stunden später sei er wiedergekommen und habe erneut ein Sechserpack Bier zur Kasse gebracht. Diesmal allerdings mit Maske. Dann aber habe er sie abgenommen, »um zu provozieren«, und sei erneut ermahnt worden. Daraufhin habe der Täter den mitgebrachten Revolver aus der Hosentasche gezogen und dem 20-Jährigen – ohne Vorwarnung – frontal in die Stirn geschossen. Dieser sei sofort hinter der Kasse zu Boden gesunken und tot gewesen, was der Täter auch sofort erkannt habe. Dann habe Mario N. den Revolver wieder in die Hosentasche gesteckt und sei zu Fuß und ohne jede Eile wieder zu sich nach Hause gegangen.[155]

Im Beisein seines Strafverteidigers habe Mario N. dann die Tat gestanden. Laut Fuhrmann sagte er zu seinem Motiv, die Corona-Pandemie habe ihn stark belastet. Er habe sich immer weiter »in die Ecke gedrängt« gefühlt und keinen weiteren Ausweg mehr gesehen, als »ein Zeichen zu setzen«. Dabei erschien ihm auch der junge Student »mitverantwortlich« für die Gesamtsituation, da er es ja gewesen sei, der die Regeln durchgesetzt habe.

Mario N. soll auf Messenger-Diensten wie Telegram Maskenträger als »bekloppt« und das neuartige Coronavirus als »erfunden« bezeichnet haben. Ein Nachbar von Mario N. berichtete, dieser habe zu ihm gesagt, er lasse sich nicht impfen, da man daran sterben könne. Auch teilte der Täter die widerlegten Thesen des Mediziners und Bestsellerautors Sucharit Bhakdi, der die Maßnahmen gegen die Corona-Pandemie als »Wahn« bezeichnet. Ihm gefielen – schon vor Beginn der Corona-Pandemie – zudem politisch rechte Inhalte, so etwa Beiträge von AfD-Politikern sowie des früheren Verfassungsschutzpräsidenten Hans-Georg Maaßen (CDU).[156]

Der Innenminister Thüringens Georg Maier – zu der Gräueltat befragt – forderte in einem Interview, dass das Netzwerkdurchsetzungsgesetz endlich auch für Messenger-Dienste wie Telegram zu gelten habe.[157] Zumal Telegram kein ausschließlicher Messenger-Dienst mehr sei. Denn dann müssten die Betreiber strafbare Inhalte löschen und den Behörden melden. So aber könnte man ja sehen, wohin der Hass und die Hetze führen würden. Telegram soll seinen Firmensitz in Dubai haben und konnte sich so bislang Regulierungen entziehen.

Nach der unfassbaren Gräueltat explodierte der Hass in den sozialen Netzwerken, insbesondere auf Telegram. Wie der Berliner Tagesspiegel berichtete, sei der Chat-Kanal auf Telegram des rechtsextremen Verschwörungserzählers Sven Liebich voll von Posts gewesen, die die Tat des geständigen Mörders verteidigten.[158] Hier kann man massenhaft Kommentare lesen wie diese:

Thilo: »Da hat der arme Student wohl nicht mit gerechnet. An Corona stirbt er wenigstens nicht mehr.«

BierMicha: »Eine Zecke weniger. … Durchgedreht, hatte einfach die Schnauze voll. Wird jetzt bald noch mehr werden, warte mal ab. Wenn jetzt die Regierung nicht zurückrudert, wird es noch mehr Tote geben.«

GroypusGermanicus: »Kein Mitleid. Die Leute immer mit dem Maskenscheiß nerven. Da dreht irgendwann mal einer durch. Gut so.«

Viktor: »Habe schon immer gesagt das Maske tragen für den der es trägt und für den der es verlangt ungesund ist.«

André: »Wenns die richtigen trifft hab ich nichts dagegen.«[159]

Auch hier zeigt sich wieder: Hass scheint weder Rechtschreibung noch Grammatik zu kennen. Er wird impulsiv und ungeschliffen ins Netz hinausgekotzt. Oder aber es hat System, um bei einem juristischen Nachspiel nicht so leicht auf eindeutige Aussagen festgelegt werden zu können. Oder beides?

Eine Mutter aus Idar-Oberstein, die Alexander gut kannte, legte Blumen an der Tankstelle nieder und schrieb – nicht via Telegram, sondern analog – eine liebevoll gestaltete Karte mit Fotos von Alex und ihrer Katze: »Alex, du warst der immer höfliche Nachbarsjunge, der Freund unserer Kinder, der allseits gern gesehene Gast, beliebt und hilfsbereit. Was dir passiert ist, ist für uns nur schwer zu fassen. Man möchte nur noch weinen.«

CANCEL-CULTURE ALS GEGENBEWEGUNG

Wer die Cancel-Culture nicht ernst nimmt, schaue in die USA. Dort werden nicht nur falsche Meinungen, sondern auch Falschmeinende bekämpft. Und das nicht selten mit den besten Absichten: »Keine Toleranz der Intoleranz« stand auf dem Protestplakat einer Studentin bei einer Demo in Deutschland. Es spielt hierbei eigentlich gar keine Rolle, wogegen sich ihr Protest richtete. Sie schien es als gerechtfertigt anzusehen, gegen alles intolerant vorzugehen, was sie als intolerant ausgemacht haben mochte. Sie merkte dabei allerdings nicht, dass moralisch hochstehende Ziele nicht Mittel rechtfertigen, die diesen Zielen widersprechen und in diesem Fall zu wachsender Intoleranz und Verrohung im Miteinander beitragen.

So haben nicht selten Missionare Andersgläubige mit unchristlichen Mitteln zum Christentum bekehren wollen. Die RAF (Rote Armee Fraktion) bekämpfte den ausgemachten rechten Terrorstaat mit linkem Terror. Auch die Cancel-Culture ist nicht selten diskriminierend im Kampf gegen Diskriminierung. Häufig handelt es sich auch eher um ein Gefühl, eine Befindlichkeit, als um Tatsachen oder Fakten. Vielleicht findet die empörte Studentin nur, jemand habe sich intolerant ihr gegenüber verhalten. Wenn sie diese Person dann intolerant bekämpfte, würde sie Teil des Problems werden.

ZUSAMMENFASSEND LÄSST SICH SAGEN

Aus Bürgern mit fröhlichen Masken, die ihre eigentlichen Gefühle für sich behalten, werden Wutbürger, global vernetzt, und manche von ihnen mutieren zu Hassbürgern. Sie zeigen immer unverhohlener die Fratze der Wut, des Hasses, des Aufruhrs und des Terrors. Die Kluft wächst zwischen einer Elite, die sich die erlesensten Früchte der Spätmoderne aneignet, und einer wachsenden Masse, die ihre verbitterte Brutalität zunehmend auch ausagiert.

Die Corona-Pandemie hat die Ungleichheit noch vertieft. Die diffusen Forderungen der Demonstranten spiegeln eine wilde Mischung aus Überforderung, Wut und Ungerechtigkeitsgefühlen. Häufig führt die Flucht vor der gefühlten Bedrohung in eine extremistische Neurose, selten gar zu einem Mord.

Die Cancel-Culture bedient ein Gegenextrem und ergreift ab und zu selber extreme Mittel wie Diffamierungen zur Umsetzung ihrer hehren Ziele.

WARUM MACHT UNS ANONYMES KRITISIEREN IMMER NEUROTISCHER?

Weil wir immer destruktiver und weniger mitfühlend werden, indem wir unsere niedersten Gefühle anonym – oder auch offen – ausagieren. Wer Hasskommentare schreibt, wird neurotischer, weil er bald nicht nur die anderen, sondern auch sich selbst – zumindest unbewusst – verachtet, was wiederum abgewehrt werden muss, damit es unbewusst bleibt. Die Empfänger des Hasses werden neurotischer, weil sie zunehmend das Gefühl einer feindseligen Umwelt bekommen, gegen die sie sich immer neurotischer schützen zu müssen glauben. Ein neurotisches Misstrauen ist die Folge, das Ausnahmen kaum mehr erkennt.

WAS KÖNNEN WIR DAGEGEN TUN?

Hasskommentare konsequent zur Anzeige bringen und wenig Möglichkeiten im Netz bieten, zur Zielscheibe werden zu können. Wir sollten uns auch davor hüten zu meinen, man könne durch Richtigstellungen oder gut gemeinte Polemik etwas zum Guten wenden. Meist bewirken solche Versuche nur die Verstärkung eines Shitstorms und der Hasstiraden. Denn wer sich neurotisch abreagieren will, freut sich über Gegenwehr. Ohne Gegenwehr wird es dagegen schnell langweilig, und die Hater ziehen meist zum nächsten Opfer weiter, wie Parasiten auf der Suche nach einem neuen Wirt. Das Gleiche gilt auch für (Cyber-)Stalking.

10 // NEUGIER

ERFAHRUNGSGIER //
DIE IMMODERATE NEUROSE

Die moderne *Raupe Nimmersatt* ist ein Digital Nomad, ein Nomade, der über das Internet mit der ganzen Welt verbunden und immer in Bewegung ist. Man zieht am liebsten unermüdlich weiter – von der Gier nach Neuem angetrieben –, um die unterschiedlichsten Genüsse und Erfahrungen zu sammeln und (scheinbar) unter einen Hut zu kriegen. Das heißt dann, einen mega Lifestyle führen und es können. Wer kann, der kann.

Eine immoderate Neurose hat, wer nie genug bekommt, unbescheiden und maßlos ist, wer auch noch alle alternativen Genüsse und Erfahrungen mitnehmen will und sich niemals mit dem begnügt, was er hat.

Die Zeit zwischen den Weltkriegen scheint ebenso getrieben gewesen zu sein wie die unsrige. Doch die beginnende Moderne wusste noch nichts von den Möglichkeiten des digitalen Zeitalters der Spätmoderne, in dem wir uns mit fast allen und allem vergleichen können und es fortlaufend tun. Erschienen die Roaring Twenties, die Goldenen Zwanziger, den Zeitgenossen in den Metropolen schon vor hundert Jahren als verwegen und rasend schnell, begann – rückblickend betrachtet – damals erst die rastlose Jagd nach der schnellen Sensation, nach der Flut der Bilder und nach unendlichen Abenteuern. Ermöglicht wurde diese Entwicklung durch immer schnellere Motoren und Technologien. Auch die vielen Einlassungen, Romane und Filmproduktionen zur Weimarer Republik sind, glaube ich, Ausdruck eines gemeinsamen Themas und auch Überforderungsge-

fühls. Erst mit den digitalen Technologien beschleunigten sich diese
Prozesse plötzlich exponentiell.[160]

DIE QUAL DER WAHL

Aus unendlich vielen Möglichkeiten wird die Qual der Wahl, damals
schon und heute erst recht. Denn entscheiden müssen wir uns
immer noch, nicht anders als vor hundert Jahren. Egal, ob jemand
gerade auf Dünen in der Kalahari surft oder am Amazonas mit einer
Anakonda kämpft, egal, ob eine Social-Media-Königin gerade den
Body ihres Lebens hat und fünf hübsche Kinder noch dazu – wir
können uns per Newsfeed oder Timeline permanent miteinander
vergleichen, über alle Kontinente und Zeitzonen hinweg, und wollen von allem ständig eine größere Portion.

Und wir hätten gerne alles, alles auf einmal. Also: hochschwanger
mit dem Body meines Lebens auf Dünen surfen, durch entsprechende
Spezial-Airbags ohne Risiko für Mutter und Kind, versteht sich, aber
gerne für einen guten Zweck. Doch sollte man selbst auch etwas
davon haben, indem man beispielsweise als Bloggerina tolle Tipps
gibt, wie man hochschwanger noch sexy – oder gar »the most sexy«
weit und breit – ist und bleibt und wie man fast beiläufig durch ver-
steckte Werbung auch noch eine Menge Moneten damit machen kann.

Anders als vor hundert Jahren bekommen wir heutzutage zudem
in Echtzeit mit, was die eigenen Freundinnen und Friends oder weltberühmte Stars und Sternchen gerade so erleben und Wildes treiben – oder auch nur vorgeben, zu erleben und wild zu treiben. Es ist
letztlich einerlei, denn wir erleben zumeist gerade etwas ganz anderes und in aller Regel weniger Spannendes. Bei uns gibt es Griesbrei
oder Rührei, doch beim Picknick in der Kalahari scheint alles inklusive und selbst auf dem Dünenkamm in der Wüste mit dabei. Es
wirkt, als hätten die digitalen Nomaden so gut wie immer frei, selbst
dann noch, wenn sie zu arbeiten scheinen.

Bei uns sieht Arbeit auch nach Arbeit aus und manchmal gar die

Freizeit. Vielleicht ist mein Kind gerade in einen Nagel getreten, oder der Rußpartikelfilter ist mal wieder voll und Warnsignale blinken penetrant. Oder ich habe gerade den Link zum Virus einer Schadsoftware angeklickt, oder sonstige Tücken des Alltags durchkreuzen mal wieder meine Vorstellungen eines mega Lifestyles. Schau ich mir jetzt noch in einer kurzen Pause das Picknick in der Kalahari an oder wie der digitale Nomade genüsslich seine Boa brät, fange ich hysterisch an zu schreien: »Wann fängt endlich auch mein Leben an, Spaß zu machen?!« Vielleicht habe ich aber auch nur einen Freund mit Bierbauch oder eine Freundin, die nicht surfen kann? Dafür kann sie etwas anderes.

Es muss gar nicht zwingend schlechter sein, aber natürlich gäbe es immer alternative Erlebnisse und Genüsse, irgendwo anders, mit irgendjemand anderem, mit anderen Produkten, Protagonisten, Hintergrundkulissen und Picknickdecken. Das macht es immer schwerer, sich mit der eigenen Begrenztheit abzufinden, nicht nur in die Breite, sondern auch in die Tiefe zu investieren. Denn die Tiefe braucht entschlossene Konstanz, die Breite unermüdliche Rastlosigkeit. Die echte Tiefe strebt nach ausgewogener und umfassender Kenntnis von etwas, nach Expertise also. Die flache Breite hingegen will schnell erlangtes Halbwissen, das aber von möglichst allem. So finden sich unzählige selbsternannte »Halbwissenschaftler« im Netz und geben halbrichtige oder halbfalsche Tipps für die ganz und gar Ahnungslosen.

FOMO UND VERZICHTSAVERSIONEN

Die Erlebnisse der anderen scheinen ungleich spannender zu sein als das eigene Leben. Das wusste schon die Influencerin Paris Hilton, die – zu ihrem Erfolg befragt – nur lapidar meinte: »Also, ich versteh' das alles gar nicht. Es ist eigentlich ganz einfach: Alle müssen doch nur glauben, mein Leben wäre besser als ihres. Mehr ist es gar nicht.«[161]

Bei den Unterlegenen schürt der Vergleich allerdings die Angst, noch mehr zu verpassen. Und da wir jedes Jahr verstärkt mitbekommen, was bei uns leider wieder nicht möglich war, wächst die Angst, etwas verpasst zu haben, zu viel zu verpassen, mehr zu verpassen als die anderen. Denn ohne uns zu klonen oder zu vierteilen, um wie durch ein Wunder auf allen Hochzeiten gleichzeitig tanzen zu können, haben unsere Tage und Nächte auch in digitalen Zeiten nicht eine Minute hinzugewonnen.

So wächst die Angst, etwas zu verpassen, unter gutvernetzten Usern auf der ganzen Welt rasant. Und diese »Fear of missing out«, kurz FOMO, ist nicht einfach nur eine vorübergehende Laune, sie ist ein Lebensgefühl. Fast sieben von zehn Millennials geben an, unter FOMO zu leiden.[162] Diese virale Angst ist die eigentliche treibende Kraft hinter der boomenden »Experience Economy«. FOMO will eine gesellschaftliche Beklemmung, Angst und Besorgnis oder eine fast zwanghafte Sorge beschreiben, eine soziale Interaktion, eine ungewöhnliche Erfahrung, ein prestigeträchtiges Event oder ein anderes befriedigendes Ereignis zu verpassen und nicht mehr auf dem Laufenden zu bleiben. Auch die Angst, in der Folge weniger beliebt zu sein und mit der Zeit sogar ausgeschlossen und abgehängt zu werden, spielt eine große Rolle bei meinen Patienten. Insbesondere unter jungen Studentinnen und Studenten scheint mir diese rastlose Jagd nach den sogenannten »places to be« und »people to meet«, nach den Must-dos und Must-haves stark verbreitet zu sein.

DIE ANGST VOR DEN VERPASSTEN CHANCEN

Am Leitfaden des Erfahrungsbegriffs der Angst beschreibt der Soziologe Heinz Bude eine Gesellschaft der verstörenden Ungewissheit. Es sei die Angst vor den eigenen schier unendlich wirkenden Möglichkeiten, zu denen wir uns verleiten ließen.[163] Heinz Bude spricht von »Radarmenschen«, Andreas Reckwitz von der »Selbstüberforderung der spätmodernen Subjekte«. Daraus ergebe sich ein »Imperativ der

Selbstentgrenzung«. Das spätmoderne Subjekt ziehe eine enorme Befriedigung daraus, sich nicht festzulegen und somit auch nicht festgelegt werden zu können.[164]

In einem nahezu grenzenlosen Aktivismus wird zwanghaft versucht, immer wieder andere Aktivitäten und Möglichkeiten für sich finden zu können und häufig fast schon entdecken zu müssen. Neue Reiseziele oder Sportarten, einen anderen Partner, eine exotische Geliebte, neue Sexpraktiken oder sexuelle Orientierungen, andere Ausbildungen oder Berufsfelder, wechselnde Lebensorte oder interessantere Freunde werden nicht selten konstant angestrebt. Im Extrem ist dann die einzige Konstante der Wechsel.

Das Ziel lautet nicht zu genießen, was man hat, sondern möglichst alle Potenziale, die in einem schlummern, zu mobilisieren und ihnen zur Entfaltung zu verhelfen – egal, wie gestresst man dadurch wird. Angesagt zu sein und zu bleiben, verlange eben diese maßlosen Anstrengungen, geben Patienten zu bedenken. Man will möglichst niemanden enttäuschen, sondern idealerweise alle beeindrucken und vergisst sich selbst dabei.

Der Maßstab dieses Lebensstils ist die Maßlosigkeit, die größtmögliche Fülle des Lebens. Die Kehrseite dieser radikalen Selbstverwirklichung und individualistischen Selbstentgrenzung ist die Qual der Wahl, die wachsende Qual durch immer mehr Wahlmöglichkeiten. Am Ende steht die Selbstüberforderung. Wenn sich die Chance zu Neuem in den Zwang zu Neuem verkehrt hat. Eine unersättliche Neu-gier im wörtlichen Sinne.

NICHT ZU LEISTENDE ERWARTUNGEN AN DAS LEBEN

Der Soziologe Andreas Reckwitz beschreibt dieses übersteigerte Streben nach Selbstverwirklichung als das große Dilemma der getriebenen Menschen der Spätmoderne schlechthin.[165] Denn für die neue Mittelschicht der urbanen Zentren sollten idealerweise sämtliche Segmente des Alltagslebens nicht (nur) Mittel zum Zweck sein, sondern um ihrer selbst willen getan werden und dadurch emotional erfüllend und subjektiv sinnstiftend sein.[166] Mit diesem Anspruch sind Frustrationen natürlich vorprogrammiert.

In diesem Sinne sieht Reckwitz die Selbstverwirklichungskultur als einen Generator negativer Emotionen. Die spätmoderne Kultur der erfolgreichen und performativen Selbstverwirklichung sei eine übermäßig ambitionierte und dadurch fragile Kultur des Selbst, weil sie einer Steigerungslogik unterliege, die kaum mehr eine genügsame Zufriedenheit kenne. Bezeichnenderweise ist ein Wort wie Selbstgenügsamkeit auch aus dem deutschen Sprachgebrauch weitestgehend verschwunden. Nein, Must-dos und Must-haves lassen den genussvollen Müßiggang, das ziellose Flanieren oder das absichtslose Schweifenlassen der Gedanken aussterben. Oder Bemühungen zur Entspannung werden selbst zu einem »Must-do«, und ein Yoga-Ashram wird zum »place to be«.

Reckwitz schreibt: »Im grellen Licht der Öffentlichkeit tanzt die spätmoderne Kultur ums goldene Kalb der positiven Emotionen und bringt zugleich im Verborgenen und nicht nur zufällig, sondern eben systematisch negative Emotionen von erheblicher Intensität hervor.«[167] Diese gründeten in der Enttäuschung angesichts einer wahrgenommenen Diskrepanz zwischen Erwartung und Realität.

Hier liegt der Konflikt, den auch moderne Kommunikationstechnologien nicht lösen können: Die Erwartungen an das Leben wachsen schneller, als sich unsere Lebenswirklichkeiten verbessern ließen. Dies ist schon allein der Tatsache geschuldet, dass die Weltbevölkerung seit 1950 (2,5 Milliarden) auf 7,8 Milliarden Menschen in 2020 angewachsen ist und sich damit mehr als verdreifacht hat. Das sind dann auch dreimal so viele Erwartungen und Sehnsüchte an das Leben auf einem Planeten, der in den letzten siebzig Jahren keinen Deut gewachsen ist, sondern dessen Ressourcen erstmals in der Menschheitsgeschichte knapp werden.

Wir sind nicht nur viel mehr geworden, sondern jede Einzelne und jeder Einzelne hat in diesen siebzig Jahren auch viel mehr Sehn-

süchte und Erwartungen an das Leben und an einen modernen Lifestyle entwickelt, nicht zuletzt angeheizt durch Bilder aus dem Fern-
seher und neuerdings auch aus dem Internet – von unvorstellbarem
Luxus und erlesensten Erfahrungen bis hin zur Schwerelosigkeit im
Weltall. Beim Betrachter kommt meist an, nur man selbst habe nicht
so ein bonbonfarbenes Megaleben, die meisten aber schon. Das
heizt die FOMO weiter an.

VON DER TYRANNEI DER MÖGLICHKEITEN

Das von Andreas Reckwitz beschriebene »Romantik-Status-Para-
dox« hat kulturhistorisch eine Geschichte, die bis ins 19. Jahrhundert
zurückreicht. So mancher wohlsituierte Bürger sehnte sich nach der
Freiheit einer Künstlerexistenz und so mancher Künstler nach dem
auskömmlichen Leben und gesellschaftlichen Status des Bürgers. In
der Spätmoderne werde dieses Dilemma, das früher nur recht exklu-
sive Kreise betraf, zu einem Paradox von gesamtgesellschaftlicher
Relevanz.

Ein überfordernder Anspruch an das Leben ist die Folge. In früheren Jahrhunderten gelang der Spagat zwischen Selbstverwirklichung,
künstlerischem Ausdruck und Freiheit auf der einen Seite und finan-
ziellem Erfolg, bürgerlichem Ansehen und Status auf der anderen
Seite ebenfalls nur sehr wenigen von sehr wenigen, die dies überhaupt versuchten. Heute sind es Millionen, wenn nicht Milliarden
von kreativen Selbstvermarktern, die das Paradox zumeist vergeblich aufzulösen suchen. Die Anzahl derer, die scheitern und immer
frustrierter werden, wächst in den letzten Jahrzehnten stark an, so
auch mein Eindruck.

Häufig scheint in der Jugend und im frühen Erwachsenenalter
ein entsprechender Lebensentwurf irgendwie noch aufzugehen, bis
Unfälle oder Krankheiten oder auch nur die Pandemie über Nacht
alles zum Einsturz bringen können. Auf YouTube finden sich viele
solcher sogenannter »Realtalks« mit Storys vom Scheitern.

Oft steckt dahinter eine Erwartung an das Leben, ständig Intensives erleben zu wollen und zu können, jede Form von Leerlauf zu meiden und Routinetätigkeiten von einer wachsenden Serviceclass erledigen zu lassen. Bis ein Konzentrat an (vermeintlicher) Quality Time übrigbleibt. Hat man den Eindruck, eine andere Bucht böte einen Tick mehr, zieht man samt Sack und Pack eben dorthin. Manche sogar samt Kind und Kegel, was selten lange gut geht. Wenn sich jedoch diese aufwendig destillierte Quality Time dann als wenig intensiv erweisen sollte, als qualitativ gesehen eher durchschnittlich, führen die übersteigerten Erwartungen zwangsläufig in die Ent-Täuschung – als schmerzhaftes Ende einer Selbst-Täuschung.

Die Selbstverwirklichungskultur verschaffe dem subjektiven Erleben und dem psychischen Empfinden eine Bedeutsamkeit für das Lebensglück, die sie zuvor niemals gehabt hätten. Ein Lebensglück, dem wir, laut Andreas Reckwitz, erst neuerdings immer mehr Bedeutung zuschreiben. Ältere Lebensformen würden in ihrer Qualität wesentlich stärker mittels objektiver Kriterien oder Standards bewertet, beispielsweise über den sozialen Status anhand von Einkommen oder familiärer Reputation, über die Abwesenheit von Not, das Erfüllen von Pflichten, die Konformität mit der Religion oder mit althergebrachten Traditionen. Seitdem aber das subjektive Erleben, das Streben nach (scheinbar) Authentischem und der Wunsch nach Selbstverwirklichung an Bedeutung gewonnen hätten, sei die Qualitätsbewertung des Lebens zum einen anspruchsvoller und komplexer, zum anderen unberechenbarer und fragiler geworden. Denn auch in der Spätmoderne schmeckt ein Gericht noch nicht vorzüglich, wenn nur die Zutaten alle stimmen. So stellt sich eben auch nicht automatisch ein positives Erleben ein, wenn nur die äußeren Rahmenbedingungen gegeben sind.

DIE SUCHE NACH DEM SCHLARAFFENLAND IN DIGITALEN ZEITEN

Es handelt sich um die typisch spätmoderne Vorstellung, dass das Subjekt in Bezug auf seine Erlebnisse möglichst aus dem Vollen schöpfen, möglichst die gesamte Fülle des Lebens auskosten will und einen Anspruch darauf habe. In der Folge kann man sich nie mit der einmal gefundenen Lebensweise zufriedengeben, sondern sucht immerfort die Herausforderung des Neuen, des Sensationellen, des außergewöhnlicheren und noch prestigeträchtigeren Lebens mit möglichst wenig Routinen und Alltag. Ein Leben ohne eine Minute Langeweile und Leerlauf, im Ideal.

Die Sucht nach Neuem wird unersättlich, und es sollte idealerweise alles Spaß machen und Freude bereiten, nichts mehr reine Pflichterfüllung und lästige Routinetätigkeit sein. Doch Routinen haben auch eine entspannende Funktion, und immer Spaß zu organisieren, kann zu Dauerstress oder »Sozialstress« – wie meine Patienten sagen – entarten: »Herr Hepp, Sie können sich das vielleicht nicht vorstellen, aber immer gut drauf sein, immer superhappy, alle bei Laune halten, kann ganz schön stressig sein!«

Die spätmoderne Subjektkultur der Selbstverwirklichung ist in grundlegender Weise eine Kultur positiver Emotionen. Unsere angenehmen Gefühle, der schmerzfreie Genuss und das subjektive Erleben sind der Prüfstein, an dem die Qualität des Lebens insgesamt bemessen wird. Doch schon der kleinste Schicksalsschlag kann den Palast der Träume zum Einsturz bringen. Das Leben mit Krankheit und Tod, mit Erdbeben und Starkregen, mit Viren und Parasiten, mit seinen endlichen Ressourcen und einem Verfallsdatum auf jeder Packung muss diese überhitzte Jagd nach individueller Selbstverwirklichung zwangsläufig frustrieren und letzten Endes verunmöglichen. Denn sterben muss auch der Homo Digitalis im 21. Jahrhundert noch. Auch heute noch beherbergt so mancher Apfel einen Wurm, jedes noch so große Glück hat ein Ende, jedes Gipfelerlebnis endet irgendwann im Tal der Tatsachen, nichts ist vollkommen hier auf Erden. Hierin waren sich über die Jahrhunderte sogar ausnahmsweise die Philosophen weitestgehend einig. Oder wie es der Dichter und Journalist Kurt Tucholsky (1890–1935) formulierte: »Etwas ist immer. Tröste dich. Jedes Glück hat einen kleinen Stich.« Warum sollten wir uns über Dinge aufregen, die wir eh nie ändern werden?

Mit dieser Gier nach dem perfekten All-inclusive-Leben geht eine bemerkenswerte Verzichtsaversion einher: Verzicht ist in den Augen der spätmodernen Subjektkultur etwas Negatives. Es scheint der Grundsatz zu gelten: Es muss in diesem eigenen Leben auch das gelebt werden, was im menschlichen Leben insgesamt (er)lebbar sein könnte.

Der Weg raus aus dieser Spirale führt über mehr kritischen Abstand zu unseren Gefühlen, indem wir unabhängiger von ihnen werden – sowohl von den negativen als auch (was schwerer fällt) von den positiven Gefühlen. Ein solcher Ausstieg aus der »spätmodernen Emotionskultur« könne nur über eine bewusste Distanzierung gegenüber den eigenen Affekten gelingen, so Reckwitz.[168] Und nicht, indem die Jagd nach positiven Emotionen immer hektischer vorangetrieben werde.

DAS GIPFELERLEBNIS ALS GIPFEL DER GEFÜHLE

Abraham Maslow (1908–1970) beschrieb das Konzept der »Peak Experience«, also Gipfelerlebnissen von außergewöhnlicher Qualität oder positiven Erlebnissen von höchster Intensität. Der US-amerikanische Psychologe gilt als Gründervater der Humanistischen Psychologie und prägte den Begriff der »Positiven Psychologie«. Maßgeblich von den Ideen Maslows beeinflusst, hat sich – von den USA ausgehend – das »Human Potential Movement« entwickelt, bei dem die Entfaltung der menschlichen Persönlichkeit und der Potenziale des Lebens im Mittelpunkt standen und auch heute noch stehen. Werde dieser wichtige Kern der Person verneint oder frustriert, könne dies, Maslow zufolge, zu Krankheiten führen. Deshalb riet er dazu, dass

Menschen ihre »innere Natur« wahrnehmen und frei ausleben können sollten.[169]

Die Humanistische Psychologie mit ihrer (Über-)Betonung des Rechts auf individuelle Selbstverwirklichung brachte im Schlepptau der Hippie- und 68er-Bewegung auch viel Gutes hervor. Heutzutage scheint sich mir diese Entwicklung jedoch ins Gegenteil zu verkehren. Ein Gegenextrem, das Maslow Mitte des letzten Jahrhunderts noch nicht kommen sah. Denn heute gilt nicht selten: Wenn etwas nur neutrale Emotionen oder gar keine Emotionen verschafft, erscheint es bereits als unbefriedigend. Dann verkehrt sich das Recht auf Selbstverwirklichung in eine Forderung nach unbeschränktem Ausleben, gemäß den eigenen egoistischen Vorlieben und (unrealistischen) Erwartungen an das Leben.

In diesen Entwicklungen kann ich durchaus eine Verbindung zu der Tatsache sehen, dass Konzepte wie das einer Impfbereitschaft als solidarische Pflicht zum Wohle der Gemeinschaft heute schlechter verstanden und akzeptiert werden können als noch vor einem halben Jahrhundert, als man über die Impfpflicht und ihre breite Akzeptanz weltweit die Pocken ausrotten konnte.

ALLES UNTER EINEM HUT

Der »Radarmensch« glaubt, er könne alles oder alles ein bisschen sein: der hippe Familienvater beispielsweise mit Zweitwohnsitz in den Alpen, der immer Zeit für die Kinder hat, immer auf dem neuesten Stand ist und weiß, was gerade angesagt ist, dennoch seelenruhig mit den Kindern auf dem Teppich spielend; er ist ein Tausendsassa mit Topfigur, der äußerst gut und gerne kocht und isst, immer genug verdient, ohne übermäßigen Ehrgeiz zu entwickeln, großzügig und spendabel ist, aber auch gut haushalten kann, spontan Feste feiert, wie sie fallen, und in der Früh schon wieder am Laptop fleißig arbeitet, zehnminütige Yogasessions oder ein Powernap nicht zu vergessen; die Börse hat er immer fest im Blick, dennoch pinselt er am Wochenende eigenhändig »carpe diem« oder »go with the flow« an die Wand des Arbeitszimmers; er ist ein viel gereister Kosmopolit und dennoch fest verwurzelt in der niederbayrischen Heimat, praktiziert ein absolut gleichberechtigtes Wechselmodel mit der Mutter seiner Kinder und findet dennoch einmal die Woche Zeit, um mit der alten Punkband lange, wilde Probeabende abzuhalten; im Sommer geht er Kitesurfen und im Winter Snowboarden, beides mit den Kindern; er propagiert Treue in Beziehungen, wobei gemeinsame Besuche im Swingerklub keinen Widerspruch darzustellen scheinen, er hat einen Multivan für die Familientrips und einen Zweisitzer, mit dem er sein aktuelles Date herumkutschiert, wenn die Kinder die Hälfte der Woche bei der Mutter sind.

So ähnlich klingen Beschreibungen von neuen Patienten, die unter FOMO leiden und finanziell gut genug dastehen, um den Wahnsinn auch finanzieren zu können. Aber auch mit wenig Geld kann man sich ähnlich breit und widersprüchlich verausgaben. Manche verschulden sich auch massiv, um über die eigenen Verhältnisse leben zu können.

Das Gleiche gilt unvermindert für alleinerziehende Mütter, auch wenn sich die unter einen Hut zu kriegenden Widersprüche geringfügig unterscheiden. So suchen Alleinerziehende häufig einen Partner, der ganz bodenständig mit den Kindern und dem Hund spielen können sollte, zugleich aber auch etwas sehr Unabhängiges und leicht Verwegenes haben sollte, der zwar idealerweise keine eigenen Kinder hat, aber ein angeborenes Händchen für den Umgang mit ihren Kindern mitbringen sollte.

Singles sind wiederum auf der Jagd nach dem Traumpartner und verstricken sich hierbei in ein Labyrinth aus Widersprüchen. In der Praxis spreche ich von »Traumpartnerismus«: auch ein »Ismus«, der sich stetig zu radikalisieren scheint. Der virtuelle und fiktive Traumpartner oder die Partnerin meiner Fantasien und Träume sollte wie der Roboter Harmony so zu konfigurieren sein, dass man sich nicht zu entwickeln braucht, sondern die jeweils bessere Hälfte die eigenen Mängel vollkommen ausgleicht. Und bei so viel Auswahl wird sie oder er schon irgendwo zu finden sein – wie ein extrem seltenes Legoteilchen, das exakt zu passen hat. Irgendwo im Netz da draußen, auf irgendeinem fernen Kontinent, wird sie oder er schon warten und uns von allen Ängsten und Minderwertigkeitskomplexen erlösen können.

Auch von den Ängsten, sich für eine einzige Person entscheiden und sich festlegen zu müssen. Fast klaustrophobische Ängste können das sein. Sie werden manchmal auch wie eine Platzangst beschrieben: »Schon die Umarmung zur Begrüßung ist zu lang! Ich fühle mich, als sei der Lift steckengeblieben. Ständig will sie bzw. er kuscheln und an meiner Seite sein.« Wer unter FOMO leidet, berichtet von einem schnell auftretenden Gefühl der Enge, der Beengung und zu großer Einschränkungen. Beschneidungen jedweder Art erscheinen per se negativ und werden fast zwanghaft gemieden. Grenzen und Begrenztheiten können nur sehr schwer akzeptiert werden.

Was, wenn die Entscheidung eine falsche war? Oder auch nur die zweitbeste? »Sorry, aber er war leider nicht mein Soulmate«, heißt es dann. Hier spreche ich von virulentem »Soulmatismus«. Oder man gibt zu bedenken: »Sie war's einfach nicht. Sie war nicht schlecht, aber eben auch nicht perfekt. Ich habe irgendwie das komische Gefühl, da wartet noch jemand Besseres auf mich, da draußen. Ich glaube, ich sollte erst mal eine Weltreise machen und mich finden. Was meinen Sie? Vielleicht bin ich ja mehr der südländische Typ? Die sind mir eh alle viel zu spießig hier!«

So höre ich – mit einer Praxis in München – häufig, wie viel mehr Möglichkeiten andere Städte böten, wie viel mehr Subkultur dort zu finden sei und dass man dort spannenderen Menschen begegnen könne, mit denen man auch noch viel leichter ins Gespräch käme als mit der Münchner Schickeria, mit der sei man nie wirklich warm geworden. Auch der Traumpartner wohnt seltsamerweise immer in einer anderen Stadt.

Doch eine kontinuierliche und erfolgreiche Therapie lässt sich selbstredend mit einem FOMO-Lifestyle nicht machen. Nicht selten werde ich dann gefragt, ob ich die Behandlung auch via Skype oder Facetime fortführen könne. Theoretisch schon, praktisch bringt aber so eine Therapie selten etwas, da ja der maßlose und pathogene Lebenswandel dabei fortgesetzt wird. Man kann nicht alles haben. Eine schmerzliche, aber wichtige und unerlässliche Erfahrung auf dieser Welt, die etwas in Gang bringen kann.

DIE SCHEINBARE KOEXISTENZ VON WIDERSPRÜCHEN

Ich meine, dass Entwicklung Ausdauer und Mut braucht. Dass wir sonst psychisch verhungern – wie der Hund, der sich fortwährend nicht zwischen zwei Würstchen entscheiden kann, ununterbrochen hin- und herwechselt und am Ende keines frisst. Im Extrem könnte der Hund aufgrund extremer FOMO zwischen zwei Würstchen verhungern.

Das passiert durchaus. Patienten berichten von großer innerer Einsamkeit trotz unzähliger Affären, von innerer Leere trotz unzähliger Rucksackreisen, von fehlendem Genuss trotz aller Köstlichkeiten. Sie berichten davon, im Leben nichts erreicht zu haben trotz aller Urkunden und Pokale, keine echten Freunde zu haben trotz aller Bekanntschaften und Klicks, keinen Berufswunsch zu erkennen trotz unzähliger Praktika, keine Freude zu erleben trotz aller Vergnügungen. Selbst Extremsport sei ihnen mittlerweile zu fad geworden, denn nur im Extrem habe sie oder er sich noch irgendwie spüren können, doch das sei jetzt auch noch irgendwie dahin.

Das ist nämlich das Problem: Auch beim Nervenkitzel muss man ständig die Dosis erhöhen, will man noch die Einstiegswirkung erzielen. Doch wir sollten nicht weiterhin die Dosis erhöhen, sondern uns längerfristig einlassen und uns stellen, weniger machen, dafür aber ausdauernder.

Denn es ist eine Illusion, wenn wir glauben, Exzess und Kontrolle und dergleichen Widersprüche mehr könnten einträchtig koexistieren, ohne dass man sich zwischen all dem entscheiden müsse.

Doch ohne sich zu entscheiden, ist meist ein Burn-out die Folge – und ein Leben, das auf dem Papier Freude bereiten sollte, es aber nicht tut.

Wenn man möglichst viele dieser Widersprüche unter einen Hut zu kriegen glaubt, nennt man das dann: »So was wie Lebensglück. Wahrscheinlich würde man sagen, ich bin glücklich. Doch, doch, … ich bin schon ganz glücklich, denke ich, würde man sagen …« So oder so ähnlich klingt das dann in meiner Praxis. Und die Patientinnen und Patienten sehen dabei traurig und völlig erschöpft aus. Dann fragen sie häufig: »Herr Hepp, glauben Sie, ich habe schon ein Burn-out? Ich fühle mich jedenfalls total ausgebrannt!« Ich sage dann meist: »Nein, aber FOMO.« Burn-out ist heute zu einer Floskel und sozial akzeptierten Diagnose verkommen, die fast alle lieber haben wollen als eine Depression oder pathologische Erfahrungsgier. Doch FOMO ist hausgemacht und kann schnell angegangen werden, sind einem die Zusammenhänge erst einmal klar geworden.

HANDY VERSCHROTTEN – AUCH EIN ANSATZ

Der britische Popstar und Songschreiber Ed Sheeran erkannte diese Zusammenhänge vor sieben Jahren schlagartig, und wer ihn seither kontaktieren will, muss eine E-Mail schreiben. In einem Podcast erklärt er, warum er sich dazu entschieden habe, sein Smartphone wegzuwerfen. Das Handy habe sich stark auf seine mentale Gesundheit ausgewirkt, so Sheeran. »Ich war sehr, sehr überfordert und traurig mit dem Handy. Ich habe mich die ganze Zeit sehr schlecht gefühlt.« Besonders der Druck, Nachrichten sofort zu beantworten, habe ihn »gestresst«. Das Beste am Leben ohne Smartphone sei, dass »ich die Momente mit den Leuten, die ich liebe, persönlich und ununterbrochen genießen kann. … Ich habe den Kontakt zu Leuten nicht abgebrochen, er ist nur weniger geworden«, sagt der Sänger. Inzwischen sei er nur noch via E-Mail zu erreichen. »Alle paar

Tage öffne ich meinen Laptop und beantworte zehn E-Mails«, erklärt Sheeran. »Dann lebe ich mein Leben weiter, ohne mich überfordert zu fühlen.«[170] Klingt doch gar nicht so schwierig.

ZUSAMMENFASSEND LÄSST SICH SAGEN

Die Angst, etwas zu verpassen, führt häufig zu einer zwanghaften Jagd nach Neuem. Die FOMO entgrenzter Kosmopoliten bringt fast zwangsläufig Frustrationen mit sich. Andreas Reckwitz spricht von der »Enttäuschungsproduktion der Spätmoderne«. Der Homo Digitalis glaubt, er könne alles sein oder wenigstens alles ein bisschen sein und noch weitere Widersprüche in seinem Leben (scheinbar) vereinen. Doch wie geht es ihr oder ihm dabei? Lauter Haken hinter Must-dos und Must-haves auf der Suche nach der verlorenen Zeit und dem Sinn.

WARUM MACHEN UNS VERZICHTSAVERSIONEN IMMER NEUROTISCHER?

Weil das Vermeiden von Verzichtserfahrungen und Schmerz in einer Welt mit Erdbeben, Seuchen, Krankheit und Tod nicht gelingen kann. Was der Tatsache geschuldet ist, dass in dieser Welt mit ihren Naturgesetzen und Schicksalsschlägen eine Entscheidung für etwas zwangsläufig auch eine Entscheidung gegen etwas beinhaltet. Akzeptieren wir Schmerz und Verzicht nicht, werden wir immer neurotischer.

Die maßlose Jagd nach einem Schlaraffenland mit dauerhaftem Glück, durchgängig positiven Emotionen, schmerzfreiem Genuss und idealen Entscheidungen läuft ins Leere. Oder die Suche nach dem idealen Traumpartner wird obsessiv. Für diesen Traumpartner müsste ich mich nicht entscheiden, weil ich mich bei dieser Wahl gar nicht gegen etwas zu entscheiden hätte. Beim erträumten, idealen

Partner fände ich alles vor, was das Herz begehrt. So die Projektion und das Wunschdenken.

Da die Welt so nicht eingerichtet ist und es nie sein wird, reagieren wir in der Folge immer neurotischer, frustrierter, ernüchterter und gereizter, wenn wir mal wieder verzichten müssen. Ist das Glas nicht bis zum Rand voll, erscheint es immer häufiger völlig leer.

WAS KÖNNEN WIR DAGEGEN TUN?

Den Spatzen in der Hand wählen und nicht die Taube auf dem Dach. Angehen, was jetzt schon möglich ist, und nicht auf Möglichkeiten und Eventualitäten in ferner Zukunft spekulieren. Wir sollten nicht auf den Hauptgewinn warten und hektisch nach ihm suchen, sondern uns begnügen lernen und realistischer in unseren Selbst- und Fremderwartungen werden.

Das Leben ist weder ganz schwarz noch strahlend weiß. Es besteht aus unzähligen Grautönen, durch reale Möglichkeiten und Unmöglichkeiten begrenzt. Eine bewusste Annahme dieser Begrenztheit führt aus der neurotischen Verspanntheit hin zu mehr Gelassenheit (die einzig wirksame Entschleunigung), ganz im Sinne existenzialistischer Philosophien. Sich begnügen lernen und aus kleinen Dingen Großes machen. Großes für mich und für sonst niemanden.

Ein Genuss, den vielleicht gar niemand mitbekommt, auf den ich vorher nie gekommen wäre. Wir sollten genießen lernen, was ist, und weniger genießen wollen, was sein könnte.

11 // RANKING

STEIGERUNGSLOGIK //
DIE METRISCHE NEUROSE

Der Trend zum Sammeln und Analysieren von Daten über die eigenen Aktivitäten scheint ungebrochen. Die sogenannte »Quantified-Self-Bewegung« möchte in die letzten Geheimnisse vordringen und »das vermessene Ich«[171] bis in die letzten Winkel seines Wesens und Körpers mit nackten Zahlen durchleuchten. Heutzutage tracken wir unsere Fitness, zählen per App Kalorien oder kontrollieren unseren Schlaf. Patienten strecken mir ihr Smartphone entgegen und sagen: »Sehen Sie, mein Akku ist völlig leer«, und meinen damit sich und nicht das Smartphone.

Ein Patient hatte eine Smartwatch mit einer App gekauft, die versprach, auch das Ausmaß seiner Erschöpfung und psychischen Ausgebranntheit anzeigen zu können. Ihn hatten in der Nacht Sorgen über seine Arbeit und seine Schulden geplagt. In seinen Albträumen hätten ihn Gläubiger mit Steinschleudern quer durch München verfolgt, weswegen er verständlicherweise schlecht geschlafen hatte. Seine neue Smartwatch sah ihn jedoch »tief in der roten Zone und kurz vor einem Burn-out«. Ohne sich mit der Schuldenproblematik zu beschäftigen, konnte mein Patient die rote Zone allerdings nicht verlassen, mit oder ohne Smartwatch. Also gingen wir es an.

DIE VERMESSUNG DES LEBENS

Das ist das Neue an der Vermessung unserer »Performance«: Sie erfasst nicht nur unsere Leistungen, sondern auch das Ausmaß unseres Misserfolgs, unserer Lethargie, unserer »Underperformance« im Vergleich zu den »Overperformern«, sei es auch nur im Vergleich zum Vortag oder zu einer Nacht ohne Albträume. Die Vermessung bezieht sich längst nicht mehr nur auf die Arbeit. Längst sprechen wir nicht mehr nur von der Performance im Job, sondern auch von der Performance im Bett, von der Performance während eines Kindergeburtstags und von der Performance in allen nur erdenklichen Freizeitaktivitäten wie auf der Tanzfläche bei einer Party oder beim Snowboarden, wenn jeder Sprung mit Spezialkameras gefilmt werden muss und die Sprung- und Fallhöhen bemessen werden. Früher machten das nur Profisportler, die auf die Winterolympiade trainierten. Inzwischen tun das alle Freizeitsportler, die nicht mehr nur aus Freude Ski fahren, sondern eine Performance mit »special jumps« hinkriegen wollen und die produzierten Videos der Jumps vor Sonnenuntergang auch noch ins rechte Bild rücken, kommentieren und für die Jumper-Community postwendend posten müssen.

Für alles gibt es mittlerweile mehrere Apps zur Auswahl, die vorgeben, alles – bis hinters Komma – objektiv abbilden zu können, also wie gut oder schlecht wir uns geschlagen haben. Und natürlich könnte man sich immer noch besser geschlagen haben. Nicht im wörtlichen Sinne natürlich, außer es handelt sich um einen Clip für *Science of Stupid*. Eine Serie, in der tatsächlich die Dummheit zur Wissenschaft erklärt wird und der schmerzhafteste Sturz und die hirnverbrannteste Aktion gewinnen. Selbst in puncto Selbstverletzung hat also der Leistungsgedanke schon Einzug gehalten.

Auch die voranschreitende Auflösung einer scharfen Trennung zwischen Arbeit und Freizeit, zwischen Beruf und Familie, zwischen Wohnung und Büro, zwischen Feierabend und Arbeitsbeginn trägt zu einer wachsenden psychischen Belastung bei. Immer mehr lässt sich auch am Laptop oder mit dem Smartphone von zu Hause aus oder im Sessellift erledigen.

Ich erinnere mich noch gut, wie sehr ich 2003 noch staunte, als ein Freund, der mittlerweile in London für einen Investmentfond arbeitete, im Sessellift sein Blackberry zückte, seine Handschuhe trotz eisigem Nordwind auszog und bis zur Endstation E-Mails beantwortete, indem er damals noch mit zitternden Fingern auf winzig kleine Tasten drücken musste. Ich schwebte neben ihm durch die Nebelschwaden und Felswände und fühlte mich, als wäre ich der Copilot von Star Trek, der spontan übernehmen muss, weil Captain Kirk sich kurz mal nach London beamen möchte.

Fast zwanzig Jahre später sind Arbeitgeber keine Seltenheit mehr, die eine dauerhafte Erreichbarkeit und einen derartigen Einsatz mehr oder weniger über das ganze Jahr hinweg (unausgesprochen) voraussetzen. Oder man ist selbst die Vorgesetzte oder der Chef und stresst die Mitarbeiter aus dem Sessellift heraus, falls man spontan meint, gerade einen brauchbaren Einfall gehabt zu haben. Meist ist ein hoher Preis für den Erfolg zu bezahlen. Meist geht die Trennung zwischen Arbeit und Freizeit, zwischen Öffentlichem und Privatem verloren. Immer könnte man auch arbeiten, ständig schaut man aus den Augenwinkeln aufs Smartphone. Selbst nachts könnte man noch E-Mails beantworten. Unentwegt könnte man mit Fotos Werbung für das eigene Unternehmen oder für eine Unternehmung machen, das Image weiter aufpolieren und dergleichen mehr.

Es gibt immer was zu tun, und (fast) immer ist es auch (theoretisch) möglich. Allzeit bereit, alles für den Erfolg und das Image zu geben, immer im Einsatz für das eigene Unternehmen und nur selten für das eigene Wohlergehen. Bei global agierenden Firmen kommt noch die Zeitverschiebung hinzu, was nicht selten die nächtliche Beantwortung von E-Mails erfordert. Die Konkurrenz am anderen Ende der Erde schlafe ebenfalls kaum, heißt es dann etwa.

Patienten müssen regelrecht wieder lernen, nicht zu arbeiten, die Welt nicht nach Motiven abzusuchen oder an einem Wochenende nichts vorzuhaben. Manche beängstigt zu Beginn der Therapie so ein Gedanke geradezu. Müßiggang muss neu erlernt werden, zum Beispiel das Handy und – was schwieriger ist – den Kopf hin und wieder auszuschalten, gedanklich nicht permanent um neue Projekte oder Verbesserungen zu kreisen, ausreichend zu schlafen, wieder genussvoll zu essen und noch Kraft und Zeit für Sex zu finden. Patienten müssen lernen, wieder ein artgerechtes Leben als Homo sapiens zu führen und nicht als Homo Digitalis (gedanklich) durchzuarbeiten und psychisch in einer Art Habtachtstellung zu verharren. Eine häufige Ursache für Spannungskopfschmerzen.

Aktivitäten beschränken sich längst nicht mehr nur auf den Tag. In Großstädten kann man nachts sogar mehr als tagsüber verpassen. Das Rad dreht sich zu schnell, Tinnitus und psychogener Schwindel sind nicht selten die Folgen, und natürlich sind Schlafstörungen weit verbreitet. Der Schlaf ist besonders anfällig, wenn man zu selten (oder nie) Entspannung und Gelassenheit im Alltag erreicht.

ALLES WIRD ZUM WETTSTREIT

Je mehr wir in immer mehr Lebensbereichen harte Zahlen wollen und bekommen, umso schwerer fällt es uns, auf unseren Körper und unsere Gefühle zu hören, uns rein subjektiv zu fragen, was wir gerade empfinden und eigentlich wollen. Und was dieses Gefühl bedeuten könnte? Welche Konsequenzen sollte ich aus einer Wut, einer Trauer, aus Euphorie, Erschöpfung oder schmerzlichem Liebeskummer ziehen? Zahlen können all das nicht beantworten.

Von einer psychologischen Warte aus betrachtet, besteht gerade in der Verwischung verschiedener Lebensbereiche eine Quelle der

Belastung. Immer und überall ginge theoretisch auch mehr. Immer gibt es eine Zahl, die das belegen könnte. Immer hat eine oder einer irgendwo im Netz einen höheren Score, ein besseres Rating oder eine bessere Performance zu bieten. Alles wird zum Ranking. Alles lässt sich vergleichen und steigern.

Die metrische Neurose will Zahlen für alles, für jede und für jeden – und das in jeder Lebenslage und selbst für jede künftige Lebenslage. Alles wird zur Arbeit, zum Wettstreit, zur »Competition«, wie meine Patienten sagen. Nur noch selten wird Entspannung gefunden und Gelassenheit gelebt. Im Umkehrschluss heißt das: Wenn alles in Kategorien des Erfolges bemessen werden kann und wird, kann man auch immer und überall scheitern. Das ist sehr anstrengend und belastend. Dieser Dauerwettkampf macht krank.

WARUM SMARTE KONDOME IN DIE IMPOTENZ FÜHREN

Wenn Messen und Vergleichen in der Arbeit hier und da auch noch Sinn machen konnten, verkehren sich ein derartiges Kontrollbedürfnis und Leistungsdenken in fast allen anderen Bereichen des Lebens jedoch ins Gegenteil. Insbesondere in Beziehungen und beim Sex entsteht ein ernsthaftes Problem. Die (neurotische) Selbstvermessung wird zur Belastung für beide Partner, denn die Spontanität und der Genuss gehen verloren.

Angesichts dieser anhaltenden Popularität von Fitbit und Co. scheint es nur die logische Konsequenz zu sein, was jüngst ein britisches Unternehmen als Produktoffensive vorgestellt hat: Die Firma British Condoms preist auf ihrer Webseite das erste smarte Kondom der Welt an.[172] Wir sollen unsere Sexleistung messen und teilen, damit auch im Bett ein globaler Wettstreit aller Quantified Selfs, aller selbstvermessenen User entbrennen möge.

Möglich macht das ein smartes Kondom namens »i.Con«. Dabei handelt es sich um einen Penisring, der über das Kondom gezogen wird. Das Hightech-Kondom trackt die Leistung der Männer beim

Sex und vergisst die Frauen dabei. Die weibliche Sexualität ist seit jeher schwieriger zu erforschen und ließ sich noch nie auf schlichte Techniken, Zahlen oder Praktiken reduzieren. Das smarte Wearable kann die Sexhäufigkeit messen, außerdem die Dauer, die Penislänge in erigiertem Zustand, die Ausdauer und verbrannten Kalorien, die durchschnittliche Geschwindigkeit der Stöße, ihre Gesamtzahl, die Hauttemperatur und angeblich sogar die »Intensität des Geschlechtsverkehrs«, was immer das bedeuten mag.

Die dazugehörige App bereitet die sexuellen Aktivitäten in Statistiken und Grafiken fortlaufend auf. British Condoms gibt an, dass man auch Statistiken anderer i.Con-Nutzer einsehen könne, um die eigene Leistung im Bett mit der aller sexuell aktiven User auf der Welt vergleichen zu können. Die Daten würden selbstverständlich nur anonymisiert zugänglich gemacht, heißt es, ähnlich wie bei anderen Fitness-Apps. Die Daten könnten natürlich auch freiwillig und ganz bequem über einen Link auf sämtlichen sozialen Plattformen geteilt werden. Denn leider geht es am Ende immer um den Vergleich. Das ist der Kern aller Tracking-Apps: Die Quantifizierung jeglichen Verhaltens braucht den Vergleich, auch wenn die meisten Gegenteiliges behaupten. Denn ohne Vergleichsmöglichkeiten sagen Zahlen überhaupt nichts aus. Kenne ich keine Durchschnittswerte oder andere Referenzwerte, bieten Zahlen gar keinen Informationsgewinn. So steckt hinter der Sehnsucht nach Zahlen zumeist (unbewusst) eine Selbstunsicherheit, die durch gute Zahlen abgewehrt werden soll: harte Zahlen gegen Komplexe und zur Abwehr dieser, damit die Selbstunsicherheiten auch unbewusst bleiben.

Das smarte Kondom ist nur die logische Konsequenz der Quantified-Self-Idee. Ich habe dieses Beispiel gewählt, weil gerade Sex ein Feld ist, in dem Zählen, Vergleichen und Leistungsdenken besonders schädlich sind. Das häufigste sexuelle Problem, das mir in der Praxis begegnet, ist ein überzogener Leistungsanspruch, der paradoxerweise direkt in die Impotenz oder andere sexuelle Funktionsstörungen führt.

Wahrscheinlich überschätzen wir alle die Dauer des sexuellen Aktes. Je intensiver wir ihn erleben, umso länger kommt er uns fälschlicherweise vor. Wir kennen das alle von Städtereisen übers Wochenende, einer zweitägigen Bergwanderung oder abenteuerlichen Unternehmungen im Vergleich zu einem Wochenende zu Hause, an dem man mehrere Staffeln einer Netflix-Serie schaut – »Binge Watching« genannt, eine weitere Verhaltenssucht – und ansonsten Routinetätigkeiten ausführt. Solche Tage erleben wir subjektiv als halb so lang.

Entsprechend lässt uns ein als besonders intensiv erlebter Orgasmus den eigentlichen Akt insgesamt als ungleich länger erleben als eine sexuelle Begegnung mit langem Vorspiel, die jedoch nicht in einem Orgasmus gipfelt. Denn die Zahlen noch so ausgefeilter Sex-Apps werden nie unser subjektives Erleben erfassen können. Der rein äußerliche Vergleich von Daten führt hier also fast zwangsläufig zu mehr Komplexen und weniger Genuss.

Außerdem können nackte Zahlen dazu führen, dass sie unsere Bewertungen des Erlebten nachträglich beeinflussen. Und ein Orgasmus nach fünf Minuten, den aber beide als erfüllend erlebt haben, wird plötzlich als Ejaculatio praecox problematisiert. Oder ein Quickie, der beiden eigentlich Spaß bereitete, wird nachträglich als Leistungsverweigerung oder Versagen eingestuft.

Auch steigt die Qualität des Sexes gerade mit der Hinwendung zur Partnerin oder zum Partner, und sie nimmt ab, je leistungs- und selbstbezogener beide werden. Wenn dann noch das Hightech-Teil blinkt, wann immer man angeblich den »richtigen Rhythmus« gefunden habe, kann man auch das gesündeste Sexleben komplett zerstören. Denn der »richtige Sex« kann sich zwar für ein Paar gut anfühlen, für ein anderes Paar jedoch völlig falsch sein.

Wir sind eben keine Sexroboter mit richtigen und falschen Konfigurationen. Und was die eine genießt, kann der andere verabscheuen und umgekehrt. Was für die eine gesund ist, kann für den anderen ungesund sein. All das meinen Zahlen objektiv erfassen zu können oder geben es vor, sie tun es aber nicht.

GESÜNDER UND FITTER GEHT NATÜRLICH IMMER

So heißt »gesund« im boomenden Markt einer Gesundheits- und Wellness-Industrie auch längst nicht mehr nur »frei von Krankheit«. Damit geht eine schnell voranschreitende Quantifizierung des Gesundheitsstatus einher. Sogenannte »Gesundheitsscores«, also Skalen oder Punktesysteme zur Bewertung des Gesundheitszustands, gewinnen zunehmend an Popularität. Beispielsweise wird schon heute das freiwillige Teilen von Daten zur Fitness von Krankenkassen mit Vergünstigungen belohnt. Oder individuelles Gesundheits-Monitoring wird genutzt, um sich – quasi in Eigentherapie – selbst zu behandeln. Das ist sowohl körperlich wie psychisch ein gefährliches Unterfangen. Die entsprechenden Scores sind nicht allein auf Krankheiten ausgerichtet, sondern beziehen sich vielmehr auf sogenannte »Vital-Parameter«[173] und auf Hinweise für gesundheitsbewusstes (oder eben gesundheitsgefährdendes) Verhalten.

Die schlichte Frage »Bin ich gesund oder bin ich krank, Herr Doktor?« wird zu: »Bin ich fit und sexy genug oder werde ich schon leicht unattraktiv?« Gesundheitsscores, Skalen oder Punktwerte von null bis unendlich (theoretisch) kennen kein: gut genug, gesund genug, attraktiv genug. Dann könnte man sich gelassen entspannen. So aber ist man Teil einer Steigerungslogik, und es gibt immer etwas zu tun. Nichtstun ist zu meiden und wird immer stärker sozial geächtet.

DIE LITANEI DES NICHTGEMACHTEN

Und täglich grüßt das Murmeltier namens »schlechtes Gewissen«. So zählen mir manche Patientinnen und Patienten erst mal eine Litanei des Nichtgemachten auf: dass sie diese Woche nicht im Fitness-Studio waren, dass sie nachts nichts anderes als Schokolade gegessen haben, dass sie auf der Party nicht nur Wasser getrunken haben, dass sie nicht mit ihrem Mann gesprochen haben, dass sie ihrer Frau leider keine Komplimente machen konnten, mal wieder nicht in der

Uni waren, nicht zu Fuß gekommen sind, sich nicht getrennt haben. Aber nächste Woche, da werde alles besser klappen, werde gewiss alles anders werden, liefe alles wie am Schnürchen. »Jetzt oder nie«, sage ich dann meistens. Es ist sehr wichtig, dass von den Vorsätzen mit der Zeit nur wenige wichtige übrig bleiben und diese wenigen wichtigen Vorsätze zusätzlich realistischer werden. Sonst ist ein dauerhaft unzufriedenes Lebensgefühl die Folge, und eine Leichtigkeit des Seins wird nicht mal mehr punktuell erlebt.

Es geht um topfit bis in den Tod – auch ein Widerspruch, der selten erkannt wird – und nicht lediglich darum, gesund oder ausreichend fit zu bleiben. »Nicht wirklich schlank, aber auch nicht wirklich dick« – das gibt es kaum noch als Figurbeschreibung. Gesund ist das durchaus – erwiesenermaßen sogar gesünder als sehr schlank, also als leicht untergewichtig –, doch eine solche Figur hätten nur Menschen, die sich mit dem Mittelmaß begnügten, sich mit ihrer Durchschnittlichkeit abgefunden hätten, die ihre Mittelmäßigkeit auch noch schamlos zelebrierten. Sie werden heute schnell als Loser oder als Menschen ohne Ziele im Leben gebrandmarkt.

Gesundheit ist also längst kein Gut mehr, für das man dankbar ist, sondern Gesundheit ist zu einer Ware verkommen, von der niemand genug konsumieren kann. Und bei der man sich auch nicht mit weniger begnügen sollte, durchaus im moralischen Sinne.[174]

Quantifizieren, um steigern zu können. Und die Steigerungsraten wiederum exakt quantifizieren. Das soll die Steigerungsmotivation weiter befeuern. So das Hamsterrad der Fitnesslogik und der Denke. Fitter geht immer im Spiel »Survival of the Fittest« – bis vor Kurzem und seit Charles Darwin noch unter »Überlebenskampf« bekannt.

DIE ANGST VOR UNKALKULIERBAREN ERFAHRUNGEN

Jetzt haben wir davon gesprochen, wie sehr Zahlen nach höheren Zahlen gieren. Aber Zahlen haben auch einen klaren Vorteil gegenüber Gefühlen: Sie sind berechenbar, während Gefühle unberechenbar sind. Wir nennen jemanden »berechnend«, wenn wir den Eindruck haben, sie oder er verfolge eine Absicht mit Hilfe vorgetäuschter Gefühle. Zahlen sind kalkulierbar, sie gaukeln Sicherheit und Berechenbarkeit vor. Sie sind immer berechnend. Da weiß man, was man hat. Zahlen wollen dem Leben die Risiken entreißen.

Streben wir größtmögliche Planbarkeit an, können wir auf sie nicht verzichten. Wir bilden uns ein, die uneingeschränkte Macht über unsere Geschicke zu erlangen, indem wir unser Leben noch präziser planen und durchrechnen, noch detaillierter organisieren und besser strukturieren, noch erfolgsorientierter und effektiver in allen Bereichen werden. Der Feind ist und bleibt der Zufall, das Schicksal, der Schicksalsschlag. Daran hat sich auch für den Homo Digitalis nichts geändert.

Sich auf Erfahrungen einzulassen, von denen wir nicht wissen, wie sie ausgehen werden, die sich jeder Berechnung und Vorhersage entziehen, gelingt meinem Eindruck nach immer seltener. Das Risiko und die Gefahr, dass sich etwas am Ende nicht rechnen könnte, erscheinen immer schneller als zu groß. Etwas, was schlecht kalkulierbar wirkt, wird gar nicht mehr ausprobiert.[175] Berichtet beispielsweise eine Influencerin oder ein Travel-YouTube-Star von einem Trip, der sich weder von der »Experience« her noch von den Kosten »gerechnet« habe, gehen viele Follower dort erst gar nicht mehr hin. Doch prägende Erfahrungen sind keine planbare Experience, der man ein Rating verpassen könnte – schon gar nicht im Vorfeld. Prägend waren in meinem Leben zumeist Erfahrungen, von denen ich vorher nicht einmal gewusst hatte, dass es sie gab. Viele hätte ich mir auch gerne erspart, dennoch führten sie zu wichtigen Erkenntnissen. Wie hätte ich sie planen sollen? Nein, Erlebnisse, die unseren Horizont erweitern, die unsere Sicht auf die Welt und auf unser Leben verändern, lassen sich weder herstellen, noch planen. Man kann sie weder fabrizieren, noch kommerzialisieren, sie müssen sich ereignen. Wir können nur die Voraussetzungen für eine solche Erfahrung – eine »Peak Experience«, die den Namen auch verdient – schaffen.

Man kann beispielsweise nur einen günstigen Rahmen für ein Fest schaffen. Ob das Fest eine prägende Erfahrung für mich – oder gar für alle Gäste – werden wird, muss man sehen. Vielleicht wird es nur ein unsägliches Besäufnis, das alle schnell vergessen wollen. Ich glaube nicht, dass ein Glücks-Score oder ein Rating 4.0 jemals erfassen können wird, ob ein Funke übergesprungen ist oder nicht. Nur wir können eben einen Kater von einem Gipfelerlebnis unterscheiden. Ohne Kopfschmerzen oder Freudentränen geht das eben nicht.

JOHANNS 4.0 EXPERIENCE

In der Kunst sprach man davon, von einer Muse geküsst worden zu sein oder sehnlichst darauf zu warten. Wann immer die Muse einen eben küsste, und das konnte mitunter Jahre dauern. Dieser Kuss, diese Eingabe, diese Inspiration oder dieser Geistesblitz waren natürlich ebenfalls nicht über Algorithmen zu berechnen und sind es auch heute nicht.

Doch das sehen nicht alle so: Vor einem Jahr las ich bei Yuval Noah Harari von einer Maschine, die mit sehr viel Bach gefüttert worden sei. So viel, dass die KI nun selber neu-alten Bach oder eben den alten Bach neu berechnet habe. Je nachdem, wie man es betrachten möchte. Und zwar angeblich so gut, dass selbst ausgewiesene Experten für die Musik des Barocks die Kompositionen von Johann Sebastian nicht von den Eigenkreationen des Algorithmus zu unterscheiden vermocht hätten. Zuvor musste die Maschine nur mit allem gefüttert werden, was wir heute noch von Johann Sebastian Bachs Kompositionen irgendwo auf der Welt archiviert und schon digitalisiert hatten. Dann spuckt sie einen Pseudo-Bach nach dem anderen für uns aus. Anscheinend ein nie versiegender Quell an Kreativität, ohne Schaffenspausen.

Ich lud mir die Platte der hochbegabten KI runter: »From computer generated composition« lautete der Künstlername bei iTunes. Und seitdem mischt sie sich scheinbar zufällig unter die großen Kompositionen alter und neuer Meister aus Fleisch und Blut, die mein Smartphone-DJ eben gerade für mich aus meiner Playlist auflegt. Klangmeister, die sich selbst, ihrem Leben und ihrer Zeit häufig mit lebensgefährlicher Entschiedenheit bleibende Melodien abgerungen haben und nicht selten verstorben sind, bevor jemand ihre neuen Klänge überhaupt verstand.

So auch heute: Da war sie wieder, diese seelenlose Bachkopie. Mein Smartphone hatte sie per Zufall für mich ausgewählt. Danach wählte es einen Song vom Album *Voodoo Child* von Jimi Hendrix, nämlich: *All along the watchtower. The Jimi Hendrix experience!* Der Untertitel brachte es auf den Punkt. Das kann man wohl sagen: Wow, Jimi Hendrix (1942–1970), Gitarrensolo auf LSD! Es hätte nichts Befreienderes vom durchgerechneten und berechnenden Aufguss eines genialen Geistesblitzes aus der Barockzeit geben können.

Nein, hier waren keine Zahlen am Werk, sondern jemand, der seiner E-Gitarre bizarre Klänge und quietschende Schreie entlockte, der noch nicht mal vor der amerikanischen Nationalhymne zurückschreckte. Klänge wie der Schrei des norwegischen Expressionisten Edvard Munch (1863–1944). Schreie, wie sie die Welt noch nicht gehört und nie zuvor gesehen hatte. So neu wie das Gemälde ein halbes Jahrhundert zuvor. So unerhört, wie große Kunst schon immer war, die Jahrhunderte überdauert und weiterlebt. Fast wie ein Wesen, und sicher nicht eines aus Nullen und Einsen.

Jimi Hendrix, was für ein Ausbund an Leben! Ja, ein Voodoo Child, kein Digital Native, for sure. Was für ein quietschender Schrei der Rebellion gegen ausgelutschte und durch und durch berechenbare Pfade! Was für eine Kunst! Die hohe Kunst des Urmenschlichen, des Unberechenbaren, des Urschreis. Mein Handy hatte ihn gefunden, genau zur rechten Zeit. War das Zufall? Oder kennt mich BUMMER schon so erschreckend gut und wusste, dass ich jetzt einen Urschrei brauche, und hatte Erbarmen mit mir? Ich will es nicht glauben.

VERTRAUEN VERSUS KONTROLLE

Seit Beginn der Corona-Pandemie mehren sich Stimmen, welche die globale Verunsicherung betonen, die durch einen neuartigen Virus ausgelöst wurde. Sie sprechen von einer globalen »Hilflosigkeitserfahrung«. Erstaunlich scheint mir vielmehr zu sein, dass wir vor der Pandemie glaubten, wir hätten alles fest im Griff: Was für eine Enttäuschung! Nach hundert Jahren Selbst-täuschung. Nicht viel mehr.

Denn es ist recht neu, dass wir fälschlicherweise glauben, wir hätten das Leben im Griff und nicht umgekehrt. Aber das Leben wird es uns immer wieder spüren lassen. Wir werden immer um die Vorherrschaft ringen müssen, und am Ende gewinnt die Natur, die Urgewalt des Lebens über unsere Kontrollbedürfnisse. Das Leben gewinnt immer, denn am Ende gewinnt der Tod. Es ist wie beim Roulette: Gegen die Bank, gegen das Leben gibt es keinen dauerhaften Sieg. Sie haben die Null, den Zufall, das Unbeherrschbare, das Unberechenbare, die Urgewalten und den Urschrei.

Nur das Leben selber kann die Gesetze der Natur brechen. Zufällige Mutationen können jederzeit neue Tatsachen schaffen, mit eigenen Gesetzen. Sie haben das Geheimnis, oder besser: irgendeinen hartnäckigen Rest der anfänglichen Geheimnisse. Denn wir wissen nicht und werden nie wissen, wann ein Virus wie mutieren wird. Das ist schwer auszuhalten. Verständlicherweise hätten wir lieber eine Welt, in der uns ein Virus seine nächste Mutation via Twitter im Vorfeld ankündigte und an alle Hochrisikogruppen rechtzeitig Präventionstipps mailte, den Gencode für die Labore netterweise gleich mit angehängt.

Irgendeinen Rest – genauso wie die Null – wird es immer geben. Wir sollten das einsehen und mit dem Leben kooperieren, anstatt gegen diese Binsenweisheit anzukämpfen.

Man kennt das Problem aus der Risikoforschung: »Je sicherer Systeme und Technologien werden, desto empfindlicher reagieren die Menschen auf die verbliebenen Risiken und Unsicherheiten, auf paradoxe Weise wächst die Angst«,[176] schreibt der Philosoph Martin

Hartmann in seinem Buch *Vertrauen. Die unsichtbare Macht* und attestiert uns eine um sich greifende Vertrauenskrise.

Wieder ein Paradox. Wir Menschen sind voll davon. Algorithmen kennen keine Paradoxe. Ihre Entscheidungen sind immer eindeutig – selbst wenn sie falsch liegen, sind sie eindeutig falsch. Wir hingegen sind meistens widersprüchlich, liegen nur selten völlig richtig, aber auch nur selten komplett daneben. Das macht uns so vielschichtig und einzigartig. Wir sollten stolz darauf sein und nicht nach Eindimensionalität streben, um uns den Maschinen zunehmend anzugleichen und mit der Zeit genauso kleinkarierte Fachidioten zu werden wie sie: besserwisserische Nerds, ohne Gefühle.

ZUSAMMENFASSEND LÄSST SICH SAGEN

Im Staunen, im unvoreingenommenen Sich-Einlassen, im Zulassen liegt der Zauber. Und in der gezähmten Erwartbarkeit und vorhersehbaren Berechenbarkeit liegt die große Entzauberung. Es ist, historisch gesehen, ein neues Phänomen, dass wir fälschlicherweise glauben, wir hätten das Leben im Griff und nicht umgekehrt. Quantifizieren, um steigern zu können, lautet die Fitnesslogik der Gesundheitsscores: Und fitter geht natürlich immer. Mehr Aktionismus auch. Und ein metrisches Erfassen aller Bemühungen ebenfalls. Ein Teufelskreis, der uns immer gestresster zurücklässt. Für beinahe keinen Bereich sind Leistungsdenken und Quantifizieren so kontraproduktiv wie für ein erfülltes Sexleben.

Wenn zunehmend mehr in Kategorien des Erfolgs bemessen wird, kann man immer und überall auch scheitern. Das ist sehr anstrengend und belastend. Dann behaupten Zahlen, es ginge uns gut, doch die Psyche des Homo Digitalis schüttelt nur noch den Kopf. Nicht wir sollten uns den Zahlen anpassen, sondern wir sollten Zahlen nutzen, wann immer es uns gerade passt. Und wir sollten nie vergessen, dass wir älter sind als die Maschinen, aber das Leben ist um ein Vielfaches älter als wir. Es wird gewinnen und uns überdauern.

WARUM MACHT UNS DAS VERMESSEN DES ALLTAGS IMMER NEUROTISCHER?

Weil wir uns und unserem Körper immer weniger vertrauen. Weil wir unsere Fähigkeiten der Orientierung in Raum, Zeit und Sinn umso mehr verlieren, je öfter wir auf Displays nach Zahlen, Richtungen, Lösungen, Bewertungen oder gar Werturteilen suchen und nach algorithmischen Entscheidungsmustern handeln. Die daraus entstehende abhängige Hilflosigkeit lässt uns in der Folge neurotischer werden, weil wir immer hysterischer reagieren, wenn der Akku leer ist oder das Smartphone auch nicht mehr weiterweiß. Eine neurotische Orientierungslosigkeit, innere Leere und grundlegende Erschöpfung sind die Folgen.

WAS KÖNNEN WIR DAGEGEN TUN?

Weniger nachschauen und uns und dem eigenen Körper mehr vertrauen, mehr zutrauen und mehr zumuten. Wir sollten uns mehr Mühe geben und Mühen akzeptieren, nicht nur den – von Algorithmen errechneten – kürzesten und bequemsten Wegen devot folgen. Wir sollten Langeweile, Ratlosigkeit, Orientierungslosigkeit und auch die Zweifel an der Sinnhaftigkeit unseres Tuns erst einmal wieder lernen auszuhalten. Denn nur so können neue und eigene Lösungsansätze und Lebenswege entstehen.

Wagen wir es, Wege ohne sichere und schnelle Belohnung zu wählen, Beziehungen ohne sicheren Gewinn und Dinge, die schmerzlich enden könnten. Wagen wir es, erst einmal selbst zu suchen, bevor wir googeln. Wagen wir es, unserem Instinkt zu folgen, denn nur so wird er irgendwann verlässlicher. Wir sollten das Aus-Erfahrungen-Lernen wieder erlernen, indem wir eigene und neue Erfahrungen noch zu machen wagen. Staunen, immer noch staunen – auch als Erwachsene – oder eben wieder Staunen lernen.

Leider werden wir im Laufe des Lebens darin schlechter und

nicht besser. Der einzige Aspekt, der mir einfällt, worin wir tatsächlich wie die Kinder werden sollten. Kindlich staunen zu können, ist allerdings nicht mit kindischer Unreife zu verwechseln. Wir sollten uns mehr einlassen, neu einlassen, aufeinander verlassen und weniger darauf bauen, dass irgendwelche Apps wissen werden, was wir gerade brauchen oder tun und lassen sollten. Vielmehr sollten wir jeden Tag eine Zeit finden, die noch nicht verplant ist, auch nicht mit Entspannungsübungen.

12 // RUHM

EINZIGARTIGKEITSZWÄNGE //
DIE SINGULARISTISCHE NEUROSE

Nichts muss mehr abgewehrt werden als die Durchschnittlichkeit. Heute verletzt auf dem Pausenhof ein Spruch wie »Ey, du bist so Durchschnitt!« stärker als so manch andere Beleidigung. In der Folge bekommen wir entsetzliche Angst vor einer realistischen Selbst- oder Fremdwahrnehmung, da hierbei jederzeit herauskommen könnte, dass wir auch nur Durchschnitt sind.

Da ein durchschnittliches Leben per definitionem die häufigste Lebensform ist, gilt es also, sich gegenüber dem Unvermeidlichen krampfhaft abzugrenzen. Gewöhnlicher Durchschnitt gilt als Höchststrafe, und der Umgang mit den als durchschnittlich ausgemachten Normalos wird gemieden. Durchschnittlichkeit ist der Feind aller, die hervorstechen möchten. Und müssen, wenn sie auf den digitalen Marktplätzen der Selbstvermarktung überhaupt noch wahrgenommen werden wollen. Entweder mit den schrillsten und gefragtesten oder den gewagtesten Posen und Meinungen. Oder mit hochglänzenden und aalglatten Als-ob-Freudensprüngen, die ein professionelles Produktionsteam so aussehen lässt, als seien die Bilder dieses konstant glücklichen Lebens ganz beiläufig, ganz spontan und ohne größeren Aufwand entstanden.

Es soll so wirken, als sei es ein Leichtes gewesen: mal eben Spitzenleistungen wie aus dem Ärmel geschüttelt, das tollste Sixpack trotz Schokoriegel im Mund, die besten Witze ohne ein professionelles Team, die makelloseste Haut ganz ohne Botox, der straffste Atombusen ohne Skalpell oder dauerhaft gut gelaunt ganz ohne Antidepressiva oder Stimulanzien. Nein, die Hilfsmittel werden meist verschwiegen. Nur die Follower und Normalos scheinen sie zu brauchen.

In seiner großen Sozialanalyse *Die Gesellschaft der Singularitäten* beschreibt Andreas Reckwitz einen wachsenden Zwang zu Einzigartigkeit und Originalität: Einzelkämpfer, die hervorstechen müssen aus dem Ozean an Daten, die dazu verdammt sind, der Selbstvermarktungslogik immer radikaler zu folgen, eine Nische zu besetzen, irgendein Alleinstellungsmerkmal zu finden – und sei es noch so lächerlich.

»Singularisierung« bezeichne den Prozess, in dem die Individuen nicht nach dem Gleichförmigen und Standardisierten strebten, sondern nach dem Individuellen, dem Außergewöhnlichen und nicht Austauschbaren – vom besonderen Wohnviertel bis zur maßgeschneiderten beruflichen Tätigkeit. Entfaltung finde der moderne Trendsetter und Kosmopolit nur im Singulären, in dem, was als singulär erfahren werde. Und nur, was als singulär erlebt werde (und nicht als massenhaft und standardisiert), erscheine authentisch und begehrenswert.

GEFALLEN WOLLEN UM JEDEN PREIS

Daher lautet der Auftrag im digitalen Kapitalismus des neuen Jahrtausends, ein Image des Besonderen zu kreieren. So ähnlich mag auch der Arbeitsauftrag an die Teilnehmer eines neuen Streaming-Formats gelautet haben: *The Circle* ist die US-amerikanische Variante einer britischen Reality-TV-Sendung. Ziel ist es, die anderen Mitspieler durch das eigene (Fake)-Profil und Interaktionen im fiktiven sozialen Netzwerk zu beeindrucken und dadurch der beliebteste Bewohner oder die besonderste Wettstreiterin zu werden.

Alle Mitspieler müssen entscheiden, ob ihr Profil sie realistisch repräsentieren soll, eine verbesserte Version oder eine völlig andere Person beschreiben soll. Die Kommunikation zwischen den Teilnehmern erfolgt über ein geschlossenes Netzwerk, genannt *The Circle*. Die Teilnehmer diktieren Nachrichten und senden sie per Gruppen- oder Einzelchats an andere Teilnehmer. Regelmäßig bewerten sie sich gegenseitig. Das ständige Ranking erinnert konstant an den allgegenwärtigen Wettbewerbsgedanken. Die gewählten Influencer entscheiden, welche Mitspieler das Gebäude verlassen müssen. In der letzten Episode erstellen sie ein letztes Mal eine Rangfolge.

Der Wettstreit um Beliebtheit und scheinbare Authentizität entbrennt über die Wochen immer rücksichtsloser. Ein Spieldesign, das die Mechanismen der Erlebnisökonomie – in einer singularistischen Gesellschaft als Pars pro Toto – in einem rund um die Uhr mitgefilmten Psychoexperiment auf die Spitze treibt. Wie Big Brother und andere ältere Reality-TV-Formate der letzten zwanzig Jahre handelt es sich um Winner-takes-it-all-Ökonomien. Der Beliebteste und Einflussreichste, also Mächtigste, bekommt alles – in diesem Fall 85 000 Euro Preisgeld –, schon der Zweitplatzierte erhält keinen Cent.

Auch die wenigen Teilnehmer, die mit eigenen Profilbildern und richtigen Angaben zu ihrer Person gestartet waren, begannen schon nach kurzer Zeit, nicht weniger strategisch zu lügen und bewusst zu verwirren als die, die schon mit falschen Angaben ins Rennen gegangen waren. Das wirkt sich auch immer verwirrender auf die Teilnehmer aus und schlägt sich zunehmend in Aussagen wie diesen nieder:

»Ich glaub', mein Hirn ist nur noch Rührei // Was man hier sagt, kommt beim anderen nicht immer so an, wie es gemeint war // Nicht alle Wahrheiten sind Wahrheiten, manche Wahrheiten sind Lügen // Du hast deine Wahrheit, ich hab meine; doch es geht darum, wie sie ankommt // Im Krieg und im Circle ist alles erlaubt // Alle sollen glauben, dass ich mit ihnen auskomme // Mir geht es nur darum, wer mich im Spiel hält, und der ist eben dann mein bester Freund // Ich bringe sie dazu, mich zu mögen // Jeder der gegen mich vorgeht, gegen den gehe ich vor // Mein Kopf schlägt gerade Purzelbäume // Ich will Influencer von diesen Schweinebacken sein // Sie haben gesagt, sie halten zu mir, aber man kann niemandem trauen // Ich bin so froh, dass du tatsächlich du bist // Ich muss den Leuten mehr in ihre Hintern kriechen // Wir wollen alle beten, dass ich Influence-rin werde, amen.«

DIE KLUFT ZWISCHEN DEM IMAGE DES BESONDEREN UND DER SCHNÖDEN WIRKLICHKEIT

Irgendwann misstrauen alle allen, paktieren alle mit allen, sie kränken (unterschwellig oder offen) alle und täuschen den verbliebenen Teilnehmern und Konkurrenten Interesse und Empathie vor. Bei *The Circle* kann man beobachten, dass im Netz (fast) nur noch das Image zählt und Erfolg verspricht – weitestgehend von realen Gegebenheiten entkoppelt. Das nimmt mitunter groteske Züge an, wenn die Kluft zwischen virtueller Präsentation und realer Person kaum zu überbieten ist. Wenn beispielsweise ein Plus-Size-Model aus New York – obwohl sie beruflich mit ihren Fashion-Shoots in Übergrößen und angeblich über einer Million Follower gutes Geld verdiene – dennoch die Fotos einer extrem untergewichtigen Model-Freundin als Profilbilder verwendet.

In der ersten Staffel streicht Joey, ein Barkeeper aus Texas, das Preisgeld ein. Er ist ein Durchschnittsamerikaner mit echten Profilbildern, mit dem sich alle identifizieren konnten. So weit, so beruhigend. Aber schon in der zweiten Staffel gewinnt eine glücklich verheiratete Mutter, die sich als alleinerziehender Vater auf Brautschau ausgab, weil »alleinerziehende Väter gerade voll im Trend liegen«. Sie behielt recht mit ihrer Trendanalyse und brachte das Preisgeld zum überraschten Vater und Sohn nach New Jersey, als wäre es die Gage für den Dreh einer Familienkomödie gewesen und die Mutter hätte eben über Wochen einen alleinerziehenden Vater gespielt. So oder so ähnlich wird sich der Sohn im Grundschulalter wohl den plötzlichen Geldsegen erklärt haben.

Alle Selbstvermarkter und Wettstreiter hockten wochenlang, völlig von der Außenwelt und voneinander isoliert, auf ein paar Quadratmetern Wohnfläche. Doch keiner der Teilnehmer schien sich in dieser selbstgewählten Isolationshaft ohne zwischenleibliche Begegnungen zu langweilen. Alle wirkten äußerst geschäftig, gut unterhalten und konstant abgelenkt. Sie waren schon beim Zähneputzen damit beschäftigt, zu chatten, möglichst vielen zu gefallen und hierüber Macht im sozialen Mikrokosmos von *The Circle* zu erlangen. Schon am zweiten Tag schenkte niemand mehr einer Sache oder Person die volle Aufmerksamkeit.

DIE MACHT POSITIVER EMOTIONEN

In dem Roman *The Circle* von Dave Eggers aus dem Jahr 2014, der für die Netflix-Serie namengebend war, geht es um die geschlossene Welt des Big-Tech-Unternehmens The Circle, in dem die Angestellten nur dann und umso weiter in der Hierarchie aufsteigen, je kompromissloser sie ihre Gefühle und Gedanken innerhalb des Systems teilen und in der Konsequenz bereit sind, das Leben außerhalb der Firmen-Bubble zu vernachlässigen.

In der Reality-TV-Show *The Circle* sind ausschließlich die Gefühle der anderen das Kapital. Je besser es einem Teilnehmer gelingt, bei anderen Teilnehmern möglichst viele positive Emotionen auszulösen, umso besser schneidet sie oder er in den Beliebtheitsrankings ab und steigt so zur einflussreichsten Beliebtheitskönigin, zur Kandidatin der Herzen oder zum mächtigsten Influencer auf. Die einzige Währung, die im kapitalistischen Wettstreit hier noch zählt, ist das induzierte positive Gefühl.

Wohlgemerkt zählt nur das ausgelöste Gefühl und nicht, ob der Auslöser real oder positiv war. Es ist ein Spiel mit den Projektionen der anderen. Für derlei intrigante Händel braucht es durchaus Talent, Kreativität, strategisches Denken, berechnende Schauspielkünste und zielorientierte, manipulative Kunstfertigkeiten. Die positiven Gefühle der anderen sind das einzige Mittel zu Machterlangung und Profit, doch um sie buhlen eben alle. So wirken sämtliche Teilnehmerinnen und Wettstreiter um die Gefühle der anderen im Verlauf der Netflix-Produktion immer hysterischer und emotional dauererregter – und das ganz gleich, ob sie eingangs ein echtes oder ein Fake-Profil gewählt hatten.

Der afroamerikanische Teilnehmer Seaburn schaffte es unter die letzten vier, und zwar mit Profilbildern seiner Freundin Rebecca. Er hatte sich so in die Rolle einer empfindsamen, jüngeren Frau mit dem Aussehen eines Models hineingesteigert, dass er das Entsetzen der anderen drei verbliebenen Teilnehmer gar nicht verstehen konnte, als sie sich in der Endrunde leibhaftig begegneten. Seaburn meinte, er sei auch »als Rebecca immer total authentisch« er selbst gewesen. Alle drei schüttelten ungläubig den Kopf oder lachten hysterisch und verwirrt. Insbesondere ein Mitspieler, der sich über die Wochen in Rebecca verliebt hatte, verstand die Welt nicht mehr und konnte sich auch nach längerer Zeit nicht mehr einkriegen.

Alle Teilnehmer gaben sich als Single aus, ganz gleich, ob sie im wahren Leben in Beziehungen waren oder nicht. Die Teilnehmer waren beim Zusammenstellen ihres Profils ausnahmslos zu dem Schluss gekommen, dass man mit einem anderen Beziehungsstatus als Single keine Gewinnchancen habe. Die ideale Projektionsfläche muss noch potenziell für alle zu haben sein, das kennt man schon von Boy- und Girlgroups der 90er-Jahre. Der Entwurf eines virtuellen Raumes für das Kopfkino der Follower sollte dies beherzigen, so die einhellige Meinung.

WIE MAN POSITIVE EMOTIONEN KREIERT

Positive Gefühle werden durch Aufmerksamkeiten, Zuwendung und (geheuchelte) Komplimente induziert. Dadurch aktiv in Kontakt zu treten, um dann zu schmeicheln, was das Zeug hält. Denn Interesse und Wertschätzung vorzutäuschen, erweist sich schon bald als effektiver – schon allein deshalb, weil nicht alles an allen interessieren und gefallen kann. Ein möglichst charmantes (verlogenes) Umgarnen zu Beginn verspricht spätere Gefolgschaft. In der Werbung spricht man von »Creating Fans«.

Positive Emotionen können jedoch sehr vielfältige Auslöser haben. Auch Schadenfreude – unbeobachtet und hemmungslos ausgelebt – kann subjektiv durchaus eine als positiv erlebte Emotion sein. Auch Überlegenheitsgefühle, die man erlebt, wenn sich Mitbewerber selbst ins Aus katapultieren, werden subjektiv als angenehm erlebt, Neidgefühle hingegen immer als negativ. Neidgefühle gilt es daher zu vermeiden. So wird ein Balanceakt angestrebt: Man versucht, einerseits attraktiv genug und andererseits nicht zu beneidenswert zu erscheinen, um möglichst viele positive Emotionen bei den Followern auslösen zu können. In diesem Sinne handelt es sich nicht um objektiv, sondern nur um subjektiv als angenehm erlebte Gefühle.

Diese Gesetzmäßigkeiten der Gleichzeitigkeit von Ruhm und Neid gelten für die allermeisten Influencer. Nur wenige sind dem normalen User und Follower schon so entrückt, dass ihr Leben gar nicht mehr mit dem eigenen Leben verglichen wird. So vergleichen sich mit Cristiano Ronaldo – er führt die Instagram-Hitliste mit über 412 Millionen Followern an – noch nicht einmal andere Profifußballer, mit seiner Ehefrau noch nicht einmal andere Spielerfrauen. Nein, die beiden bekommen sogar noch eine eigene Netflix-Doku-Serie über ihren (inszenierten) Alltag und wirken dadurch selbstverständlich noch entrückter.[177]

Ist der Ruhm fast schon außerirdisch groß, werden diese wenigen Idole und Megastars an der unangefochtenen Spitze der Nahrungskette nur noch vergöttert. Sie sollten möglichst makellos bleiben und bitte immer unerreichbar erscheinen. Dann lösen sie beim Betrachter keinen Neid mehr aus, sondern nur noch anhimmelnde Verehrung und selbstlose Vergötterung, weil die Bewunderung im Vordergrund steht und nicht der direkte Vergleich.

SELBSTENTFALTUNG VERSUS TRADIERTE FUNKTIONS-ROLLEN

Andreas Reckwitz weist darauf hin, dass sich eine solche Attraktivität nicht mehr einfach daraus ergibt, dass man allgemeine Normen erwarteten Verhaltens pflichtbewusst erfüllt, sondern dass man als besonders und außergewöhnlich wahrgenommen wird. Dadurch unterscheide sich diese neue Art sozialer Anerkennung von jener, die typisch für das Subjekt der industriellen Moderne im letzten Jahrhundert gewesen sei.[178] Hier genügte es, seine Funktionsrollen ordentlich zu erfüllen. Wenn dann keiner Not leiden musste, war dies schon ein Erfolg. Die Menschen hatten in den Jahren des Zweiten Weltkriegs fast alle Not und schmerzhafte Entbehrungen erlebt. Diese Erfahrungen den eigenen Kindern zu ersparen, galt schon als Erfolg.

Im neuen Jahrtausend reicht das aber nicht mehr, und so werden besonders die Kreativ-Stars, die Human Engineers, die erfolgreichen Künstler und Digital Nomads, die Designer, Start-up-Unternehmer, Top-Influencer und Megastars der jeweiligen Branche bewundert, denen man neben hohem sozialen Status auch eine besonders gelungene Selbstentfaltung unterstellt. Andreas Reckwitz spricht von einer »Kulturökonomisierung«. Es handele sich um neue Märkte, für die Winner-takes-it-all- beziehungsweise Winner-take-the-most-Logiken sowie Strukturen des extrem hohen Risikos und der Spekulation prägend seien.[179]

Die Kluft zwischen den äußerst Erfolgreichen und den weniger Erfolgreichen weite sich rasant. Nicht nur zwischen den verschiedenen Berufen, sondern auch im gleichen Tätigkeitsfeld, beispielsweise bei Journalisten, Psychologen, Erfindern, Künstlern, IT-Experten, Unternehmern, Designern, Anwälten, Ärzten, Virologen, Wissenschaftlern, Influencern oder Werbeleuten. Zunehmend mehr Berufsfelder sind betroffen, so auch mein Eindruck. Immer häufiger heißt es nicht mehr: »Er macht große Kunst«, oder: »Sie ist eine wirklich gute und erfahrene Psychologin«, sondern: »Ja, er ist zwar Künstler, aber nicht von der Brotlose-Kunst-Fraktion, sondern – glauben Sie mir – der Typ ist megabekannt auf YouTube!« Oder: »Sie ist nicht irgendeine Psychologin, sondern ihren Blog checken über 10k täglich!« Während ich also nur eine Patientin behandelte, die mir das erklärte, schauten der bekannten YouTube-Kollegin angeblich an die Zehntausend zu. Ist es dann noch ein singuläres Erlebnis, oder gar erst dann? Eine Frage, die sich nicht nur in Bezug auf Therapeuten stellt, sondern auch auf Imbissbuden.

NICHT IRGENDEINE IMBISSBUDE, SONDERN HAWKER CHAN!

Diese singularistische Marktlogik gilt nämlich auch für Köche. Ein Michelin-Stern verhalf einem Straßenimbiss in Singapur 2016 zu unverhofftem Ruhm. Über das Internet ging die Nachricht viral: Chan war nicht mehr irgendein Koch am Straßenrand, sondern der weltberühmte Küchenchef einer preisgekrönten Imbissbude. Über Nacht war Chans Hühnchen mit Reis in Sojasauce, schön scharf mit Chili gewürzt, zum günstigsten Sternegericht der Welt avanciert und wurde als singuläres Erlebnis angepriesen. Es kostete nur zwei Singapur-Dollar, umgerechnet etwa 1,30 Euro.

Sicherlich hätte auch mal eine regionale Zeitung davon berichtet. Oder vielleicht das nächste Merian-Reisemagazin über Singapur. Doch erst die globale Vervielfachung der kleinen Sensation aus Singapur durch Blogger und (selbsternannte) Gourmetexperten sowie Food-Influencer, YouTube-Stars und Instagram-Sternchen aus aller Welt machte dies möglich. Auf einem Plastikteller kam die im Internet als »authentisch, unübertroffen« und gleichzeitig als »extrem billig« angepriesene Speise daher: eine Portion Reis, gekocht in fetter Hühnerbrühe, dazu ein paar Scheiben saftige Hühnchenbrust und etwas geröstete Haut mit Fettrand. Mehr war es nicht, fast wie »des Kaisers neue Kleider«.

Es bildeten sich lange Schlangen, bis ein Investor aus dem kleinen Streetfood-Stand eine internationale Franchise-Kette machte. Die

Sternequalität zu Fast-Food-Preisen hat selbstredend die Expansion nicht überstanden, und die Auszeichnung wurde schon sehr bald wieder aberkannt.[180] Doch Hawker Chan wird nie mehr irgendein Koch mit Imbissbude sein. Nein, er ist und bleibt eine weltberühmte Marke, denn er ist auf ewig ein Star im Netz, ein Gourmetkoch mit weltweiter Fangemeinde, inzwischen von der realen Qualität seines Franchise-Hühnchens völlig entkoppelt.

Das Image im Netz kennt keine Halbwertszeiten, im Guten wie im Schlechten. Auch ohne Michelin-Stern expandiert Hawker Chan weiter in ferne Länder. Der Faktor Zufall spielt dabei eine kaum zu überschätzende Rolle. So muss sich ja irgendwann ein Kritiker des Guide Michelin zufällig in Hawker Chans Warteschlange verirrt haben. Vielleicht ist unvorhergesehen eine Verabredung in einem Gourmettempel geplatzt, und der Michelin-Kritiker bekam kein Taxi, sondern Heißhunger. Und so ging er schnurstracks zu Hawker Chan und nicht in eine der zig Tausend anderen Garküchen in Singapur. Hätte ein Taxi gehalten, gäbe es Chans Franchise-Imperium heute vielleicht gar nicht. Und sein Hühnchen gäbe es nach wie vor an der Straßenecke für zwei Singapur-Dollar, aber mittlerweile hoffentlich auf Papptellern, der Umwelt zuliebe. Wir wissen es nicht. Wir wissen nur, dass die Macht des Zufalls geflissentlich unterschätzt oder gar dauerhaft verdrängt wird.

HART VERDIENTER ERFOLG ODER PECH OHNE SELBST-VERSCHULDEN?

Wir führen Erfolge gerne auf uns und unsere Fähigkeiten zurück. Misserfolge schieben wir dagegen lieber auf zufällige Gegebenheiten, man habe schlichtweg Pech gehabt. Aber als es schließlich geklappt habe, wäre man auch maximal gut vorbereitet gewesen, so klingen Erfolgsgeschichten schon eher.

Diese Wahrnehmungsverzerrung, diese kognitive Dissonanz ist ebenfalls ein – weit verbreiteter – Abwehrmechanismus im Dienste des Selbstschutzes. Denn Zufälle erscheinen in ihrer Unberechenbarkeit zu bedrohlich und entziehen sich unserer Kontrolle. Wir wollen lieber glauben, wir seien »unseres Glückes Schmied«, und nicht, dass der Zufall über unser aller Leben maßgeblich mitentscheide.

Manche behaupten sogar, sie könnten sich am eigenen Schopfe aus einem Sumpf ziehen. Ich habe mich schon als Kind gefragt, wie sie das wohl anzustellen gedenken. Doch selbst die Erwachsenen konnten mir da nicht wirklich weiterhelfen. Im Gegenteil, mein Vater bot mir 50 Pfennige, wenn ich das nächste Mal die Gäste nicht mit dergestaltigen Fangfragen belästigen würde. In meiner Erinnerung ging ich leer aus.

Je narzisstischer wir sind, umso weniger können wir die Macht des Zufalls ertragen und akzeptieren. Zufälliges Gewinnen muss geleugnet und über den Abwehrmechanismus der Verneinung ins Gegenteil verkehrt werden: mein Sieg aufgrund meiner Fähigkeiten, allen Unwegbarkeiten und Zufällen zum Trotz.

Doch der Erfolg in digitalen Zeiten scheint immer mehr von (Markt-)Zufällen, vom Image und von Glück abzuhängen als von einer erwiesenen Qualität und Fähigkeit oder anderen objektiven Kriterien, die im vorigen Jahrhundert noch viel galten.

Ich habe über die Jahre viele junge Künstler in meiner Praxis behandeln dürfen und festgestellt, dass objektive Kriterien – früher durch eine Jury oder durch Kunstkritiker von Leitmedien postuliert oder durch Ausbildungen und Abschlüsse – immer mehr an Relevanz für eine erfolgreiche Karriere in so gut wie allen Feldern der Kunst verlieren. Blogger muss man heute dafür bezahlen, dass sie einen Song lobend erwähnen. Positive Bewertungen auf Plattformen werden gekauft, und die Anzahl der Follower ist meist wichtiger als die Anzahl der Ausstellungen oder Aufführungen.

Auch Kriterien wie die kunsthistorische oder gesellschaftliche Relevanz von kreativen Konzepten oder wegweisenden Stilen treten immer mehr in den Hintergrund. Musikvideos werden mit dem Smartphone selbst gefilmt, alles nur Erdenkliche wird für den Erfolg (selber) gemacht. Doch ob ein Schneeballsystem ins Rollen kommt, ob die Klickzahlen auf Spotify, bei Getty Images oder auf YouTube durch die Decke gehen, hängt von immer mehr Zufällen ab und immer seltener von herausragender Qualität und Relevanz.

Verglichen mit älteren Maßstäben gelungener und erfolgreicher Lebensführung sind diese Maßstäbe sehr viel willkürlicher, subjektiver, emotionaler und damit fragiler. Glückliche Zufälle können über Nacht enormen Erfolg und eine hohe Sichtbarkeit im Netz bescheren, aber ebenso schnell können unglückliche Zufälle diesen Erfolg wieder zunichtemachen.

Verliebt sich beispielsweise ein Fußballprofi in ein unbekanntes Unterwäsche-Model, verschafft ihr dies in der Regel einen kurzfristigen Karriere-Boost. Doch trennt er sich wieder, bewirkt dies nicht selten das Ende des kurzen Höhenflugs. Ein Shitstorm entbrennt im Netz, und die Gleichen, die gerade noch Beifall geklatscht haben, ergötzen sich nun am bodenlosen Absturz und überbieten sich mit höhnischen Kommentaren und Hasstiraden. So geschehen mit Kasia Lehnhardt, die sich am 09. 02. 2021 das Leben nahm.

Was ich bei meinen Recherchen im Internet als besonders gruselig empfunden habe, waren die Ratschläge an Kasias hinterbliebenen Sohn im Grundschulalter, die ungefragt von irgendwelchen Instagram-Followern verteilt wurden. »Ratschläge« mit Betonung auf »Schlag« in die Magengrube, auch wenn manche sicherlich gut gemeint waren. Kurz zuvor hatte der Sohn noch haufenweise Komplimente für die Insta-Shootings mit der hübschen Mutter bekommen. Und einige Tage später schon erhielt der Halbwaise Tipps von anonymen, selbsternannten Lebenscoaches. Ratschläge, wie er mit dem Unfassbaren möglichst schnell klarkommen könne. Was für ein traumatisierender Psychoterror! Ich hoffe, er möge es nie zu Gesicht bekommen haben.

Diese Abhängigkeit von äußeren, nicht zu beeinflussenden Faktoren macht umso neurotischer, je weniger selbstbestimmt die Lebensentwürfe dadurch werden.

JOHANNS 4.0 ERFAHRUNG

Mit meiner Tätigkeit als Psychotherapeut bin ich noch nicht Teil des digitalen Kapitalismus, in dem jeder gegen jeden kämpft und in dem gilt: Höhere Klickzahlen und bessere Ratings bedeuten höhere Gewinne. Konfrontiere ich meine Patienten noch, wenn ich Gefahr laufe, sie als zahlende Kunden zu verlieren oder eine geschäftsschädigende Bewertung im Ärzteportal *Jameda* zu erhalten, bei dem man sich nicht abmelden kann, wenn man einen kassenärztlichen Sitz hat?

Als ich in München-Sendling eine neue Praxis eröffnete, bastelte ich eine Webseite und wollte diese bei Google vermerken lassen. Ich bekam postalisch einen Brief an meine neue Praxisadresse geschickt, der überprüfen sollte, ob es mich offline – im »Real Life« also – auch tatsächlich gäbe. Telefonieren reichte da nicht aus, Internet schon gar nicht. Ich verstand: Nur dieser eine Brief in meinem real existierenden Briefkasten war der dünne Faden, die einzige Verbindung, zwischen der virtuellen Welt aus Bits und Bytes und meinem real existierenden Kiez mit seinen Bewohnern und meinen real existierenden Patienten, mit ihren real existierenden Problemen. Also willigte ich ein.

Und tatsächlich: In einem Brief befand sich ein Code zum Freirubbeln, den ich ebenfalls postalisch bestätigen sollte. Jetzt erst war ich für Google ein echter Mensch mit echter Praxis. Das stand nun zumindest für die freundliche Frauenstimme am anderen Ende der Leitung fest. Danach bekam ich mehrere Anrufe von einer anderen, etwas älteren Frauenstimme aus der Marketingabteilung von Google – vielleicht aber auch aus einem outgesourcten Callcenter in Bangalore, wer weiß das schon.

Jene neue Frauenstimme wollte mir die Schaltung einer Anzeige schmackhaft machen. Ich ließ mich darauf ein, weil ich immer schon verstehen wollte, wie Google so steinreich werden konnte, während das Leben für alle anderen immer mühsamer wurde.

Zwei Telefonate später hatte ich beides begriffen. Denn die freundliche Frauenstimme rückte mit ihrem speziell auf mich zugeschnittenen Angebot raus: »›Psychotherapeut‹ plus ›Sendling‹, mehr würde ich gar nicht machen, für den Anfang.« Ich nahm also an, wann immer jemand diese Wortkombination als Suchanfrage eintippen würde, befände sich der Link meiner Praxis-Webseite ganz weit vorne. Nein, korrigierte sie mich: »Sie sind Number One, weil bislang noch kein anderer Psychotherapeut aus München-Sendling so clever war wie Sie.«

War ich jetzt schlauer als meine Kollegen? Oder hatte nur ich den Haken an der Sache nicht kapiert? Letzteres war der Fall und sollte sich mit dem nächsten Satz der freundlichen Frauenstimme bestätigen. Zwei Dinge müsse sie mir noch sagen: Das Wörtchen »Anzeige« stehe über meinem Link, doch so klein, das würden die meisten gewiss übersehen. Und pro Klick eines potenziellen Kunden (ja, sie sprach bezeichnenderweise nicht von Patienten) wären 5 Euro fällig. Für mich, versteht sich, und nicht für den Kunden.

Worauf ich, geschockt, der freundlichen Frauenstimme zu erklären versuchte, dass ich dann entweder mit meinen Therapiesitzungen – finanziell gesehen – minus machen würde, wenn mich Dutzende anklickten, aber keiner tatsächlich, also offline, in meine Real-Life-Praxis käme. Oder alle Klicker kämen tatsächlich, stauten sich im Treppenhaus, und da ich keine Minute meiner Therapien delegieren dürfe, wäre ich dem Ansturm nicht gewachsen, ohne selbst verrückt zu werden. »Aber, Herr Hepp, Sie doch nicht!« (Gespielte Überraschung). »Oh doch, ich hatte hin und wieder sogar schon die Befürchtung gehabt, bei meiner kurz nach dem Start noch sehr bescheidenen Zahl an Patienten, also Kunden eben, die ich bislang so hatte – ganz ohne Google-Werbung meine ich –, kurz davor zu sein.« Sie lachte nicht und verabschiedete sich kurz angebunden. Ich glaube, sie dachte, ich hätte gar nichts kapiert. Wahrscheinlich dachte sie so was wie: »Der denkt noch, er schafft es ohne uns. Arme Sau!«

DIE GLOBALE JAGD NACH DENSELBEN BESONDER-HEITEN

Es wird immer schwerer, sich dem singularistischen Lebensstil noch zu entziehen, nicht zu meinen, ein »Hans Dampf in allen Gassen« werden zu müssen, nicht all die unausgesprochenen Erwartungen zu erfüllen, wenn man seine gesellschaftliche Teilhabe nicht verlieren, sondern bewundernswert bleiben möchte. Diese Vergöttlichung des nackten Wettbewerbs gebiert eine Gesellschaft der Einzelkämpfer, die den Weg zum Heil allein darin sehen, den Härten des Lebens heroisch standzuhalten und für ein Image des Besonderen fast alles zu opfern. Zugleich begegnet eine derart wettbewerbsorientierte und singularistische Gesellschaft aus Einzelkämpfern den Verlierern und Normalos mit wachsender Gefühllosigkeit.

Suchen wir alle dieselben Besonderheiten, den gleichen Kick, dieselben Gipfelerlebnisse, ähnlich spektakuläres Design oder Imbissbuden mit Michelin-Stern, dann machen wir im Ergebnis ähnliche Erfahrungen, was unsere Leben immer mehr vereinheitlichen wird, gerade weil wir immer zwanghafter das Besondere suchen. Denn wir suchen immer ähnlichere Besonderheiten. Mal wieder ein Paradox.

Oder aber der Hype um eine Besonderheit wird weiter angeheizt, dass sich derart viele auf den Weg machen, dass die angepriesene Mega-Location oder das Mega-Special-Event derart überrannt wird, dass aus einem Geheimtipp ein Horrortrip wird, wie man es tatsächlich noch nie erlebt hat, sodass dort – außer Stress – gar nichts mehr zu erleben ist.

DIE PEKING-LONDON-HALLSTATT-PARIS-RUNDREISE

Hallstatt ist eine Marktgemeinde am Westufer des Hallstätter Sees im beschaulichen österreichischen Salzkammergut. In den aus dem 16. Jahrhundert stammenden Gassen und Häusern im alpinen Stil leben 746 Einwohner. Der Ort zählt etwa 140 000 Übernachtungen und über eine Million Tagesgäste im Jahr. Das bringt hohe Einnahmen für die kleine Gemeinde, dennoch scheinen nicht alle glücklich über den unverhofften Touristenandrang aus Fernost zu sein. Nun soll die Anzahl an Reisebussen auf 54 pro Tag halbiert werden.

Jeder in China kenne Hallstatt, das sei das Problem, so der Bürgermeister.[181] Ob Reise-App oder soziale Medien – überall erscheinen Fotos von Hallstatt. Der wichtigste Grund für die Beliebtheit dürfte die Verbreitung von Fotos des Berg-See-Dorf-Idylls via soziale Medien sein und ein Eins-zu-eins-Nachbau des österreichischen Dorfes in der Provinz Guangdong in China, allerdings spiegelverkehrt und ohne Wissen der Hallstätter errichtet.

In der Volksrepublik China gibt es bereits viele solcher Selfie-Parks und TikTok-Kulissen mit Eintritt über das ganze Land verteilt. Manche wollen jetzt auch für das Original im Salzkammergut Eintritt verlangen, andere Dorfbewohner wandten ein, dass sie sich dann »wie im Zoo gehalten« fühlten, und lehnten verständlicherweise den Vorschlag (bislang) ab. In Südkorea wurde zudem noch eine äußerst beliebte Soap-Opera ausgestrahlt, die in Hallstatt gedreht wurde, was die ungewollte Beliebtheit der Hallstätter weiter steigerte.

Allein durch die öffentlichen Toiletten, deren Nutzung einen Euro kostet, erwirtschaftet die Gemeinde jährlich 150 000 Euro. Sogar abgefüllte Hallstätter Luft gibt es neuerdings in Dosen zu kaufen, und die Alpenluft aus dem Bergidyll ist teurer als eine Dose Coca-Cola, die es natürlich auch an jeder Straßenecke zu kaufen gibt.

Immer weniger Reisende achteten die Privatsphäre der Dorfbewohner, und nicht wenige Asiaten wären schon mal in den Stuben unterm Herrgottswinkel aufgetaucht, ganz so eben, wie europäische Missionare vor nicht allzu langer Zeit ohne Vorankündigung in afrikanischen Lehmhütten standen. Seit einiger Zeit hängen deshalb überall im Dorf entsprechende Verbotsschilder. Sie appellieren auf Englisch daran, die Privatsphäre der Bewohner zu respektieren, keine Drohnen fliegen zu lassen, sich möglichst leise zu verhalten und nicht in die Wohnzimmer zu laufen und Selfies zu machen.

Das kleine Hallstatt erlebt die Folgen der Globalisierung, den wachsenden Wohlstand der Menschen in anderen Teilen der Welt und ihre zunehmende Reisefreude. Für Asiaten ist Hallstatt eben ein singulärer Ort und ein singuläres Erlebnis – ganz so wie Chans Hühnchen auf dem Plastikteller für die Europäer, könnte man einwenden. Touché.

Und dabei ist es bislang nur ein kleiner Prozentsatz der Asiaten, der schon ins Ausland reist und die Welt erkundet – so wie es Europäer schon seit einigen Jahrzehnten zu tun pflegen, nachdem es uns der tollkühne Ernest Hemingway vorgemacht hat. Die Zahl derer, die Europa künftig besuchen werden, dürfte weiter steigen. Wir können schon mal Schilder schreiben.[182]

Die Jagd nach dem Besonderen und zu den Orten, die die verehrten Besonderen aus dem Netz aufgesucht haben, führt zu Massenaufläufen an jenen als singulär erachteten Orten. Denn wir wollen mögen, was die meisten mögen, und anbieten, was am besten ankommt. Das Leben wird kuratiert und inszeniert, und zwar immer ähnlicher kuriert und immer identischer inszeniert. Bis immer häufiger ähnliche Reiserouten entstehen, zum Beispiel in acht Tagen von Paris an den Hallstätter See, weiter nach Berlin und über London zurück nach Peking, Singapur oder Seoul. In 80 Tagen um die Welt war gestern. Wohl bekomm's! Darauf sollte man mit einem Schluck Hallstätter Luft anstoßen.

ZUSAMMENFASSEND LÄSST SICH SAGEN

In unserer Gesellschaft der Singularitäten wächst der Zwang zu Einzigartigkeit und Originalität. Es gibt immer mehr Einzelkämpfer, die aus dem Ozean an Daten hervorstechen müssen, die dazu verdammt sind, der Selbstvermarktungslogik immer radikaler zu folgen, eine Nische zu besetzen und irgendein Alleinstellungsmerkmal zu finden – sei es auch noch so lächerlich.

Die kollektive Jagd nach dem Besonderen lässt uns paradoxerweise weniger eigen werden und bewirkt in der Folge die scheinbar freiwillige Gleichschaltung der Interessen, der Aufmerksamkeit, des Denkens und des Verhaltens. Aus einem Geheimtipp kann über Nacht ein Massenauflauf werden. Eigene Erlebnisse und Entdeckungen auf Reisen weichen einem Schwarmtourismus, der blind Empfehlungen aus dem Internet folgt. Ein touristischer Flashmob scheut keine Kosten und Mühen und pilgert gehorsam zu den Erlebnisorten der Idole – die Wallfahrt in digitalen Zeiten. Auch hier hofft man, dass an jenen singulären Locations etwas vom Glanz der verehrten Idole auf einen selbst abstrahlen möge – der katholischen Heiligenverehrung mit ihren Wallfahrtsorten und Pilgerreisen zu den Reliquien der christlichen Stars nicht unähnlich.

Eigenes Erkunden wurde weitestgehend aufgegeben und durch Hinterherlaufen ersetzt, auch wenn man keine analogen Tourguides mit Schirm mehr sieht. Dafür gibt es fortlaufend Beweisfotos in den Feeds der hippen Wallfahrer 4.0, die genauso zählen wie die Stempel auf dem Jakobsweg. Eine Abhängigkeit vom Applaus Gleichgesinnter trägt zu noch mehr Angleichung bei. Für Selfies mit dem Hallstätter See im Hintergrund scheint der Applaus in Fernost garantiert.

WARUM MACHT UNS EIN SINGULARISTISCHER LEBENSSTIL IMMER NEUROTISCHER?

Weil wir durch einzigartige Attribute und Alleinstellungsmerkmale, durch das Besondere und Seltene unseren Wert als Person sichern möchten. Wir sammeln immer neurotischer ausgefallene Erlebnisse, Gipfelerfahrungen oder Unikate, damit unser Leben als ein besonderes und attraktives angesehen werden kann. Je getriebener wir weitersammeln müssen, je stärker unser Wert als Person von besonderen Attributen und Unikaten abhängt, umso ausgeprägter ist eine singularistische Neurose.

Wir bleiben neurotisch verspannt, da schon der kleinste Schicksalsschlag das singularistische Gesamtkunstwerk zu Fall bringen könnte. Eine Selbstwertkrise ist dann meist die Folge. Wenn alle besonders sein wollen, wer ist dann noch gewöhnlich? Ein Widerspruch, den nur eine neurotische Wahrnehmungsverzerrung der Wirklichkeit auflösen kann.

WAS KÖNNEN WIR DAGEGEN TUN?

Einen eigenen Wert in uns und den Dingen erkennen lernen, um unabhängiger von Trends, Rankings und Online-Bewertungen zu werden. Wir sollten nicht das Ausgefallene suchen, sondern versuchen, aus wenig viel zu machen. Wir sollten genießen, was verfügbar ist, und nicht immer hektischer nach dem suchen, was verfügbar sein könnte. Wir sollten weniger außergewöhnlich gut wirken wollen, sondern uns erlauben zu genießen, was wir tatsächlich genießen und was uns guttut. Auch in gewöhnlichen und manchmal in den banalsten oder gar verpöntesten Momenten sollten wir lernen, einen persönlichen Genuss zu finden. Wir sollten einen eigenen Stil entwickeln, der uns entspricht – und sei es auch nur der Reisestil.

13 // DOPING

VOLLKOMMENHEITSSTREBEN //
DIE OMNIPOTENTE NEUROSE

Auf CNN sah ich eine Demonstrantin irgendwo in Michigan auf einer Demonstration gegen die Corona-Auflagen der Regierung ein Schild in die Kamera halten, mit der Aufforderung:»SACRIFICE THE WEAK!« Also frei heraus und unverhohlen:»Opfert die Schwachen!« Diese Frau spricht aus, was viele Querdenker nur verquer denken und (noch) für sich behalten: Das Virus treffe ohnehin nur die, die dem Überlebenskampf nicht gewachsen seien.

Eine»You-are-fired«-Logik und sozialdarwinistische Betrachtungsweise, die mit der Philosophie eines Charles Darwin nichts gemein hat. Sollen wir diejenigen sterben lassen, deren Immunsystem nicht robust genug ist? Sollen diejenigen verelenden, die nicht genug aus sich machen oder zu wenig zu bieten haben? Die einfach nicht mehr mithalten können? Sollen wir die Schwächlinge und Mauerblümchen einfach verblühen lassen?

EINE IDEALISIERTE SELBST- UND WELTSICHT STRESST ALLE

Alles oder nichts, ganz stark oder gleich ganz schwach, dazwischen gibt es immer weniger. In der Praxis ist fast jeder Superlativ verdächtig. Denn dahinter steckt häufig eine illusorische, irreale, idealisierte oder überspannte Selbst- und Weltsicht. Idealisierungen und Superlative sind als Abwehrmechanismus en vogue.»Wenn ich nicht

110-prozentig verliebt bin oder total von etwas überzeugt, trenne ich mich oder steige aus, denn drunter mach ich's nicht.«

Solche Fantasie-Prozentsätze höre ich in letzter Zeit immer häufiger, und es gibt mittlerweile keine Sportschau mehr ohne sie. Im Umkehrschluss werden wir stetig unzufriedener mit unseren eigenen Leistungen und Lebenswegen oder unseren Karrieren, da die Erwartungen auf uns zurückfallen und wir genauso wenig diesen überzogenen (Selbst-)Ansprüchen gerecht werden können. Oder wir können ihnen nur auf Kosten unserer psychischen und körperlichen Gesundheit gerecht werden, was häufig noch schlimmer ist. Selbst Entspannungsübungen unterliegen nicht selten einem ähnlichen Anspruch und verfehlen dadurch ihre intendierte Wirkung.

Manchmal werde ich gefragt, ob ich auch Yoga oder Autogenes Training zur Entspannung mache. Wenn ich dann antworte: »Nein. Ich sitze lieber vor Cafés oder auf Parkbänken, schaue den Passanten zu und lasse meine Gedanken schweifen«, löst das häufig ungläubiges Staunen aus. Lieber wird noch mehr für die Entspannung trainiert, der Tagesablauf weiter durchgetaktet, an der Optimierung der eigenen Fähigkeiten zur Tiefenentspannung gefeilt. Bis man angeblich »zu 110 Prozent total tiefenentspannt« sei.

»Time-Management« wird das dann genannt. Manchmal wollen mir Patienten auch entsprechende Pläne und Grafiken im Handy zeigen, oder sie bringen sie von Klinikaufenthalten mit, was ich aber meist ablehne. Denn diejenigen meiner Patienten mit vielen Plänen, Tabellen und Listen voller Vorsätze müssen diese eigentlich immer erst einmal beiseitelegen. Und diejenigen, die in ihrem Leben noch keine gemacht haben, für die »Excel« ein Fremdwort ist und Pünktlichkeit ein Problem, sollten gegen Ende der Therapie damit beginnen. Wie immer gibt es Ausnahmen, und wie immer geht es um das rechte Maß.

Generell geht es in Therapien nicht darum, eine andere oder ein anderer zu werden, schon gar nicht um ein Gegenextrem, sondern es geht lediglich um eine Mäßigung, eine Feinjustierung. Es geht um die Suche nach einer verträglicheren Dosierung, mit der es sich besser leben lässt und mit der andere mit uns besser leben können.

VON INTERNALISIERTEN ANSPRÜCHEN ZUM AUFGEBLASENEN ÜBER-ICH

»Selbstoptimierung« ist ein kompliziertes Wort. Aber es wird von einer immer größeren Zahl wie selbstverständlich benutzt. Das Streben nach einer ständigen Optimierung bewirkt, immer besser werden zu wollen, zu sollen oder gar zu müssen. Immer mehr unzufriedene Menschen scheinen unter den Schönheits- und Effizienznormen unserer Zeit zwar zu leiden, unterwerfen sich diesen – meist unbewussten – allgegenwärtigen Erwartungen aber dennoch klaglos.

Und der Homo Digitalis im 21. Jahrhundert wird zusätzlich noch konstant an seine brachliegenden Potenziale erinnert und bekommt mehr und mehr das Gefühl, mitmachen zu müssen, will er nicht abgehängt werden. Auch die Maschinen und künstlichen Intelligenzen werden schließlich ständig besser. Und sie werden immer schneller besser. Das hat der Homo Digitalis längst (unbewusst) tief verinnerlicht. Wir sprechen von einer »Internalisierung« von äußeren Erwartungen, die mit der Zeit zu den eigenen werden. Ein schleichender Prozess, ohne Anfang und Ende.

Das sind dieselben Mechanismen, aus denen sich auch unser Über-Ich herausbildet. Übermäßig strenge, leistungsorientierte oder moralisierende Erwartungen der Eltern beispielsweise werden zu einem (eigenen) übermäßig strengen und moralisch verspannten, rigiden Weltbild und Selbstbild – und mit der Zeit zu einem aufgeblasenen Über-Ich. Wir sprechen von einem »skrupulösen Über-Ich« oder von »Über-Ich-Spannungen«.

Werden all diese unbewussten Zeigefinger nie kritisch und bewusst hinterfragt, bleibt man in diesen internalisierten (Selbst-) Ansprüchen gefangen. So üben und trainieren wir – nur scheinbar freiwillig – Strategien der Selbstoptimierung, machen Gedächtnistraining, üben Konzentrationstechniken, meditieren trotz Rückenschmerzen im Schneidersitz, betonen mantrahaft die positiven Seiten der eigenen Persönlichkeit und verschweigen die negativen, präsentieren also nur eine Seite der Medaille, nämlich die starke oder die gewünschte. Doch was ist, wenn die Strategien der Selbstoptimierung, all das Training und die eiserne Disziplin nicht mehr ausreichen? Dann muss nachgeholfen werden, mit einer Art Alltagsdoping.

ENHANCER – DIE DRITTE WELLE DER OPTIMIERUNGS-SUBSTANZEN

In seinem Buch *Kristall* nimmt uns der Journalist Alexander Wendt mit auf eine Reise in die Drogenwelt des 21. Jahrhunderts.[183] Nach einer kurzen Geschichte des Drogengebrauchs diagnostiziert Wendt eine grundsätzliche Wende: weg vom exzessiven Rausch der Jahrhunderte und Jahrtausende hin zu den Optimierungssubstanzen (Enhancer) des 21. Jahrhunderts, weg von rauschhaften Orgien und exzessiven Partys in Gruppen oder Massenaufläufen wie der Loveparade hin zu einem leistungssteigernden Konsum von Optimierungssubstanzen vereinzelter Geltungssüchtiger, vor allem für die Arbeit und die Performance im Beruf und im Bett.

Wendt trifft den hippen New Yorker Selfmademan Paul Austin in einem Frankfurter Hotel. Mister Austin weilt hier, da er auf einer Veranstaltung von Mercedes Benz zu Zukunftstrends vor diversen Managern des Konzerns über leistungssteigerndes Microdosing sprechen soll.

Paul Austin erkennt in der Geschichte der Drogen drei Wellen: erstens die traditionelle Nutzung von Rauschmitteln (auch als Medizin) in fast allen Kulturen und über die Jahrtausende, beispielsweise von Kat, Meskalin, Kokablättern, Haschisch, Ayahuasca, Alkohol, Opium (Laudanum) und vielem mehr. Zweitens der exzessive und

ungesunde Konsum dieser und anderer Substanzen in der Gegen-
kultur der 1960er- und 1970er-Jahre. Und schließlich, heute, der vermeintlich kluge, weil nicht mehr ruinöse Umgang mit Drogen aller
Art. Mit dieser dritten Welle identifiziert sich Paul Austin so sehr,
dass er seine Firma *Third Wave* nannte. Wenn man sich Paul Austins
Geschäftsmodell auf Instagram anschaut, scheinen zahlungspflich-
tige Online-Drogenkurse und Coachings für die rechte Dosierung
oder Camps in Wigwams für gestresste Tech-Hipster sein Businessmodell zu sein. Hier lernen überarbeitete Softwareentwickler,
Human Engineers oder Plattform-Designer aus dem Silicon Valley alles, was sie wissen müssen, um sich biochemisch auszuglei-
chen. Und dank Internet auch alle aus den anderen Tälern dieser
Welt, die lernen wollen, kleine Dosen – etwa ein Zehntel der normalen Rauschdosis – gewinnbringend einzusetzen, also MDMA (besser bekannt als »Ecstasy«), LSD oder Psilocybin (besser bekannt als
»Magic Mushrooms«) so zu konsumieren, wie sie am leistungsstei-
gerndsten und gewinnbringendsten im Sinne der oben beschriebenen Optimierungslogik einzusetzen sind. Nicht zu viel und nicht zu
wenig.

Sie lernen, wann die Drogen nicht wirken und wann sie zu sehr
wirken, wann die Wirkung gerade noch beklatscht und wann sie
schon ausgebuht wird, welche Dosierung den Arbeitgeber noch
erfreut und welche ihn schon verärgert. Auch er selbst microdosiere
LSD fast täglich und fühle sich besser und konzentrierter dadurch,
erklärt Paul Austin. Darüber spricht er auch ganz offen. Er sieht sich
als Social Enterpreneur. So lautet dann wohl die Berufsbezeichnung
für einen High-End-Dealer in der schönen neuen digitalen Welt.

Alexander Wendt stellt ihm die naheliegende Frage: »Was versprechen sich die Techies im Silicon Valley von Microdosen? Geht
es nicht vor allem darum, möglichst lange am Stück arbeiten zu
können?«[184] Worauf Paul Austin meint, es gäbe dort sicherlich junge
Leute, die sich extrem mit ihrem Unternehmen identifizierten. Doch
der junge Unternehmer ist überzeugt, dass, wenn sie auf die drei-

ßig zugingen, ein Wandel stattfände. Sie interessierten sich nicht mehr so stark für finanzielle Dinge, sondern vermehrt dafür, in ihrer Arbeit einen Flow zu erreichen, ganz in der Arbeit aufzugehen, die Zeit zu vergessen, produktiv und kreativ gleichermaßen zu sein. Und Flow sei eben nur eine Frage der Dosis.

TOD DURCH ERSCHÖPFUNG

Die Realität sieht häufig anders aus: Der Deutsche Moritz Eckhardt, der bei der Bank of America Merrill Lynch ein Praktikum absolvierte, brach nach 72 Stunden Arbeit am Stück tot zusammen.[185] 2015 – zwei Jahre nach dem Vorfall – wollte die Investmentbank die Arbeitsbedingungen für ihre Sommer-Praktikanten dann endlich verbessern. So sollten sie fortan nicht mehr als 17 Stunden pro Tag arbeiten. Um Mitternacht müssen seither alle Praktikanten die Bank verlassen haben und sollen nicht vor 7 Uhr am Morgen wieder erscheinen.

Rund 3000 Studenten arbeiten im Sommer bei der Bank. In der Vergangenheit waren für diese Praktikanten stressige 100-Stunden-Wochen keine Seltenheit. Doch als der Praktikant 2013 an einem epileptischen Anfall verstarb, nachdem er 72 Stunden ohne Schlaf durchgearbeitet hatte, begannen allmählich auch einige Konkurrenten über eine Regelung der Arbeitszeiten nachzudenken.

Auch 17 Stunden täglich zu arbeiten, ist natürlich viel zu viel. Es bleiben sieben Stunden, um nach Hause zu kommen, sich zu waschen, etwas zu essen, zu schlafen und sich anzuziehen, um sich spätestens gegen 6 : 30 Uhr wieder zur Bank aufzumachen. Maximal vier, fünf Stunden Schlaf dürften da vielleicht noch drin sein. Viel zu wenig und auf Dauer immer noch gesundheitsgefährdend.

Noch vor gut 300 Jahren zog man sich für zwölf Stunden zur Bettruhe zurück, auch wenn man in mehreren Schlafphasen nur um die neun bis zehn Stunden tatsächlich schlief.[186] Doch man schlief aus, und der Wecker war noch nicht erfunden. Auch nicht die Idee, effektiver schlafen zu wollen. Und es kannte auch noch niemand den

Powernap. Doch das ungeplante Nickerchen oder die Siesta während der Mittagshitze im Sommer gab es immer schon. Man schlief sich aus, und der Körper durfte mal mehr, mal weniger Schlaf benötigen. Dann wurde eben der Hahn auf dem Misthaufen oder die Kirchturmglocke auch mal überhört. Sowieso orientierte sich der Schlafzyklus vor der Erfindung der Elektrizität viel stärker am Lauf der Sonne und an den Jahreszeiten. Es ist bezeichnend, dass sowohl der Schlaf wie auch die Sexualität und das Essen immer mehr Leistungsansprüchen unterworfen werden.

In der Londoner City erzählt man sich von jungen Bankern, die sich nach der Arbeit von einem Taxi zum Duschen und Wechseln von Unterwäsche, Hemd und Anzug nach Hause fahren lassen. Nach einer gehetzten Katzenwäsche springen sie wieder ins wartende Taxi und lassen sich schnurstracks zurückfahren, um schlaflos weiterzuarbeiten und dabei nicht zu stinken. Das nannten die gedopten Helden der Arbeit dann einen »Magic Turnaround«, ein »fabelhaftes Arbeitsergebnis«.[187]

Ich glaube, hier handelt es sich um nichts Magisches. Denn es scheint mir doch recht wahrscheinlich, dass für solche Turbo-Workaholics Microdosing allein nicht mehr ausreichen dürfte. Als Doping für solch magische Leistungen braucht es dann schon hochdosierte Amphetamine, Modafinil, um die Schläfrigkeit zu unterdrücken, Ritalin oder Medikinet (Methylphenidat), um die Konzentration hochzuhalten, oder ein paar Lines Kokain oder Speed in kürzer werdenden Abständen. Manch einer wird sogar Crystal Meth konsumieren. Letzteres macht man nicht lange.

»Kollaps nach polytoxischem multiplem Macrodosing« würde dann wohl ein Psychiater in sein Display tippen, wenn ihm so ein Banker eines Nachts in die Notaufnahme reingetragen werden sollte. Oder altmodisch: Exitus, als Folge von Überarbeitung und Schlafmangel.

Das belegen auch die Untersuchungen des European Monitoring Centre for Drugs and Drug Addiction (EMCDDA), das jährlich die Abwässer von europäischen Großstädten (von der Themse bis zur Alster) auf Rückstände von Rauschmitteln untersucht. So verbrauchen Kokainkonsumenten in London an Arbeitstagen mehr leistungssteigernde Stimulanzien als an Wochenenden oder Feiertagen. Kokain als reine Partydroge war gestern, leistungssteigernde Drogen, um in der Leistungsgesellschaft des 21. Jahrhunderts noch mithalten zu können, sind im Aufwind.

Zwar liegt der beliebteste Partyort europäischer Jugendlicher in Barcelona und beim Kokainkonsum (noch) an erster Stelle, doch dann folgen auf den nächsten Plätzen nur noch nüchterne und teure Arbeitsstädte wie Antwerpen, Zürich, Sankt Gallen, Genf, Basel, gefolgt von Bern.[188] Paul Austin kennt die Statistiken und behauptet, dass bei IT-Großunternehmen wie Google die Manager schon wüssten, dass Dauerarbeit die Leute ruiniere. Sie würden inzwischen die Wichtigkeit des Urlaubs betonen. Oder eben Paul Austin zu einem Workshop einladen, damit er über Urlaubsalternativen referieren kann. Auch wenn sie Paul Austin fürstlich entgelten mögen, sparen sie vermutlich auf lange Sicht sehr viel Geld. Das scheinen sogar schon Konzernlenker aus dem Schwabenland verstanden zu haben.

2008 brach einer von ihnen das selbstauferlegte Schweigen der jungen Banker aus der City of London. »Cityboys« wollen sie genannt werden. Geraint Anderson war in seinen Zwanzigern einer von ihnen. Sie wollen in wenigen Jahren maximal viel Geld verdienen und maximal viel Spaß dabei haben, also möglichst wenig durch Schlafen verpassen, sondern lieber möglichst jede Nacht prassen, als wäre es die letzte, und tagsüber wie im Casino weiterzocken, als wären die Bankgeschäfte ein komplexeres Brettspiel.

Nach einiger Zeit begann Geraint Artikel unter einem Pseudonym zu veröffentlichen. Seine »Beichtkolumne« erlangte schnell Kultstatus, und wenig später löste er mit seinem Buch *Cityboy – Geld, Sex und*

Drogen im Herzen des Londoner Finanzdistrikts[189] einen Skandal aus, der hohe Wellen schlug und eine öffentliche Diskussion in Gang brachte. Hier beschreibt er beispielsweise, wie eine durchsoffene und durchgekokste Nacht seiner Bank über zwei Millionen Euro Schaden einbrachte, da Anderson an einem Montagmorgen direkt von einer Hausparty mit befreundeten Kollegen in der Bank aufschlug. Feinster bolivianischer Stoff sei noch durch seine Adern zirkuliert, was nicht zu übersehen gewesen wäre. Seine drogeninduzierte Manie (meine Ferndiagnose, die aber als gesichert gelten kann, glaubt man seinen Selbstauskünften) habe dafür gesorgt, dass er mehrere Warnsignale übersehen und sogar seinem Vorgesetzten zum Kauf weiterer Aktien geraten habe, obgleich alle Zeichen auf Crash gestanden hätten. Am meisten war er anschließend selber darüber überrascht, dass er noch nicht einmal gefeuert wurde und sein Leben als Cityboy noch ein paar Jahre so weiterführen durfte, bis er sich schließlich freiwillig aufs beschauliche Land zurückzog. Dort schreibt er heute in einem Cottage, raucht Joints, züchtet Hühner und will mit der Welt in der City nichts mehr zu tun haben.

REZEPTSAMMLUNGEN FÜR ENHANCER-COCKTAILS

Der russisch-amerikanische IT-Unternehmer Serge Faguet macht ebenfalls längst kein Microdosing mehr. Er hat seinen persönlichen Enhancer-Cocktail und seine einschlägige Rezeptsammlung für professionelles Enhancement für Nachahmer ins Netz gestellt: »Ich bin 32 und habe 200 000 Dollar für Biohacking ausgegeben. Ich bin ruhiger, dünner, extrovertierter, gesünder und glücklicher geworden.«[190] Durch Biohacking, also die gezielte und vielfältige Optimierung seines Körpers, habe er 26 Prozent Körperfett verloren, seinen Testosteronspiegel gesteigert, er schlafe besser, sei ausgeglichener und habe großartigen (»amazing«) Sex.

Neben Kampfsport, dem Schlucken von Hormonpräparaten sowie einem fett- und kohlenhydratarmen und entzündungshemmenden

Speiseplan (Fisch, Avocados, grüner Tee etc.) gehöre zu seinem Programm die Einnahme des Wachhalters Modafinil, des Stimmungsstabilisierers Lithium, das eigentlich zur Behandlung bipolarer Störungen eingesetzt wird, und des Zufriedenmachers MDMA, das auch die Grundlage für Ecstasy-Pillen ist. Auch eine Form von Diät. Sein Motto auf Instagram: »Produktivität am Morgen und Promiskuität am Abend«.

Tausende Abonnenten verfolgen sein Leben auf der Überholspur wie auch seine Reisen nach Kolumbien, vermutlich um dort die ausgefallenen Zutaten für seine Diät zu erwerben. Man könnte sie die »Transhumanistische Turbo-Diät«, kurz: TTD, von Serge Faguet nennen und als solche vermarkten. Und unter frustrierten suboptimalen Mängelwesen einen regelrechten Boom auslösen, wenn man nur genügend Werbung über die BUMMER-Maschinen schaltet und genügend Insta-Stars und Influencer gewinnt, die es nachmachen und ihre (angeblichen) Übermenschlichkeiten recht fleißig posten.

DIE OPIUMKRISE UND DER SCHLEICHENDE TOD AUS VERZWEIFLUNG

Aber das ist nur die eine Seite der Drogenwelt des neuen Jahrtausends. In den USA wächst seit Jahren die Kluft zwischen zwei Drogenwelten: Während die Microdosing-Bewegung unter jungen, gutverdienenden Leuten Fuß fasst, leiden die USA unter der schwersten Drogenmisere seit vielen Jahrzehnten: der Opioid Crises. Im Jahr 2012 wurden in den USA 250 Millionen Opioid-Dosen verschrieben, und mittlerweile ist eine Überdosis in den USA die häufigste Todesursache der Erwachsenen unter fünfzig Jahren.[191]

In dem Dokumentarfilm *Amerika am Abgrund – Von Armut und Abstieg* begeben sich die Pulitzer-Preisträger Nicholas Kristof und seine Frau Sheryl WuDunn auf die Suche nach ehemaligen Klassenkameraden und Schulfreundinnen aus den Highschool-Zeiten. In den 1970er-Jahren schien die Welt der Jugendlichen in dem Örtchen

Yamhill in Oregon noch in Ordnung gewesen zu sein. 2019 gehen sie gemeinsam durch ihre alten Jahrbücher der Highschool und müssen feststellen, dass schon fast die Hälfte ihres Jahrgangs mit Ende fünfzig, Anfang sechzig verstorben ist.

Die Filmemacher treffen in ihrer gemeinsamen Heimat auf eine harte Realität hinsichtlich Opioid-Sucht, Armut, Fehlernährung, Fettleibigkeit, Arbeitslosigkeit, Obdachlosigkeit und einer bedrückenden Hoffnungslosigkeit. Eine Abwärtsspirale, die mit dem »War on Drugs«, dem »Krieg gegen Drogen«, dem Aushöhlen des Sozialstaats, dem Zerfall der Gewerkschaften und wachsender Arbeitslosigkeit einherging. Diese Entwicklungen begannen unter der Präsidentschaft von Ronald Reagan und verschärften sich seit den 1980er-Jahren bis heute sukzessive. Über vierzig Jahre stagnierten die Löhne, doch die Kosten für Wohnraum oder Treibstoff schossen in die Höhe.[192]

Der Princeton-Professor Angus Deaton spricht in diesem Zusammenhang von »Tod aus Verzweiflung« und fasst darunter drei Todesursachen: eine Vergiftung durch Drogen, einen schleichenden oder abrupten Suizid und ein Leberversagen (beispielsweise durch Alkohol). Die Zahl der Todesfälle aus Verzweiflung habe sich in den USA von 2000 bis 2015 in allen Altersgruppen verdoppelt. Am stärksten sei sie jedoch in der Altersgruppe zwischen 50 und 54 Jahren gestiegen, insbesondere unter Weißen ohne College-Abschluss: 450 entsprechende Todesfälle pro Jahr und 100 000 Einwohnern. Die Todesraten der Schwarzen in den USA und der Europäer insgesamt – aber auch der Kanadier oder Australier – seien hingegen im gleichen Zeitraum konstant gesunken, weswegen die Ursachen nicht einfach nur in der Globalisierung zu suchen sein könnten, vermutet Angus Deaton.[193]

SCHMERZMITTELSUCHT ALS BUSINESSIDEE

Diese Opiumkrise findet in der alten, analogen Welt statt. So ist ihr Ursprung auch nicht in den Subkulturen der Metropolen zu suchen, sondern bei den Pharmakonzernen. Denn sie entstand maßgeblich auch durch die Gesundheitsindustrie, die über lange Zeit Schmerzmittel in Großpackungen und hohen Wirkstoffkonzentrationen auf den Markt warf. »Krankheitsindustrie« wäre in diesem Fall die angebrachtere Bezeichnung.

So führte im Jahr 1996 das Unternehmen Purdue Pharma ein hochpotentes, opiumbasiertes Schmerzmittel mit dem Namen »OxyContin« ein. Schon 1990 gründete der Multimillionär John Kapoor Insys Therapeutics und brachte »Subsys« – ein hochpotentes Schmerzmittel, hundertfach so stark wie Morphium – als Mundspray auf den Markt.[194] Rot mit goldenem Sprayknopf sah es zu Beginn eher wie ein Parfumflakon aus. Mal wieder maximal harmlos designt.

Es wurde als Medikament zur Bekämpfung von sogenannten »Durchbruchsschmerzen« bei fortgeschrittenen Tumorerkrankungen von den Behörden zugelassen. Schnell wurde klar, dass es zu wenige Patienten mit diesen extremen und seltenen Symptomen gab, um mit dem Fentanyl-Medikament Profit machen zu können. So wurden ehemalige Barkeeper, Nachtclubbesitzer oder Feuerwehrleute für leitende Positionen eingestellt.[195] Vorwissen aus der Pharmaindustrie suchte man bei Purdue Pharma ausdrücklich nicht, vielmehr waren Unwissenheit gepaart mit Skrupellosigkeit das Jobprofil.

Über ein System der Korruption – es wurden beispielsweise horrende Rednerhonorare für Veranstaltungen gezahlt, die gar nicht besucht wurden – und des Versicherungsbetrugs – indem von Durchbruchsschmerzen berichtet wurde, auch wenn es sich um Migräne oder leichte Rückenschmerzen handelte – wurden niedergelassene Schmerzmediziner in den USA dazu verführt, immer mehr und höhere Dosen des Fentanyl-Mundsprays zu verschreiben, auch an gestresste Patienten mit eher leichten Schmerzen, und ohne zuvor alternative Behandlungsmethoden ausprobiert zu haben.

Die schnell einsetzende Wirkung, die für Krebspatienten ein Segen war, erwies sich als extrem schnell und stark körperlich wie psychisch süchtig machend. Waren die Patienten erst einmal körperlich abhängig, erhöhten die korrupten Ärzte die Dosis weiter. Hunderte Patienten verstarben an einer Überdosis, bis 2019 den Verantwortlichen von Insys der Prozess gemacht wurde.[196] Ähnlich wie bei Oxy-Contin gingen viele Medikamentenabhängige nicht mehr in die Apotheke, sondern notgedrungen zu Straßendealern, als die kriminellen Verschreibungspraktiken endlich unterbunden worden waren, und spritzten nun Heroin oder rauchten Crack, um den Entzugssymptomen zu entkommen.

Die ausufernde Schmerzmittelsucht griff nicht – wie andere Drogenepidemien – in Metropolen oder in einer Subkultur um sich, sondern in Kleinstädten in dem heruntergekommenen alten Industriegürtel des Landes. Arbeiterinnen und Arbeiter nahmen OxyContin oder Subsys aus sehr ähnlichen Gründen zu sich wie englische Arbeiter zu Zeiten von Paracelsus ihr Laudanum (eine Kombination aus Opium und Wein, von Paracelsus 1522 entdeckt und danach als Allheilmittel unters Volk gebracht) gegen ihre Alltagsschmerzen.

Zugespitzt könnte man das Microdosing psychedelischer Stoffe als Substanzgebrauch der gesellschaftlichen Avantgarde bezeichnen, Overdosing von Opioiden dagegen als Praxis der weißen Industriearbeiternachhut und derjenigen, die noch weiter zurückgefallen sind.[197]

ZUSAMMENFASSEND LÄSST SICH SAGEN

Wenn Verhaltensstrategien zur Selbstoptimierung nicht mehr ausreichen, muss mit Alltagsdoping nachgeholfen werden. Die Entwicklung führt weg vom exzessiven Rausch, wie er in den vergangenen Jahrhunderten üblich war, hin zu den Optimierungssubstanzen des 21. Jahrhunderts. Ins Zentrum rückt immer mehr der leistungssteigernde Konsum gefallsüchtiger Workaholics für die Performance im Beruf und im Bett, etwa mithilfe von Viagra.

Die Kluft zwischen zwei verschiedenen Drogenwelten weitet sich: das Microdosing junger, gutverdienender Hipster auf der einen Seite und die Opiumkrise in den alten, analogen Welten der Abgehängten auf der anderen Seite. Wie das Laudanum in früheren Zeiten soll OxyContin oder Subsys den ganz normalen Wahnsinn des Alltags erträglicher wirken lassen. Der Tod aus Verzweiflung erscheint im neuen Jahrtausend leider allzu oft als der letzte Ausweg. Insbesondere unter weißen Amerikanern ohne bessere Ausbildung kann man von einer veritablen Epidemie im neuen Jahrtausend sprechen.

WARUM MACHT UNS ALLTAGSDOPING IMMER NEUROTISCHER?

Weil wir dann nicht ein krank machendes System infrage stellen, sondern den Fehler bei uns suchen und uns aufputschen, um noch irgendwie mithalten zu können. Oder wir betäuben uns, um ein krank machendes System noch ertragen zu können, anstatt aufzustehen und dagegen anzukämpfen. Wir reagieren immer neurotischer, sobald die Versorgung mit Optimierungssubstanzen oder Betäubungsmitteln stockt, da ohne Nachschub alles nicht zu machen oder auszuhalten ist. Dieser Gedanke ist dann zu bedrohlich, um ihn ohne Zuhilfenahme von neurotischen Abwehrmechanismen ertragen zu können. Die wachsenden Abhängigkeiten müssen verdrängt und abgespalten werden.

WAS KÖNNEN WIR DAGEGEN TUN?

Beispielsweise ein Jurastudium abbrechen, wenn man nach wenigen Semestern feststellt, dass es nur mit Amphetaminen, Modafinil oder Ritalin erfolgreich abzuschließen ist, und die Begrenztheit der eigenen Möglichkeiten lernen zu akzeptieren. An so mancher Universität in den USA wird jedoch eher versucht, mehr Enhancer einzusetzen als die Konkurrenz. Eine krank machende Entwicklung, von der mir leider auch schon Patienten aus hiesigen Universitäten berichtet haben.[198]

Sollten Sie unter einer Sucht mit einer körperlichen Abhängigkeit von Substanzen leiden, sprechen Sie mit Ihrem Hausarzt offen darüber, machen Sie nach entsprechender Diagnose und Überweisung einen stationären Entzug, also eine medizinisch überwachte Entgiftung, da immer die Gefahr eines Deliriums besteht, was ohne medizinische Betreuung lebensgefährlich sein kann, und schließen Sie danach eine mehrmonatige stationäre oder ambulante Entwöhnungstherapie an. Ihre Lieben und Ihr Leben werden es Ihnen danken, und Sie werden in einem Jahr rückblickend sagen, es sei eine Ihrer besten Entscheidungen im Leben gewesen.

14 // AUSSTEIGEN

WELTFLÜCHTE UND SEHNSÜCHTE // DIE CYBER-FUGITIVE NEUROSE

Das Hollywood der Gaming-Industrie liegt in Polen. Von dort kommen die größten Blockbuster. Doctor Noah Rahford, Dubais Futurist-In-Chief, sieht in Videospielen den Markt der Zukunft und betont, dass die Gaming-Industrie schon jetzt dreimal so umsatzstark sei wie die Film-, TV- und Musikindustrie zusammengenommen.[199]

Das Videospiel der Stunde heiße *Cyberpunk 2077* und wurde in über vier Jahren von über 500 Level-Designern kreiert. Eine düstere Endzeitwelt, in der nur noch private Milizen – von Megakonzernen bezahlt – ihr Verständnis von Recht und Ordnung durchsetzen. Man kann in dieser düsteren Stadt der Zukunft selbstbestimmt entscheiden, ob man der Privatarmee der Monopolisten pazifistisch trickreich oder mit roher Gewalt entgegentreten möchte.

LIEBER VIRTUELL SELBSTWIRKSAM STATT ANALOG OHNMÄCHTIG

Egal, wie wir das System zu überlisten versuchen, hier haben wir noch das Heft des Handelns in der Hand. Jenseits der virtuellen Welt scheinen wir schon den Überblick verloren zu haben, fühlen uns isoliert und ohnmächtig gegenüber den Datenmonopolisten, der Klimakrise, der Pandemie, den Nachwirkungen der Weltfinanzkrise, der Wiederkehr von Angriffskriegen, gezielten Falschmeldungen und hohen Strafen für die Wahrheit, neuen Hungersnöten, steigender Inflation und Nullzinsen, immer mehr Hatespeech im Netz und Gewalt auf den Straßen. Da flüchten wir uns doch lieber in virtuelle Film-Noir-Szenen – mögen sie noch so düster sein – und agieren fortan in virtuellen Welten.

Wir lösen dann zwar nur virtuelle Probleme, doch das selbstbestimmt und mit unzähligen Leben. Hier kann man noch aus Fehlern lernen. Jeder bekommt eine zweite und sogar eine zehnte Chance. Hier kann ich wenigstens noch eingreifen und etwas bewirken, für Recht oder Unrecht sorgen. Hier findet meine Patrone noch ein Ziel oder mein Wort noch Gehör.

Miles Tost, Level-Designer bei *Cyberpunk 2077*, hat das Videospiel mitentwickelt: »Unser Spiel spiegelt den Endzeit-Kapitalismus wider, wo die Welt von riesigen Konzernen kontrolliert wird. ... Aber im Spiel kann man mit seinen Entscheidungen den Lauf der Story beeinflussen, ... das kann man im Film nicht.«[200] In der realen Welt auch immer weniger, ist man versucht zu ergänzen.

Es geht um die Suche nach einem Biochip, der ewiges Leben verspricht. Wer will denn so ewig leben, fragt man sich? Doch diese Frage wurde noch nie zu Ende gedacht. Die Körper der Akteure sind modifiziert: Transhumane, Transgender, Transformierbare, mit transzendenten Zielen. Keine Figur lässt sich klar auf ein Wesen festlegen. Diese Menschen sind Übermenschen, keine suboptimalen Mängelwesen. So viel ist klar.

Doch keine Zeit zu philosophieren. Überall lauert Gefahr. Nicht denken, sondern handeln. Handeln, um nicht denken zu müssen? Auch für diese Frage gibt es keine Zeit. Die Spielwelt hat uns so fest im Griff, dass wir keine Fragen stellen. Es ist ein Baukasten unendlicher Handlungsmöglichkeiten. Wir fühlen uns hier selbstbewusst und selbstwirksam. Hier im Spiel können wir als virtuelle Cyborgs noch mit der KI und den Robotern mithalten, den Cyberspace nach eigenen Vorstellungen gestalten. Wenn auch als Zwitter, als Hybrid zwischen Mensch und Maschine: mit erwerbbaren Cyber-Implantaten und Skins ausgestattet und der Stimme von Keanu Reeves.

Der Mann, der beim Dreh für *Matrix* noch in einem Studio in Hollywood wild durch die Blue Box wirbeln musste, muss jetzt nur noch ein paar Stimmproben von Textblöcken nach Polen mailen, und schon kann jeder als Cyberpunk-Keanu durch die Matrix springen, mit seiner Stimme Kommandos erteilen oder Cybersex mit virtuellen Schönheiten haben, die einem Cyberpunk-Keanu in der Regel nicht widerstehen können. Manche sind auch auf Sex programmiert, und der Algorithmus der Cyberschönheiten sieht gar keine Verweigerung vor. Das sieht jenseits der Bildschirme anders aus. Nein, in den einschlägigen Etablissements der Night City vergnügen sich diejenigen, die sich eine Harmony (noch) nicht leisten können und im Real Life nicht selten Körbe bekommen.

Doch das Beste ist: Das pulsierende Leben in der Night City passt sich meinen Entscheidungen an, nicht umgekehrt. Will ich dem Bösewicht Royce das Geld geben? Oder schieße ich ihm den Kopf weg? Ein Kopf voller Drähte und Hirnmasse gleichermaßen, ein Körper mit Muskeln und Mechanik. Verdient dieser fette Fleisch- und Silikonberg mein menschliches Mitgefühl oder nicht? Ist Royce noch ein Mensch oder nur eine Maschine? Ich muss entscheiden, und meine Entscheidungen definieren die Realität. Macht hier, Ohnmacht da draußen.

Bis ich nach Stunden oder Tagen wieder hinaus ins grelle Tageslicht treten muss. Denn auch Gamer müssen essen. Brav an der Kasse anstehen und die beschlagene Brille putzen, eine PIN eingeben, alles in mitgebrachte Mehrwegtaschen einpacken, Tschüss sagen. Sehen so Helden aus? Schnell zurück in die Night City. Und beim Weiterkämpfen achtlos die Leberkässemmel futtern. Denn meine Aufmerksamkeit gehört der Night City, nicht der Münchner Fußgängerzone; sie gehört den üblen Konzernen und ihren Söldnern.

Nur diejenigen, die den virtuellen Wettkampf allem voranstellen und deren analoge Realität sich hinten anstellen muss, haben eine Chance, irgendwann zu den Stars der Gaming-Branche zu gehören.

Diese YouTube-Stars auf höchstem Level posten Videos mit ihrer Performance im jeweiligen Game oder zeigen live, wie sie sich mit anderen Stars der Branche batteln.

Doch kurz vor des Rätsels Lösung bringt der Konzern ein neues Level heraus. Und das Hamsterrad dreht sich weiter. Fast hätte man es mal wieder geschafft, aber so geht man immer wieder brav zurück auf Los. Maximal süchtig machend designt. Denn die Level-Designer bleiben stets schneller. Gemäß der Businessidee darf niemand tatsächlich gewinnen, damit das Videospiel – wie in einer Serie mit unendlich vielen Staffeln – unbegrenzt fortgesetzt werden kann. Ein Perpetuum mobile.

Dennoch ist man lieber Cyberpunker als Spießbürger, lieber Gamer als Loser. Hier wirst du noch gebraucht, hier musst du dich schnell entscheiden. Oder doch eher: Nur hier kannst du noch irgendetwas entscheiden, hat dein Leben irgendeine Wirkung. Wenn auch rein virtuell und nur in unseren Köpfen. Jede Wirkung ist besser als wirkungslose Bedeutungslosigkeit.

Es gibt Gamer, die shoppen stylische Kleidung für ihren geliebten Avatar, »Skins« genannt, und geben dafür im Monat mehr Geld aus als für den eigenen Gebrauch. Wer macht das für seine reale Freundin oder einen echten Ehemann? Es gibt mittlerweile Fashion-Designer und Label ausschließlich für virtuelle Skin-Kollektionen, kaum günstiger als die von analogen Kollegen. Manche Computerspiele kann man nur deshalb kostenlos downloaden, weil die Gaming-Industrie mit der Cyber-Kaufsucht der User schon mehr als genug verdient. Auch in der Eckkneipe geht die erste Runde häufig aufs Haus, oder Dealer verschenken kostenlose erste Trips vor dem Schulgebäude. Das ist im Kiez nicht anders als im Netz: Je niederschwelliger der Einstieg, umso leichter kann man (absurd) viel verlangen, wenn die Abhängigkeit erst einmal etabliert ist.

Unter den Fittichen von Kapital und Spieledesignern könnte sich die »Virtual Reality« (VR) als Vehikel für die neueste unter den sich immer schneller verbreitenden Verhaltenssüchten erweisen. Denn interaktive 3-D-Welten haben ein noch größeres Suchtpotenzial, erst sie führen zur eigentlichen senso-motorischen Verschmelzung von Leib und Computer: Hier ist man nicht als bloßer Zuschauer, sondern als Akteur mit dem Geschehen verbunden, hier kann man eine magische Wirkung der eigenen Tätigkeit erleben, statt sich – wie im realen Leben – oft ohnmächtig zu fühlen und keine oder kaum mehr eine Wirkung auf die Umwelt, geschweige denn auf das Weltgeschehen, zu erleben.

WARUM TAUBEN UND MENSCHEN AUF UNVORHERGE-SEHENE GLÜCKSGEFÜHLE STEHEN

Im Gegensatz zum Cyberspace besteht das Reich des Physischen aus einer Reihe von Verlusten, die von gelegentlichen Gewinnen durchbrochen wird. Diese intermittierende Verstärkung hat schon der Psychologe Burrhus Frederic Skinner (1904–1990) bei seinen Experimenten mit Tauben in seiner Skinner-Box als größten Suchtfaktor ermittelt: Bekommt die Taube jedes Mal bei Betätigung des Reaktionshebels eine Linse in den Futterspender oder einen sonstigen Gewinn auf Knopfdruck, verliert sie schnell das Interesse. Der Mensch tickt in dieser Hinsicht ganz ähnlich. Gibt es die Belohnung hingegen nur in größeren Abständen und ohne erkennbares System, können Tauben und Menschen nur noch schwerlich aufhören, unentwegt nach dem seltenen Glücksgefühl zu jagen.

So kann man in Las Vegas Tausende Menschen, dicht an dicht, dabei beobachten, wie sie stundenlang den Hebel Einarmiger Banditen immer und immer wieder nach unten drücken, solange nur irgendwo in der riesigen Halle ab und an das Geräusch sprudelnder Münzen erklingt – oder was immer sich ein Sound-Designer als Erkennungsmelodie für das unverhoffte Glück ausgedacht haben mag. Auch das Design dieser riesigen Hallen dient nur der Erhöhung des Suchtfaktors. So haben Spielhallen weder Fenster noch Wanduhren, damit alle Zocker dem Spielrausch verfallen und vergessen mögen, wie viel Zeit und Geld sie schon vergeudet haben.

Man könnte sich dergestalt auch die weltweit einzigartige und fanatische Begeisterung für den Fußball erklären: Da Tore ausreichend selten fallen und das Glück und der Zufall eine ausreichend große Rolle spielen, werden die Fans nach diesen intermittierenden, also eher seltenen und unvorhersehbaren Glücksgefühlen süchtig. Gelegentlich fällt in Fußballspielen auch kein Tor, oder aber eine strittige Elfmeterentscheidung durch einen Schiedsrichter entscheidet ein Spiel. Geht der Torschuss in der Nachspielzeit von der Latte ins Tor oder auf die Tribüne? Ekstase oder Zähneknirschen sind die Folge. Im Basketball beispielsweise werden in Spielen häufig über hundert Körbe erzielt, und die Besseren gewinnen in der Regel auch.

Wenn Glücksspieler und Gamer die Welt so sähen, wie sie wirklich ist, würden sie erkennen, dass sie die meiste Zeit verlieren.

Doch genau das will ja niemand mitkriegen. Darum sind viele Spiele und Spielsituationen so gestaltet, dass sie uns nahende Gewinne vorgaukeln und so unsere Hoffnung auf diese am Leben halten.[201] Idealerweise hat man also immer fast gewonnen, tatsächlich jedoch fast immer verloren. Und »idealerweise« bedeutet hier: ein Spieledesign, das nach obigen Kriterien maximal süchtig machend konstruiert ist – High-End-Human-Engineering eben.

VIRTUELLE ERSATZWELTEN FÜR DEN AUSSTEIGER 4.0

Ich glaube, wir können kaum überschätzen, wie sehr es uns verwirren wird, wenn die Trennlinie zwischen virtuellem und reellem Leben immer dünner wird und wir virtuell intensivere Erfahrungen machen werden als für gewöhnlich im Alltag. Vielleicht schon bald intensiver als die meisten Digital Natives im Gebirge oder beim Küssen, bei einer Rucksackreise oder bei einer wilden Party im Nachbarsgarten je gemacht haben werden.

Der Film *Ready Player One* ist ein Science-Fiction-Abenteuer von Steven Spielberg, basierend auf dem dystopischen Science-Fiction-Roman von Ernest Cline aus dem Jahr 2010. Die Geschichte ist in der

Gamer-Welt der nahen Zukunft angesiedelt. Eine Welt, in der sich die Grenzen zwischen Reality und Virtual Reality bereits aufgelöst haben. Die Jugend der Zukunft erlebt intensiven Kummer und Streit nur noch in der rauen Wirklichkeit, intensive Freude und Glücksmomente ausschließlich online in einer virtuellen Parallelwelt, genannt »OASIS«, eine virtuelle Oase inmitten der analogen Steinwüsten. Das Buch ist deutlich gesellschaftskritischer und differenzierter. Doch nur der aufwendig produzierte Hollywood-Blockbuster vermittelt ein visuelles Erlebnis und eine Ahnung davon, welch süchtig machende Sogwirkung interaktive 3-D-Welten entfalten können, auch wenn man – wie ich – noch nie entsprechende Computerspiele mit Virtual-Reality-Brille und Zusatzequipment hat spielen können. Habe ich – wie im Film – noch einen Ganzkörperanzug an, der mich Berührungen aus den virtuellen Welten am eigenen Leib spüren lässt, ist das eine gewaltige Steigerung des interaktiven Erlebens und der Immersion – aber auch des Suchtpotenzials. Auch in puncto Cybersex dürfte mit sensorischen Ganzkörperanzügen eine neue Ebene erreicht werden, einhergehend mit der Gefahr – ähnlich wie bei Harmony –, eine süchtige Abhängigkeit und ein Desinteresse an echtem Sex zu entwickeln.

Der Kern der Handlung ist schnell erzählt und ähnelt den Machenschaften in der Night City: Im Jahr 2045 sind viele Bevölkerungszentren der Erde zu Slum-ähnlichen Städten verkommen. Die Welt ist ein düsterer Ort: Die Erdölvorräte sind aufgebraucht, ein Großteil der Bevölkerung lebt in Armut. Einziger Lichtblick der Menschen ist die Online-Plattform OASIS: eine virtuelle Ersatzwelt, in der man leben, arbeiten, zur Schule gehen und spielen kann. Um ihrem tristen Alltag und ihrer Verelendung zu entkommen, bewegen sich die Menschen fast nur noch in dem Computerspiel, in dem man – außer essen und schlafen – nahezu alles tun und erleben kann.

Nach dem Tod des OASIS-Gründers Halliday beginnt eine virtuelle globale Jagd auf dessen Milliardenvermögen und nach der Kontrolle über die virtuelle Oase. Protagonist ist ein Teenager namens Wade, der sich in Gestalt seines Avatars Parzival dieser Herausforderung stellt. Als Antagonist bei der Suche nach dem Heiligen Gral fungiert Nolan Sorrento, Chef eines Unternehmens mit menschenverachtenden Arbeitsbedingungen. Wie nicht anders zu erwarten, gelingt es Wade zusammen mit seinen Freunden, die Lösung zu finden und somit die Kontrolle über OASIS zu erlangen. Sie beschließen, OASIS zweimal pro Woche, jeden Dienstag und Donnerstag, herunterzufahren, um die Menschen dazu zu zwingen, mehr Zeit in der realen Welt zu verbringen. Ein wenig realistisches Happy End, bei dem sich die Guten in den Armen liegen, die Bösen abgeführt werden und alle Cybersüchtigen sich jeden Dienstag und Donnerstag (ohne Entzugserscheinungen) um ihr reales Leben kümmern.

Der Film, mehr noch der Roman, geben einen Ausblick, wie Gaming in der Zukunft in der Gesellschaft verankert sein könnte – und mit welchen Folgen. Die Key-Message: Die Menschen müssen mehr Zeit in der realen Welt verbringen, denn nur dort ist echte, körperliche Berührung und Begegnung möglich. Zu wünschen wäre es.

AUSGEZOCKT – GAMING-VERBOT PER DEKRET

In China wird nicht gewünscht, sondern verordnet. Die nationale Behörde für Verwaltung und Verlagswesen hat für Millionen jugendlicher Chinesen ein striktes Online-Gaming-Verbot erlassen: Einige Wochen zuvor hatte ein staatliches Wirtschaftsmagazin Online-Spiele als »elektronische Droge« bezeichnet. Die Nachrichtenagentur Xinhua schrieb, dass die Regierung die physische und mentale Gesundheit von Jugendlichen schützen möchte. Und eine staatliche Zeitung hatte in einem Leitartikel Online-Videospiele als »Opium für den Geist« bezeichnet, worauf die Börsenkurse aus Angst vor Regulierungsschritten fielen.[202]

Die neuen Regeln ließen dann tatsächlich nicht lange auf sich warten und gelten seit September 2021 für den größten Computerspielmarkt der Welt. Für viele Teenager sind sie ein harter Schlag, denn sie sind um einiges drastischer als das zweitägige Schließen von OASIS, das Wade und seine Mitstreiter angeordnet hatten: Die Parteiführung Chinas hat mal eben allen Jugendlichen unter 18 Jahren verboten, an Werktagen überhaupt noch zu zocken. Fortan dürfen sie nur noch an drei Abenden (Freitag, Samstag und Sonntag) jeweils eine Stunde von 20 bis 21 Uhr spielen, also maximal drei Stunden Gaming pro Woche.

Dieses Dekret umzusetzen, fällt Peking genauso leicht wie den neuen Machthabern im Science-Fiction-Roman von Ernest Cline. Bei den großen chinesischen Spieleanbietern wie Tencent oder NetEase mussten sich Jugendliche schon länger unter ihrem echten Namen und mit Personalausweis anmelden. Tencent nutzt außerdem eine Gesichtserkennungs-Technologie namens »Midnight-Control«, um zu verhindern, dass Jugendliche mit dem Nutzerkonto ihrer Eltern ihre Spielzeiten ausweiten. Bei Missachtung soll in Zukunft der Zugang der User kurzerhand automatisch blockiert werden. Spieleanbietern, die diese Zugangsregeln umgehen oder nicht beachten, drohen hohe Strafen bis zum Entzug der Lizenz.

Peking begründet das wöchentliche Drei-Stunden-Limit damit, dass die Zahl der Jugendlichen, die unter Online-Spielsucht litten und in Kliniken behandelt werden müssten, deutlich angestiegen sei. Auch habe die Zahl der Kinder mit Kurzsichtigkeit, Verhaltensauffälligkeiten und Konzentrationsstörungen drastisch zugenommen, begründet die staatliche Nachrichtenagentur Xinhua das Verbot, wenn auch – wie in China mittlerweile leider Usus – keine konkreten Zahlen von den staatlichen Stellen vorgelegt wurden.

So kann nur eine Diktatur das Problem mit der Epidemie der neuen Verhaltenssüchte angehen. Vielleicht werden sich diese drakonischen Maßnahmen noch als geostrategischer Vorteil erweisen, wer weiß. Auch wird an den Maßnahmen deutlich, wie sehr sich Pekings Führung immer mehr als moralische Autorität zur Erziehung der Jugend versteht.[203]

META – DER NEUE MEGAKONZERN ALS WOHLFÜHLOASE

Doch auch in Bezug auf die USA war Ernest Clines Roman hellsichtig. Mark Zuckerberg arbeitet mit Hochdruck an einer Parallelwelt à la OASIS: Facebook will eine virtuelle Welt schaffen, in der Nutzer einkaufen, kommunizieren und Dinge erleben können, ganz so eben wie in OASIS. Mark Zuckerberg will Facebook bis 2025 in ein sogenanntes »Metaverse-Unternehmen« umgebaut haben. Seit November 2021 heißt der Mutterkonzern nun auch folgerichtig: Meta. Die VR-Headsets der Facebook-Tochter Oculus sind ein wichtiger Baustein für die Metavers-Pläne. Schon 2014 wurde die Firma für zwei Milliarden US-Dollar gekauft und dem Konzern einverleibt.

Der Begriff »Metaverse« geht auf den amerikanischen Schriftsteller Neal Stephenson zurück, der ihn erstmals im Jahr 1992 in seinem Science-Fiction-Roman *Snow Crash* verwendet hat. Unter »Metaverse« versteht Stephenson eine Welt, in der eine physikalische, erweiterte – sie sagen »verbesserte« – Realität (Augmented Reality, AR) und eine rein fiktive, virtuelle Realität (VR) zu einer einzigen Cyberwelt miteinander verschmelzen. Ziemlich genau das Gleiche, was auch die Anziehungskraft von OASIS ausmacht.

Etwas Ähnliches will nun auch Mark Zuckerberg erreichen: Statt der Möglichkeit, Beiträge in einem zweidimensionalen sozialen Netzwerk anzuklicken oder zu veröffentlichen, will Meta eine Parallelwelt erschaffen, die attraktiver, bunter und gemütlicher werden soll als die harte Realität des taumelnden Planeten Erde. »Man kann sich Metaverse als eine Art verkörpertes Internet vorstellen – statt bloß Inhalte zu betrachten, befindet man sich wirklich in ihm«, so Zuckerberg in einem Interview mit dem Tech-Blog *The Verge*, das wie eine Märchenstunde für Erwachsene klingt.[204] Ob wir schon 2025 im Internet leben werden, sei dahingestellt. Aber man kann konstatieren: Science-Fiction-Romane scheinen in dieser Turbozeit aus Bits und Bytes nur noch eine zehnjährige Halbwertzeit zu haben.

ZUSAMMENFASSEND LÄSST SICH SAGEN

Die Spielwelt hat den Gamer fest im Griff. Sie ist ein Baukasten unendlicher Handlungsmöglichkeiten. Gamer fühlen sich selbstbewusst und selbstwirksam. Im Spiel kann man als virtueller Cyborg noch mit der KI und den Robotern mithalten, den Cyberspace nach eigenen Vorstellungen gestalten: lieber Cyberpunker als Spießbürger, lieber Gamer als Loser, lieber virtuell selbstwirksam als analog ohnmächtig.

Die Trennlinie zwischen virtuellem und reellem Leben wird immer dünner, und virtuelle Erfahrungen werden immer intensiver. Viele Digital Natives werden im Cyberspace mehr erlebt haben als beim Klettern, Küssen, Kicken oder Kytesurfen.

China begrenzt die Zeit in virtuellen Welten für Jugendliche, in Kalifornien basteln sie an einer Art OASIS ohne Schließzeiten. Wie wär's mit einer Villa in einer der glitzernden rein virtuellen Meta-Megacitys der Zukunft? Sie lachen? Erste Makler in den USA haben sich auf »Virtual Property« spezialisiert. Willkommen in der schönen neuen Mega-Meta-Welt, reich im Kopf und arm an Leben.

WARUM MACHT UNS EINE FLUCHT IN VIRTUELLE WELTEN IMMER NEUROTISCHER?

Weil wir vom realen Leben immer enttäuschter werden. Die Wirklichkeit erscheint immer mühsamer, langsamer, farbloser und sinnloser. Das echte Leben scheint nicht der Mühe wert. Meine neurotische Wahrnehmung des realen Lebens lässt es zunehmend so wirken, als ginge ich durch eine »Super-Slow-Mo in 3-D«, wie es einmal ein Patient beschrieb. Im Vergleich zu der Geschwindigkeit, mit der ich virtuelle Erfolge erringen und nach immer intensiveren und neuen Gefühlen jagen kann, ein mühseliges und frustrierendes Unterfangen.

WAS KÖNNEN WIR DAGEGEN TUN?

Dafür sorgen, dass wir und unsere Kinder nur einen Bruchteil unserer Zeit in virtuellen Welten verbringen. Was meiner Ansicht nach bedeuten würde, das reale Leben maximal zehn Prozent der Wachzeit zu verlassen. Falls es sich schon um süchtiges Verhalten, also um eine chronifizierte Abhängigkeit, handeln sollte, wäre meiner Meinung nach ein Entzug von mehreren Wochen unumgänglich. Sie könnten sich auf eine Insel ohne Netz oder in ein abgelegenes Gebirgstal zurückziehen, ohne Zugang zu virtuellen Welten oder dem Internet, ohne Smartphone und Reisefotos für die Whats-App-Gruppe, ohne X-Box oder Chatgruppen – auch »Digital Detox« genannt – und anschließend versuchen, kontrolliert zu konsumieren. Das muss kein teurer Ayurveda-Tempel sein, sondern man kann auch einfach sagen: »Ich bin dann mal weg«, und loswandern. Es muss auch nicht der Jakobsweg sein. Jeder Feldweg ohne Netz ist geeignet, und davon gibt es – zum Glück – ja noch eine ganze Menge in Deutschland.

Reicht das nicht, findet man auf der Webseite des Fachverbands für Medienabhängigkeit eine Übersicht aller Behandlungseinrichtungen und des gesamten Beratungsangebots im deutschsprachigen Raum.[205]

AM ENDE GEHT ES UM SINN UND HOFFNUNG

15 // LÜGE

HALBWAHRHEITSLIEBE //
DIE PSEUDOLOGISCHE NEUROSE

Daniel Dale, ein Reporter, der sich für CNN über die vier Jahre der Präsidentschaft Donald Trumps die Mühe gemacht hat, dessen Lügen und Falschbehauptungen zu zählen und zu dokumentieren, sagte am 5. Januar 2021 in einem CNN-Interview – ein Tag vor den Unruhen –, dass er zu Beginn durchschnittlich 2,9 Lügen pro Tag zu dokumentieren hatte. Ein paar Stunden in der Woche sei er damals mit Fact-Checking beschäftigt gewesen. In den letzten Tagen von Trumps Amtszeit sei es ein Fulltime-Job geworden.

Seit den US-Wahlen im November 2020 habe Trump eigentlich nie mehr etwas Korrektes von sich gegeben, ergänzte Daniel Dale. Inzwischen finde er nicht drei Lügen am Tag, sondern pro Tweet oder Halbsatz. In einer Rede, die Donald Trump am Vorabend der Senats-Stichwahl 2021 in Georgia gehalten hatte, habe er gar keine korrekte Aussage mehr gefunden. »Fake as the new truth«, sagte er erschöpft und desillusioniert. Hätte Trump eine weitere Amtszeit wüten dürfen, hätte Daniel Dale vermutlich seine Zählung auf richtige Aussagen verlegen müssen. Denn nur das Zählen von Seltenem sagt noch irgendetwas aus. Vielleicht hätte er schon bald gar nichts mehr zählen können: »Total fake!«

LÜGE ALS BUSINESSPLAN UND WAHRHEIT ALS NISCHEN-PRODUKT

Und die Lüge? Von BUMMER-Maschinen verbreitet und potenziert, treibt sie ihr Unwesen längst auf allen Kontinenten. Zu Beginn des 21. Jahrhunderts gab es eine Explosion neuer Informationsquellen. Und all diese neuen News-Provider verstanden schnell, dass – finanziell gesehen – die Lüge die Wahrheit um Längen schlägt, dass die skandalträchtige Fehlinformation weitaus lukrativer ist als die nüchterne Dokumentation und detailgetreue Recherche.

In einer zehnjährigen Langzeitstudie hat das Massachusetts Institute of Technology (MIT) das Nutzerverhalten auf Twitter untersucht. Die Forscher fanden, dass korrekte Fakten am langsamsten und seltensten verbreitet wurden. Fake News verbreiteten sich sechsmal schneller und erreichten hundertmal mehr User als die (nüchterne) Wahrheit. Das bedeutet auch 600-fachen Profit. Politische Fake News verbreiteten sich sogar 18-mal schneller und hatten eine 300-fache Verbreitung.[206]

Ben Scott, digitaler Wahlkampfstratege, war für Hillary Clinton tätig und berät mittlerweile auch die Europäische Kommission. Er weist in einem Interview drauf hin, dass insbesondere hierzulande die Gefahren durch Microtargeting noch stark unterschätzt würden: Deutsche Politiker unterschätzten – noch mehr als Politiker anderer Länder – die Wählerstimmenverschiebungen, das Drehen der öffentlichen Meinung und die Möglichkeiten, daraus Profit zu schlagen. Dabei sei die »Wild-West-Ökonomie« längst auch in Deutschland angekommen. Jeder Teenager hingegen verstünde ihn sofort, egal, wo auf der Welt.[207]

Witzige, skandalträchtige, sensationsheischende, angsteinflößende, aufwühlende oder emotional stark erregende Lügen werden einfach um ein Vielfaches häufiger angeklickt und geteilt als die nüchterne, maßvolle und differenzierte, aber eben richtige Darstellung. Und bringen ein Vielfaches an Profit, da in der Digitalwirtschaft Klickzahlen und Verweildauer (Engagement) mit Profit gleichzusetzen sind. Ein gesellschaftsgefährdender falscher finanzieller Anreiz, der uns die Stabilität der verbliebenen Demokratien kosten könnte.

KULISSE DES SCHEINS: FAKECATIONING ALS HEIMARBEIT

Die niederländische Kunststudentin Zilla van den Born erhob die Lüge zum Kunstkonzept. Sie verfasste ihre Bachelorarbeit an der Kunsthochschule in Utrecht über das sogenannte »Fakecationing« – eine Wortschöpfung aus »fake« und »vacation«, also »vorgetäuschtes Reisen« – und simulierte einen spektakulären Urlaub. Sie behauptete gegenüber Verwandten und Bekannten, dass sie durch Asien reisen würde. Tatsächlich postete sie mithilfe von Dekoration und Photoshop jedoch lediglich Montagen von Urlaubsfotos auf Facebook, die tatsächlich alle in ihrer Wohnung in Amsterdam entstanden waren.[208]

Auch Karl May war nicht wirklich in den Ländern, über die er Reiseberichte verfasste. Nein, aber er teilte seine Fake-Abenteuer so beredt und (scheinbar) authentisch mit anderen – er machte zum Beispiel in seinem Wohnzimmer in Sachsen Fotos als Old Shatterhand mit Silberbüchse, die er in Kötzschenbroda anfertigen ließ –, dass es seine lesenden Follower bis heute nicht stört, dass Karl May ein Hochstapler und kein Westernheld war.[209] Wenn er sich als der sächsische Biedermann ausgegeben hätte, der er war, hätten seine Zeitgenossen das als unauthentisch empfunden und seine Western und die Reiseberichte eines weltweiten Fakecationings nicht millionenfach gekauft.

DIE WACHSENDE SEHNSUCHT NACH ECHTHEIT UND EINDEUTIGKEIT

Je mehr sich die Lüge breitmacht, umso mehr wächst die Sehnsucht nach dem Wahren, Echten und Unverstellten, dem Original. Der Philosoph Erik Schilling hat der *Authentizität* ein ganzes Buch gewidmet. Im Authentizitätsboom sieht Schilling eine Reaktion auf eine rasant zunehmende Komplexität, bedingt durch Digitalisierung, Globalisierung und die scheinbare Beliebigkeit der Postmoderne.[210] Er sieht Authentizität als die Sehnsucht unserer Zeit schlechthin. Eine Sehnsucht nach Wahrheit, Übersichtlichkeit und Kontrolle.

In der Folge würden wir das Verständnis für die Wichtigkeit von Professionalität und Situativität sowie die Toleranz für Widersprüchlichkeiten mehr und mehr verlieren. Toleranz für Situativität bedeutet, dass wir einander zugestehen, je nach Situation anders zu sein und uns je nach Situation und Kontext anders zu geben und zu verhalten. Dann würden wir beispielsweise nicht von einem Komiker fordern, auch im Beichtstuhl witzig zu sein.

IST ABER TOTAL AUTHENTISCH HIER!

Hinter der Suche nach Echtem verbirgt sich eine Sehnsucht nach Eindeutigkeit und Wahrheit, die umso mehr wächst, je seltener wir uns noch sicher sein können. Das Seltene gewann immer schon an Wert. Und die Nachfrage nach echten Begegnungen, echten Kunstwerken, einer authentischen Atmosphäre, echten oder ursprünglichen Einheimischen und echten Freunden wächst.

Doch wann ist etwas echt und warum? Schilling definiert Authentizität als Übereinstimmung einer Beobachtung mit der Erwartung des Beobachters. Wer in diesem Sinne von authentisch spricht, sagt nichts über die beobachtete Person oder Sache aus, sondern nur über seine Erwartungen an sie. Diese Definition von Authentizität vermeidet, dass mit dem Begriff implizite Wertungen einhergehen.

Schilling will mit seinem Buch einladen, Widersprüche im eigenen und im fremden Verhalten zu akzeptieren und beim Denken das Interessante in der Unschärfe und in der Frage zu sehen und gerade nicht in der eindeutigen Antwort. Eindeutig im Sinne von: meiner Erwartung entsprechend.

Ambivalenztoleranz hieße dann, meiner Erwartung Widersprechendem offen begegnen zu können, für Veränderungen bei mir und meinem Gegenüber offenzubleiben und nicht alle auf meine Idee von Authentizität – also meine Projektion – festzunageln. Denn das hätte eine neurotische Strenge, Unflexibilität und Festgelegtheit und eben eine geringe Offenheit für Widersprüche.

Teenager – und auch immer mehr Erwachsene – neigen heute dazu, sich zu trennen, wenn der Partner nach einigen Wochen der Beziehung (oder des Datings) einmal etwas »total Uncooles« gesagt oder gemacht hat. Das passt dann nicht ins Bild, und dieser kleine störende Beitrag kann schon zu einem »völligen Dislike« der Person führen: Sie ist out, wird geblockt, geschnitten, aussortiert, nur weil etwas nicht ins Bild passt. Vielleicht hat sie an einem frostigen Novembermorgen erstmals ihren geerbten Schaffellmantel getragen und kein Problem darin gesehen. Daumen hoch, Daumen runter, dazwischen gibt es immer weniger.

Ein anfängliches Bild, das man sich gemacht hat, wird als echt und wahr verstanden. Und danach wird daran festgehalten. Das Bild von der anderen oder die Idee vom anderen wird durch Abwehr anderer Betrachtungsweisen verteidigt. Selbst in den unterschiedlichsten Situationen wird ein ähnliches Verhalten erwartet. Abweichungen von dieser Vorstellung werden folgerichtig als *Lüge* verstanden. Immer häufiger ist der Ausgangspunkt irgendeine Idee vom anderen, die sich nur auf Daten aus dem Netz gründet.

Schilling sieht in der Suche nach etwas Authentischem auch die Sehnsucht nach dem verlorenen ursprünglichen Leben des Homo sapiens. In eine virtuelle, digitale Welt geschleudert, in der uns die einfachen und eindeutigen Dinge abhandenkamen, die wir immer als echt und wirklich schätzten, sind wir von immer komplizierteren und komplexeren Technologien umgeben und verlieren zusehends die Orientierung in Zeit, Raum und Sinn. Also suchen wir einen Fixstern. Und dieser Fixstern heißt: Authentizität.

WAS HEISST HIER ECHT?

Die Digitalisierung überbrückt nachweislich Distanzen, sodass wir immer weniger Zeit auf unangenehme Tätigkeiten verwenden müssen, uns bessere Therapien bei Krankheiten zur Verfügung stehen und alle Gesellschaftsschichten in Sekundenschnelle an Wissen gelangen können. Menschen mit den ausgefallensten Interessen oder Vorlieben können neuerdings in Austausch treten, auch mit Menschen in den abgelegensten Regionen. Dennoch scheinen wir mehr und mehr ein einfaches und ursprüngliches Leben schmerzlich zu vermissen und uns nach seiner Rückerlangung zu sehnen.

All die genannten Vorzüge der Digitalisierung schätze ich selbstverständlich auch. Ohne jedoch die Schattenseiten zu verschweigen, auf die Schilling ebenfalls hinweist: »Andererseits sind wir schlichte Steinzeitmenschen, die zu ihrem Glück nicht mehr brauchen, als – in ein flauschiges Fell gehüllt – mit einigen lieben Menschen am Lagerfeuer zu sitzen und ein leckeres Stück Säbelzahntiger zu braten. In einer digitalen und globalisierten Welt aber läuft das Lagerfeuer auf YouTube, das Fell stammt von IKEA, der Säbelzahntiger von Beyond Meat, und die lieben Menschen sind auf Tinder anwesend, wo sie gemütlich nach links und rechts gewischt werden.«[211] In einer solchen Welt soll das Streben nach Authentizität Abhilfe schaffen.

DEEPFAKES – DIE NÄCHSTE DIMENSION DER TÄUSCHUNG

Wir leben in einer Welt, in der wir immer seltener persönlich überprüfen können, ob etwas fake ist oder real, falsch oder echt, das Original oder eine Kopie. Man konnte nur echten Säbelzahntiger braten. Wir aber können nicht mehr selbstständig die Echtheit von Bildern oder Videos oder die Identität eines Chatpartners im Netz überprüfen. Und das ist nur der Anfang.

Sogenannte »Deepfakes« werden immer schwerer als Lüge identifiziert werden können.[212] Deepfake-Apps können heute schon nach Belieben Gesichter, den Klang der Stimme, Inhalte und die Erscheinung und Physiognomie einer Person in Videos kombinieren, sodass schon in wenigen Jahren nur noch Experten Filmdateien auf ihre Echtheit hin werden untersuchen können. Bereits jetzt kann man sich auf YouTube ein Deepfake-Video anschauen, in dem man Donald Trump im Oval Office sieht, wie er aus einem Kinderbuch vorliest, das er selbst gemalt haben will, mit versöhnlichen und kindgerechten Inhalten, die ihn so harmlos wie noch nie erscheinen lassen. Oder man findet Barack Obama, wie er über seinen Nachfolger vom Leder zieht, mit einer Stimme, die zwar nach Obama klingt, die jedoch den derben Wortschatz eines Gangster-Rappers aus der Bronx ihr Eigen nennt.

Hoffentlich gibt es auch bald Apps, die Deepfakes erkennen können. Dinge und Erlebnisse, die wir selbst auf ihre Originalität überprüfen können, dürften in Zukunft noch an Wert dazugewinnen. Doch die totale Verwirrung bezüglich der Absender und Quellen wird immer gesellschaftsgefährdender werden. Bald wird jeder abstruse Behauptungen mit einem zusammengemixten Video (scheinbar) belegen können.

Vor zwanzig Jahren war die digitale Fotografie noch in den Kinderschuhen. Mittlerweile fällt es uns immer noch schwer, Fotos zu misstrauen, obwohl wir schon zwei Jahrzehnte digitale Bildbearbeitung hinter uns haben. Zu Beginn besaßen nur wenige das teure

Programm Photoshop, heute kann jeder auf dem Smartphone seine Bilder verfälschen. Ein gesundes Misstrauen gegenüber Videos und vermeintlich echten Stimmen und Bewegungen, echter Erscheinung, Gestik und Mimik wird noch weitaus schwieriger zu erlangen sein.

Der Philosoph Charles Taylor schlug schon 2007 vor, die Gegenwart als »Age of Authenticity« zu bezeichnen.[213] Seitdem hat sich die Sehnsucht nach dem Authentischen noch deutlich verstärkt. Mehr Digitalisierung bedeutet mehr Fake, mehr Globalisierung bedeutet eine größere Verbreitung von Fake, aber auch eine größere Verbundenheit miteinander. Beides durchaus mit positiven Konsequenzen, wie Schilling beschreibt: »Das digitale Lagerfeuer spendet auch denjenigen wohlige Geborgenheit, die sich keinen eigenen Kamin leisten können.«[214] Diese positiven Effekte müssen ausdrücklich erwähnt werden, denn in der Menschheitsgeschichte ging es uns in fast allen Bereichen des Lebens – vor allem global gesehen und nicht in Bezug auf westliche Industrienationen – noch nie so gut wie heute, wie Yuval Noah Harari in seiner »kurzen Geschichte der Menschheit« eindrücklich darlegt.[215]

DIE VERLEUGNUNG DES OFFENSICHTLICHEN

Sind also Facebook, Instagram und Twitter authentischer, ungefilterter als herkömmliche Medien? Soziale Medien sind längst zum Mittel der Wahl für Selbstdarstellungen und Inszenierungen aller Art im neuen Jahrhundert avanciert. So gesehen könnte man argumentieren, dass sich hier jeder unzensiert einer Weltöffentlichkeit präsentieren kann, ganz so, wie sie oder er gesehen werden möchte. In diesem Sinne lassen sich soziale Medien als besonders authentische Kommunikation des Einzelnen beschreiben.

Zumindest vordergründig kann fast jede oder jeder mit wenig Aufwand mitmachen, denn ein Bild ist schnell gemacht, gepostet und kommentiert. Und jeder User fotografiert nur, was immer sie oder er von sich zeigen möchte. Die Zugangshürden sind also recht niedrig, und (fast) alle können sich einen Account zulegen. Die Distanz zwischen Sender und Empfänger scheint konstant geringer zu werden. Millionen glauben, der Tweet stamme von Donald Trump selbst und nicht von einer Pressesprecherin oder einem PR-Agenten. Im Falle eines Donald Trump war dies – anders als bei den meisten Prominenten – häufig sogar der Fall.

Andererseits sind die Profile in sozialen Medien Teil einer reflektierten, bewusst komponierten Präsentation und somit gerade nicht Ausdruck des authentischen Menschen dahinter. Ich hatte einen Patienten, dessen Beruf es war, Konzepte für den Social-Media-Feed bekannter Sportler zu entwickeln. Er inszenierte Posts als scheinbar persönliche Mitteilungen und legte den Sportstars Kommentare in den Mund. Damals war ich noch überrascht.

Ein Foto, das ich auf Instagram meinen Followern und der Welt präsentiere, gibt also von mir selbst – je nach Lesart – besonders viel oder besonders wenig preis. Ganz zu schweigen von Fake-Profilen, die eine fiktionale Kunstfigur als echt verkaufen und als authentisch anpreisen und vermarkten. Das Perfide ist, dass wir nie wissen, ob wir es mit einer echten oder verfälschten Präsentation im Netz zu tun haben, wie wir schon in Kapitel 1 gesehen haben. So wächst das Misstrauen und die Sehnsucht nach offensichtlich Echtem, nach überprüfbarer Authentizität. Die sozialen Medien unterstreichen damit, dass die Wahrnehmung von Authentizität rezipientenabhängig ist. Ob ich die Bilder und Videos, die Chiara Ferragni von ihrer Hochzeit postet, für besonders authentisch halte, hängt maßgeblich von meinen Vorstellungen einer Fashion-Influencer-Hochzeit ab, nicht vom tatsächlichen Ablauf.

Selbst die Präsentation kleinerer Fehler, Missgeschicke oder harmloser Peinlichkeiten (Bonus-Material) ist inzwischen Teil des Inszenierungsprogramms. Nur harmlose Schwächen der Persönlichkeit werden scheinbar authentisch gezeigt. Offenbar lieben es gertenschlanke Influencerinnen besonders, sich mit einem Berg bunter Donuts aufs Bett zu setzen und so begierig zu grinsen, als stünde ihre nächste Fressattacke bevor.²¹⁶ Solche Fotos sind beispielsweise im Bildband der Influencerin Tezza Barton zu bestaunen.

Ist das Motiv im Kasten, und die gertenschlanken Influencerinnen leiden nicht tatsächlich unter einer Bulimie, wird das Dutzend Süßwaren mit Zuckerguss und Schokostreuseln drauf vermutlich dem Produktionsteam geschenkt. Und sie selbst gehen zum Kühlschrank, um einen Smoothie zu trinken oder eine halbe Avocado auszulöffeln.²¹⁷ Die Follower solcher Feeds jedoch glauben, die Kalorienbomben schlügen nur bei ihnen ein. Eine Lüge, die in die Bulimie führen kann, wenn man wie Tezza (scheinbar) essen und wie Tezza (tatsächlich) aussehen möchte.

VON DER MASCHE ZUR MARKE

Diese Inszenierungen in sozialen Medien tragen zu einer »Vereindeutigung« der Persönlichkeit bei: einerseits, weil sich die Influencerin und der Influencer den Erwartungen der Follower (immer eindimensionaler) angleichen, andererseits, weil die Follower immer Ähnlicheres erwarten und immer spezifischer einfordern. Insgesamt führen also soziale Medien dazu, dass ein diverses soziales Umfeld ein einheitliches Bild der Person vermittelt bekommen will. So sucht man nach einem Erkennungsmerkmal, dann nach einer Masche – in der Hoffnung, irgendwann zur Marke zu werden. Einer Marke, die dem Bild der Erwartungen zunehmend genauer entspricht und dadurch exakt die Sehnsüchte und Begierden der Konsumenten bedienen kann, was wiederum maximalen Profit verspricht.

Etwas Authentisches ist folglich nicht etwas Echtes oder Wahrhaftiges im objektiven Sinne, sondern wir sehen als authentisch an, was unserer Projektion entspricht. Verhält sich jemand in einem YouTube-Video meinen Erwartungen gemäß, nenne ich es authentisch. Verhält er sich meinen Erwartungen widersprechend, halte ich es für unauthentisch, unecht, gekünstelt oder verstellt. Ein authentisches Geburtstagsvideo eines Pornostars sollte folglich anzüglicher sein als das eines Tennisprofis, damit es mehrheitlich als authentisch wahrgenommen wird.

Schauspieler haben ebenfalls mit unseren Erwartungen zu kämpfen, wenn sie das Rollenfach wechseln und statt des Bösewichts endlich auch mal einen Liebhaber geben wollen. Nur selten kommt das beim Publikum gut an. Das gilt auch für Komiker, die einen sehr ernsten Aufruf zu mehr Klimaschutz machen, oder umgekehrt für einen Politiker wie Peer Steinbrück, der für das SZ-Magazin bei einem Fotoshooting mit Stinkefinger posierte. Manche meinten sogar, der Stinkefinger hätte ihm die Kanzlerschaft gekostet. So wurde ein weiteres Mal Angela Merkel Kanzlerin, die vermutlich – selbst wenn sie fünfzig Jahre im Kanzleramt geblieben wäre – niemals so aus der Rolle gefallen wäre, dass wir je eine entsprechend vulgäre Gestik hätten sehen müssen. Nein, Stinkefinger und Kanzler, das passt für die Deutschen nicht zusammen. Denn all das entspricht nicht unseren Erwartungen und Projektionen, weswegen wir uns schwertun, all dies als verschiedene Facetten ein und derselben Persönlichkeit zu akzeptieren.

Deswegen führt der Authentizitätswahn zu einer Vereindeutigung, einer Vereinheitlichung, einer Marke mit Erkennungswert, einer Masche, auf die man sich und die anderen zunehmend stärker festlegt. Wir verlieren eine differenzierte (und widerspruchsoffene) Betrachtung der anderen und unserer selbst. Und Personen, die sich auf eine Form der (Online-)Präsentation ihrer selbst festgelegt haben, spüren schnell den Erwartungsdruck, nicht »aus der Rolle fallen« zu dürfen, wie man unter Schauspielern sagt.

Nur dass das gespielte Stück das eigene Leben ist. Glück zu spielen, heißt aber nicht zwingend auch, Glück zu erleben. Eigentlich schließt sich das zumeist aus. Entweder genießen wir absichtslos oder wir spielen einen Genuß vor, zwar glaubwürdig, jedoch nicht zwangsläufig mit einer emotionalen Auswirkung auf unser persönliches Befinden – mag der Betrachter die Darbietung auch noch so genossen haben.

NFT – DIE FÄLSCHUNGSSICHERE KUNST DER ZUKUNFT?

Kein Wunder also, dass NFTs hoch im Kurs sind. Ein Non-Fungible Token (NFT) ist ein nicht austauschbares (engl.: non-fungible), digital geschütztes Objekt. Es beruht auf Informationsblöcken, welche wie die Glieder einer Kette aneinandergereiht sind. Im Grunde dasselbe Prinzip wie das der Blockchain. Jeder dieser Blöcke enthält andere Daten über das Objekt. Ein NFT ist ein Fingerabdruck in digitaler Form, er ist einzigartig und dient somit zur Identifizierung einer Originaldatei.

Die Technik wird beispielsweise genutzt, um digitale Dateien oder computergenerierte Kunstwerke als fälschungssicher und echt zu kennzeichnen. Dieser neue Quellencode als fälschungssichere Datei hat längst Einzug in der Kunstwelt gehalten, und entsprechend verschlüsselte Bilddateien haben schon in Auktionen mehrere Millionen Euro erzielt. Der Käufer ersteigert mit Sicherheit eine fälschungssichere Originaldatei. Doch ist er nun im Besitz von echter Kunst oder nur von echten Daten? Auch die Kunst 4.0 wird Kunsthistoriker brauchen, die weiterhin die Qualität eines Kunstwerks beurteilen werden müssen. Echter Mist ist noch nie so viel wert gewesen wie gut gefälschte große Kunst.

Ich finde, diese Entwicklungen verdeutlichen, wie groß in einer Welt voller Lügen die Sehnsucht nach allem Authentischen, Einzigartigen, Unkopierbaren und Fälschungssicheren geworden zu sein scheint. Der Homo Digitalis will Reales und zahlt dafür gerne Bares. Sogenanntes »echtes Geld«, obwohl es ja nur Papierschnipsel sind. Aber immerhin noch Papier und nicht nur unsichtbare Daten, könnte man meinen. Gab es den Goldstandard je?

Und so geht es weiter. All diese Gedanken, die nirgendwohin führen, belasten uns zunehmend und fördern die Sehnsucht nach Echtem und Simplem. »Simpel« hat so einen schlechten Ruf. Dabei finde ich kaum etwas wohltuender als simpel zu bedienende Gebrauchsgegenstände. Komischerweise nennt man die dann nicht »authentisch«, spricht nicht von einem »authentischen Hammer« oder

»einem ehrlichen Staubsauger«, der kann, was er verspricht. Dabei wäre es hier ausnahmsweise angebracht.

DAS SCHAFFEN EINER GEGENWIRKLICHKEIT, DIE MIR NUTZT

Und was ist dann noch wahr und wahrhaftig? Der Philosoph Richard David Precht fragte den YouTube-Star Rezo: »Was ist Wahrheit?« Rezo sagte: »Wow, gute Frage!«

Precht übernahm: »Ich habe den Eindruck, wir verfahren gemäß dem Pragmatismus eines William James: Wahr ist, was nützt, … die Wahrscheinlichkeit ist sehr groß, dass ich für wahr halte, was mir bislang genützt hat. Also für wahr halten will.«[218]

So will uns der Demagoge zum Beispiel für wahr verkaufen, was ihm nutzt. Der Diktator will, dass wir für wahr halten, was uns gefügig macht. Der Verführer will, dass die Verführte sich ein Bild von ihm macht, das attraktiver ist als er. Der Populist will, dass möglichst alle in ihm sehen und auf ihn projizieren können, was auch immer sie gerade sehen wollen. Hauptsache sie halten für wahr, was ihm nutzt.

Paul Auster, der große amerikanische Schriftsteller, sagte zu dem Journalisten Klaus Brinkbäumer: »Aber wir kennen auch die Macht der großen Lüge – seit Joseph Goebbels wissen wir, wissen Sie in Deutschland, was möglich ist. Trump begann mit der sogenannten ›Birther-Lüge‹, jener Geschichte, dass Barack Obama nicht in den USA geboren sei. Zunächst glaubte niemand diesen Unsinn, aber er machte weiter und immer weiter, und am Ende glaubten den Unsinn 40 Prozent.«[219] Die Lüge, Obama sei kein rechtmäßiger Präsident gewesen, weil er nicht in den USA geboren worden wäre, nutzte zu vielen. So wurde die Lüge aktiv weiterverbreitet, auch nachdem Obama längst seine Geburtsurkunde veröffentlicht hatte.

Hinzu kommt das Prinzip der Wiederholung: Wiederhole ich eine Lüge nur oft genug und gebetsmühlenartig, wird sie von immer mehr Personen für wahr gehalten. Das wussten auch schon Goebbels und alle großen Demagogen der Geschichte. Ihr Werkzeugkasten: schamloses Übertreiben und Untertreiben plus penetrantes Wiederholen. Mal wird bis zur Unkenntlichkeit übertrieben, mal untertrieben – je nachdem, welche Verzerrung der Wirklichkeit gerade nützlicher ist. Demagogen dramatisieren oder bagatellisieren Fakten bis zur Unkenntlichkeit. Bis aus Fakten ein Mythos geworden ist – ein Narrativ, eine Erzählung, die schlüssig klingt, doch falsch bleibt. Auf diese Weise muss man sich nicht realistisch auseinandersetzen und nichts verändern, bekommt aber Aufmerksamkeit und einen Kick durch viele Klicks. Dieses Prinzip hat die Digitalwirtschaft nicht erfunden, aber auf die Spitze getrieben.

Und es gibt noch einen weiteren – zum Glück seltenen – Mechanismus der Lüge, den ich eine »Gegenextrem-Lüge« nennen möchte. Das maximale Gegenextrem der Wahrheit wird für wahr verkauft und derart felsenfest behauptet, dass der normale Zuhörer – will heißen, der nicht pathologische Lügner – eine Lüge für unwahrscheinlich hält: beispielsweise, wenn Putin zwar einen imperialistischen Angriffskrieg führt und dumme Freifallbomben wahllos auf Wohngebiete abwerfen lässt, selbst wenn auf Russisch »Kinder« auf dem Asphalt geschrieben steht, aber statt von einer Invasion zu sprechen, von einer Friedensmission und gezielten Operation zum Schutze der Zivilbevölkerung und russischen Minderheit in der Ostukraine redet. Oder wenn Putin ausgerechnet einen demokratisch gewählten, jüdischen Präsidenten und Ex-Komiker als faschistischen Nazi bezeichnet, der ein militärisches Sicherheitsrisiko für das größte Flächenland und die zweitgrößte Nuklearmacht der Erde darstelle.

Das ist ein uralter Trick der Top-Lügner und Star-Pseudologen der Geschichte: Sie behaupten Dinge, die sich ein Normalsterblicher nicht einmal in den wildesten Fantasien als erlogen vorstellen kann. Ein Schüler kommt beispielsweise zu spät in den Unterricht und behauptet steif und fest, der Grund für die Verspätung sei die Chemotherapie seiner Mutter mit Krebs im Endstadium. In Wahrheit hat er aber lediglich ohne Eile seine Zigarette zu Ende geraucht. Dann denkt jeder, wenn jemand so etwas Krasses behauptet, dass schon irgendetwas Wahres dran sein wird. Alles andere passt einfach nicht in unser Menschenbild, weil wir unbewusst einen pathologischen Lügner mit uns und unseren äußersten Gewissensrändern vergleichen.

Das ist so, wie sich auch niemand die hoffnungslose Finsternis und psychische Lähmung einer schweren Depression vorstellen kann, mag er sich auch noch so lange niedergeschlagen, traurig und frustriert gefühlt haben. Wir sprechen umgangssprachlich von einer Depression und von Narzissmus, doch das hat nichts mit dem klinischen Bild einer Major Depression und eines malignen Narzissmus zu tun. Wir müssen uns vor Vergleichen hüten. Das führt zu gefährlichen Fehlschlüssen.[220] Was nicht vorstellbar ist, kann nicht sein.

Unsere Vorstellungsgrenzen nutzen die wenigen Extremisten unter den Lügnern gezielt aus. Soziopathen – früher »Psychopathen« genannt – halten die Meisterschaft darin und sind schlafwandlerisch sicher in der Kunst der unvorstellbaren, unglaublichen und somit unfassbaren Lüge[221], die erst dadurch ihre verheerende Wirkung entfalten kann. Voraussetzung, um es in die absolute Oberliga der Lügner zu schaffen, ist die komplette Gefühllosigkeit gegenüber den Folgen der Lügen und gegenüber den Opfern. Denn Mitgefühl enttarnt. Das beste Pokerface fühlt gar nichts. Man muss sich nur die Veränderung von Putins Gesicht in den letzten zwanzig Jahren als Illustration meiner Thesen anschauen. Inzwischen ist er in der Champions League angekommen, so mein Eindruck.

UNZÄHLBAR VIELE LÜGEN ERGEBEN EINE GLOBALE VERTRAUENSKRISE

Der Philosoph Martin Hartmann sieht all dies eher als Symptomatik eines viel tiefer gehenden Problems: einer allgemeinen Vertrauenskrise. In einer Welt, in der man sich nicht mehr darauf verlassen könne, dass die schamlose Lüge auch bestraft werde, gewinne der, der die Lügen äußert, eine ungeheure Macht, nämlich die Macht zu bestimmen, was real sei und was nicht. »Wenn ich also annehme, nicht länger in einer Kultur allgemeiner Vertrauenswürdigkeit zu leben, dann ist diese Kultur für mich nicht mehr vorhanden, und zwar unabhängig davon, ob ich Recht habe oder nicht«,[222] schreibt Hartmann.

Ziel der Halbwahrheitsliebe scheine immer häufiger zu sein, die Gesellschaft so zu verunsichern und zu verwirren, dass damit der Boden für einen Umsturz bereitet werde. Und wenn wir keinen Konsens mehr darüber finden, was echt und richtig, was fake und falsch ist, bekriegen und destabilisieren wir uns gegenseitig immer weiter. Und schon immer hatten Demagogen im Chaos die besten Chancen. Wer wüsste das besser als wir Deutschen?

ZUSAMMENFASSEND LÄSST SICH SAGEN

Die pseudologische Neurose bezeichnet zwanghaftes, systemimmanentes oder strategisches Lügen. Zu Beginn des 21. Jahrhunderts gab es eine Explosion neuer Informationsquellen. All diese neuen News-Provider verstanden schnell, dass die skandalträchtige Lüge monetär weitaus einträglicher ist als die nüchterne Wahrheit – ein gesellschaftsgefährdender finanzieller Anreiz.

Wer in diesem Sinne von (un)authentisch spricht, sagt nichts über das Beobachtete, sondern nur etwas über die eigenen Erwartungen aus. Die Suche nach Authentischem wächst mit der Sehnsucht nach dem verlorenen ursprünglichen Leben des Homo sapiens, der in dieser Turbozeit aus Bits und Bytes immer seltener überprüfen kann, was fake und was echt ist. Demagogen wollen, dass wir das Falsche für wahr halten und zunehmend glauben, die Wahrheit wäre glatt gelogen und die Lügen wären in Wahrheit wahr. Denn verwirrt sind wir beeinflussbarer. Ob Wahrheit oder Lüge – Demagogen nehmen immer, was gerade die größten Gewinne verspricht. Die Lügen der Profis übersteigen nicht selten unsere Vorstellungskraft. Das ist der Grund für ihre verheerende Wirkmacht.

WARUM MACHT UNS (DEEP-)FAKE IMMER NEUROTISCHER?

Weil wir immer schlechter zwischen Wahrheit und Lüge unterscheiden können. Unsere eigenen Sinne können immer schlechter herausfinden, ob wir vertrauen oder misstrauen sollten. Fake möchte uns verwirren, sonst könnte man ja schlicht die Wahrheit sagen. Die vielen (Online-)Lügen haben ein grundsätzliches neurotisches Misstrauen zur Folge, was uns immer verwirrter und paranoider werden lässt. Ohne Vertrauensvorschuss können wir uns jedoch weder auf die Welt noch auf andere Menschen einlassen. Wir werden immer verunsicherter, vereinsamen und verbittern. Als Folge einer pseudologischen Neurose verlieren wir unsere Orientierung in Zeit, Raum und Sinn und werden ungewollt zu Komplizen der Lüge.

WAS KÖNNEN WIR DAGEGEN TUN?

Wir sollten lernen, Quellen kritisch zu hinterfragen. Dies sollte auch zentraler Bestandteil — wenn nicht ein neues Hauptfach — in den Schulen werden. Mehr als Faktenwissen sehe ich zu Beginn dieses neuen Jahrtausends eine breite Medienkompetenz aller Bürger (und Kinder) als überlebenswichtig an. Auch sollten wir lernen, wie man pathologische Lügner erkennt und enttarnt, indem man unabhängige Quellen recherchiert und wie das ganz praktisch in digitalen Zeiten noch gelingen kann. In Diktaturen kann das sogar bedeuten, ausgerechnet im Darknet nach der Wahrheit suchen zu müssen.

Wer es sich leisten kann, sollte Qualitätsjournalismus stärken (zum Beispiel durch Bezahlabos) und nicht weiterhin kostenlosen Quellen im Internet naiv vertrauen. Wer es sich nicht leisten kann, sollte im Internet kostenlose Seiten besuchen, die entsprechende Recherche und Qualitätsjournalismus (noch) bieten und dennoch (noch) umsonst sind. Und ich sehe es durchaus als eine wichtige Aufgabe des Staates, dafür zu sorgen, dass dies auch so bleibt.

16 // VERSCHWÖRUNG

VERTEUFELUNGEN //
DIE PARANOID-KONSPIRATIVE
NEUROSE

Dr. med. David Papo aus München rappt gerne mit seiner Band *Main Concept* – wenn er nicht gerade seine Patienten behandelt. Nicht über große Schlitten, heiße Schnitten oder die Sonnenseiten des eigenen Luxuslebens rappt Doktor Papo alias David Pe wie die meisten seiner amerikanischen Hiphop-Kollegen, sondern über die verlorene Wahrheit und die deutsche Empörungsindustrie, beispielsweise: »Gießt man auf die Angst noch 'ne Verschwörungstheorie, ist das Wasser auf die Mühlen der Empörungsindustrie. ... Als Einziger die Wahrheit zu kennen, verleiht manchen Menschen Bedeutung. Was sie als Wahrheit empfinden, nenn' ich nur Überzeugung.« Ein Auszug aus dem Song *Wahrheit* von seinem Album *3.0*.

Als ich auf Amazon »David Pe« und »Main Concept« in die Suchmaschine eingab, um seine neueste CD zu bestellen, wurden mir gesponserte Medizinprodukte angeboten. Tausende Produkte – außer David Pes CD – befanden sich unter den Suchergebnissen: Hämorrhoiden-Salbe, dann ein Hustenmittel, darunter gesponserte Kapseln gegen Asthma, ein Insektenspray, sündhaft teure Energydrinks gefolgt von Mückenspiralen, einem Sodbrennen-Blocker und einem Futterergänzungsmittel. Es blieb mir völlig rätselhaft, welches »Main Concept« Amazons Algorithmus in diesen Produkten erkennen wollte. Amazons Mustererkennung scheint David Pe noch nicht als Deutschlands – meiner Meinung nach – geistreichsten Rapper erkannt zu haben, sondern ihn nur als den Allgemeinmediziner Dr. med. David Papo zu führen, mit dem man anscheinend besonders gut Medizinprodukte verkaufen zu können scheint.

Oder aber ich vermute gleich ein System dahinter, falls mich tatsächlich Hämorrhoiden oder Asthma plagen sollten. Wurden meine Gesundheitsdaten ausgelesen? Denkt jemand gar, ich sollte mich doch erst einmal um meine Hämorrhoiden kümmern, bevor ich mir Zeit nehme, David Pes Texten über die Empörungsindustrie zu lauschen? So gesehen, könnten intransparente und inkonsistente Auswahlmuster der Ausgangspunkt für neue Verschwörungstheorien oder Paranoia sein – bei zugrunde liegender Disposition.

Inzwischen müsste so manche Suchmaschine passender »Werbetrommel« heißen. Denn die Suchergebnisse entsprechen immer weniger unseren Suchkriterien, stattdessen beeinflussen immer häufiger undurchsichtige Kriterien die Ergebnisse.

DIE VERSCHWÖRUNG GEGEN DIE FALSCHEN

Kelsey Vandersteen ist Krankenschwester und beginnt am 31. Dezember 2020 gegen Abend ihre Schicht auf einer Intensivstation in den USA. Die letzten Stunden des ersten Seuchenjahres verbringt Kelsey im Kampf um die Leben ihrer COVID-Patienten. Doch für einen von ihnen endet der Kampf gegen das neuartige Virus an diesem Silvestertag. Direkt nachdem das Beatmungsgerät ausgeschaltet und der Schlauch gezogen ist, ermöglicht die Krankenschwester, dass der Sterbende seinen Angehörigen über Videochat ein paar letzte Worte sagen kann.

Daraufhin sieht Kelsey über 30 Menschen, die in einem engen Raum eine Silvesterparty feiern, ohne Mundschutz, ohne Abstand. Sie drängen sich im Wohnzimmer um ein Tablet und wollen sich alle gleichzeitig verabschieden, ohne daran zu denken, möglicherweise einen weiteren von ihnen fahrlässig anzustecken. Sie verfolgen die letzten Atemzüge ihres Angehörigen.

Schon über 20-mal hatte Kelsey in den letzten Monaten einen Beatmungsschlauch ziehen müssen. Doch diesmal ist sie wegen der verantwortungslosen Verleugnung der Gefahr der Hinterbliebenen derart schockiert, dass sie über den Vorfall während ihrer letzten traurigen Schicht des Jahres 2020 twittert. Es wird ein Appell an die Vernunft und Rücksichtnahme auf das medizinische Personal, das seit Monaten auf dem Zahnfleisch gehe und einfach nicht mehr könne.

Kelseys neues Jahr beginnt mit einem Shitstorm und mit Drohungen, man werde ihr in der Parkgarage auflauern und Schlimmes antun. Kelsey sei herzlos, grausam und habe die Angehörigen beschämt. Sie solle nicht twittern, sondern gefälligst klaglos weiterackern, das sei nun mal ihr Job, und sich doch bitte nicht in Dinge einmischen, die sie nichts angingen. Am 4. Januar 2021 spricht sie mit Robyn Curnow auf CNN: »Wir sind müde, bitte macht mit. Verhaltet euch vernünftig, tragt Masken.« Sie hat Tränen in den Augen. Augen, die den Horror dieser neuen tödlichen Seuche gesehen haben und ihn nie mehr werden leugnen können.

Vernunft oder Verleugnung? Das ist hier die Frage. Die Vernunft zu wählen, ist Kelseys eindringliche Bitte. Und meine Bitte ist, dass Hasskommentare und Hetze im Netz verboten und vor allem endlich auch konsequent mit ausreichend hohen Geldstrafen verfolgt werden. Eine Gesellschaft, die eine Krankenschwester, die um das Leben von uns allen ringt, nicht schützen kann, lässt zu, dass die Herzensguten und Mutigen unter die Räder kommen. Und dass Hassprediger und Verschwörungstheoretiker groß rauskommen. Schreiten wir nicht ein, spült die BUMMER-Maschine weiter den wirren Wahnsinn nach oben, weil er viel mehr Aufmerksamkeit erhält als die Maßvollen, die Differenzierten, die Behutsamen und Sanftmütigen, die Wohlwollenden und Fürsorglichen, mehr Aufmerksamkeit als die, die heilen und nicht verletzen wollen.

MEDIALER KAMPF UM DIE DEUTUNGSHOHEIT

Vor etwas mehr als einem Jahrzehnt wütete die Schweinegrippe. 70 Prozent der Japaner wollten sich impfen lassen, bis auf YouTube ein Video von einer jungen Japanerin mit (augenscheinlich) epileptisch anmutenden Anfällen veröffentlicht wurde. Man sah auf dem Video eine Frau auf dem Teppichboden zappeln. Inwieweit das gezeigte Verhalten mit dem Impfstoff zu tun hatte, ließ sich (ohne Kontext) nicht sagen.[223] Doch im Netz wurde felsenfest und zigfach behauptet, die Symptome seien einwandfrei auf den Impfstoff zurückzuführen. Die Falschbehauptungen oder besser die Vermutungen ohne Belege ließen die Impfbereitschaft in Japan über Nacht von 70 auf ein Prozent abstürzen.

Selbst wenn sich der Fall hätte aufklären lassen und eine Impfreaktion auszuschließen gewesen wäre, hätte die Impfbereitschaft vermutlich nicht wieder den vorherigen Stand erreicht. Späte Rehabilitierungen haben so gut wie nie die Wirkung des erlogenen Skandals. Denn sie haben nur einen Bruchteil an Klicks. Auch eine Gesetzmäßigkeit, auf die sich BUMMERS Macht gründet: Die Diffamierung erhält mehr Aufmerksamkeit als die Rehabilitierung. So gewinnen Fake News in der Regel leider den Kampf um die mediale Deutungshoheit.

TODERNSTE POSSEN AUS DER ALPENREPUBLIK

In Österreich ereignete sich die folgende Geschichte, die witzig sein könnte, wenn sie nicht todernst wäre. Ein Till Eulenspiegel hätte sie erfinden können, um nicht der Pest, sondern COVID-19 mit Humor zu trotzen. Leider ist die Geschichte aber traurige Realität:

Der als Impfskeptiker geltende Chef der rechten Freiheitlichen Partei Österreichs (FPÖ), Herbert Kickl, hatte auf Facebook bekannt gegeben, sich mit dem Coronavirus infiziert zu haben. Kickl, der nie ein Studium beendet hat, meinte es besser zu wissen als alle Virologen dieser Welt: Ivermectin, ein Entwurmungsmittel für Nutztiere, sei die Lösung für die seuchengeplagte Menschheit![224] Während die Regierung und sämtliche Ärzte Kickls Empfehlung stark kritisierten, folgten etliche Querdenker, Impfskeptiker und FPÖ-Wähler dem absurden Vorschlag und griffen lieber zu dem Entwurmungsmittel, als sich mit Impfstoffen impfen zu lassen, die zu diesem Zeitpunkt schon weltweit milliardenfach ihre Wirksamkeit und Verträglichkeit unter Beweis gestellt hatten.

Phasenweise soll es sogar Lieferengpässe für die Behandlung von Pferden und anderen Nutztieren gegeben haben.[225] Und nach Angaben der oberösterreichischen Apothekerkammer gab es einzelne Fälle von Vergiftungen mit dem Mittel. Nicht bei Pferden, sondern bei echten Österreichern wohlgemerkt. Wie die AfD in Deutschland hatte sich auch die FPÖ in Österreich gegen staatliche Maßnahmen zur Bekämpfung der Corona-Pandemie gestellt und schürte – über BUMMER schnell verbreitet – Zweifel an den Impfungen gegen das neuartige Virus.

Kickls Empfehlung hat einen (winzigen) wahren Kern: In Laborversuchen senkte die Gabe von Ivermectin mitunter die Viruskonzentration, jedenfalls bei Zellen in Reagenzgläsern. Das Problem ist jedoch: Um im Menschen einen Effekt erzielen zu können, müssten Patienten eine so hohe Dosierung des Präparats verabreicht bekommen, dass sie zu schweren Vergiftungen führen würde.[226]

Und eben auch führte: Eine Steirerin sei mit einer Überdosis Ivermectin sogar auf einer Intensivstation behandelt worden, berichtete der *Standard*.[227] Das blinde Vertrauen in den Kurpfuscher Kickl und seine »toxischen Empfehlungen« hatte sie zum Glück nicht mit dem Leben bezahlen müssen.

Dazu gesellten sich unbestätigte Gerüchte, die in sozialen Medien seither kursieren. Etwa dass gleich eine ganze Familie aus dem Bezirk Rohrbach in Oberösterreich wegen einer Überdosis des Entwurmungsmittels habe behandelt werden müssen: Der Vater sei bereits verstorben, die Mutter und zwei Kinder hätten mit Multiorganversagen auf der Intensivstation gelegen.

Die Sprecherin der oberösterreichischen Gesundheitsholding bezeichnete das jedoch nur als »Fake News«.[228] Sie könne sich das Gerücht nur mit einer Verwechslung erklären. Wahr sei, dass zeitgleich ein Mann wegen COVID-19 auf die Intensivstation derselben Klinik wie die Steirerin mit den Vergiftungen eingeliefert worden sei. Der Mann habe aber eine Behandlung abgelehnt, sei auf eigenen Wunsch auf die Normalstation verlegt worden und ohne adäquate Behandlung rasch an COVID-19 verstorben. Verwandte hätten jedoch behauptet, dass der Mann nur deshalb so schwer erkrankt sei, weil er zuvor zu wenig von Kickls Allheilmittel eingenommen hätte. Verschwörungstheorien haben eben immer eine Erklärung parat.

Die stille Post im Netz machte daraus dann die ersten »Ivermectin-Toten von Rohrbach«. So funktioniert das Prinzip: Falschbehauptungen als Teamwork oder stille Post. Bringt man dann gleich mehrere davon in ein System – schon ist eine neue Verschwörungstheorie als Gemeinschaftsprodukt der Empörungsindustrie fertig.

DIE BINNENLOGIK DES WAHNS

Verschwörungstheorien haben meist irgendeinen wahren Kern und immer eine passende Antwort und eine umfassende Erklärung auf Lager. Sie werden einfach entsprechend angepasst, trudeln unpassende Fakten ein. Hierin ähneln Verschwörungstheorien einem geschlossenen sogenannten »systematisierten Wahnsystem«.[229] Dabei handelt es sich um die Verknüpfung einzelner Wahnphänomene und Sinnestäuschungen zu einem in sich geschlossenen System.

Solche Patienten sind dann nicht mehr argumentativ zu erreichen, weil Arzt und Patient ihre jeweiligen Erklärungsversuche von einer grundlegend verschiedenen Erlebniswelt herleiten. Beide Sichtweisen beanspruchen für sich eine schlüssige und logische Herleitung, ohne ihre jeweiligen Prämissen zu hinterfragen. Beide Seiten beharren auf ihren unterschiedlichen Grundannahmen. Gute Psychiater lassen sich jedoch nicht auf entsprechende Diskussionen ein, da sie einen systematisierten Wahn nur weiter verfestigen und beim Patienten das Gefühl verstärken würden, von niemandem mehr verstanden zu werden.

FREUDS LETZTE HOFFNUNG: DIE VERNUNFT DER VERNUNFTBEGABTEN

Herbert Kickl gehört sicher nicht zu den bedeutendsten Österreichern aller Zeiten, Sigmund Freud schon. Im Gegensatz zum Propagieren der Unvernunft schrieb Freud schon vor fast 100 Jahren über die Wichtigkeit, dass Vernunft und Verstand zur Maxime unseres Handelns werden, damit uns die Neurosen nicht vor sich hertrieben: »Man stelle sich vor, wie unmöglich die menschliche Gesellschaft würde, wenn jeder Mann auch nur sein eigenes Einmaleins und seine besondere Längen- und Gewichtseinheit hätte. Es ist unsere Zukunftshoffnung, dass der Intellekt – der wissenschaftliche Geist, die Vernunft – mit der Zeit die Diktatur im menschlichen Seelenleben erringen wird. ... Der gemeinsame Zwang einer solchen Herrschaft der Vernunft wird sich als das stärkste einigende Band unter den Menschen erweisen und weitere Einigungen anbahnen.«[230] So Sigmund Freud 1932 in seiner *Einführung in die Psychoanalyse* über die Endstation Hoffnung: Vernunft.

Ein Jahr vor der Machtergreifung der Nationalsozialisten gibt der Jude Freud der Vernunft und der Moral noch eine Chance gegen die triebhafte und menschenverachtende Raserei der rechten Populisten in Europa und Japan. 1939, sieben Jahre nach dem Appell an die Vernunft, musste Sigmund Freud vor dem mordenden Mob aus Wien nach London fliehen – nur durch die unermüdliche Hilfe einer Bonaparte-Enkelin gerade noch ermöglicht – und beendete wenig später sein Leben mit einer Überdosis Morphium. Wegen seines unheilbaren Unterkiefer-Tumors und der unerträglich gewordenen Schmerzen, die sein Körper, aber auch die Zeit ihm zufügten.[231]

Heute sind wir mindestens so weit von einer Diktatur der Vernunft über unser Seelenleben entfernt wie 1932. Die USA durchlitten unter Trump eher eine Diktatur der Unvernunft. In China verfestigt sich die Diktatur eines totalitären Überwachungskapitalismus. Hoffentlich hält die Vernunft stand gegen das Bombardement der BUMMER-Maschinen, der Trumps, Putins, Bolsonaros, Orbans und Jinpings, der nach Wirtschaftswachstum und Marktmonopolen Gierenden und der nimmersatten Egomanen auf den digitalen Marktplätzen der Selbstvermarktung. Gefährliche Individuen, Gruppen und Konstellationen, die nicht selten neue aberwitzige Verschwörungstheorien in die Welt setzen, twittern oder brüllen.

2022 hatten wir gefühlt auch wieder ein 1932, doch noch gibt es einen Ausweg der Vernunft aus der Pandemie und denen, die noch kommen werden, aus der Massenmanipulation digitaler Propaganda, aus einer kriegerischen – wenn nicht gar nuklearen – Eskalation in Europa, aus dem Klimakollaps und einer neuerlich drohenden Weltfinanzkrise. Wir haben mehrere Impfstoffe gefunden, und im Lockdown haben wir bewiesen, dass wir durch vernünftiges Handeln das Klima schützen könnten, sofern die Vernunft nicht mit der Seuche wieder schwindet.

VERNUNFT VERSUS LUSTPRINZIP

Suchen wir als vernunftbegabte Menschen noch nach realen Lösungen oder konsumieren wir weiter klag- und freudlos, solange es noch irgendwie geht? Und suchen nach unvernünftigen Ausreden, um ungestört weiter faulenzen zu können? Vor allem mental. Um unbequeme Fakten weiterhin ignorieren, verdrängen und leugnen zu können. Werden wir nach den Gesetzen der Vernunft und des Mitgefühls leben oder nach denen des Lustprinzips und der Egoismen, indem wir Unlustgefühle lückenlos aus unserem »Smart Life« fernzuhalten trachten, um der gedankenlosen Bequemlichkeit und bequemen Gedankenlosigkeit ungestört zu frönen? Um in der Vir-

tual Reality abzuhängen und als eine Community der stets Gleichgesinnten kollektiv Zeit totzuschlagen. Zeit, die uns allmählich ausgeht
und schon bald schmerzlich fehlen wird.

Buzzfeed veröffentlichte eine Analyse, der zufolge sieben der zehn
erfolgreichsten Artikel über Angela Merkel auf Facebook Fake News
seien. Die meisten Interaktionen gab es demnach für die Schlagzeile:
Angela Merkel: Deutsche müssen Gewalt der Ausländer akzeptieren – eine
Schlagzeile, die von einem Videoportal namens Gloria.tv verbreitet
wurde. Tatsächlich hatte die Kanzlerin gesagt, man müsse die hohe
Zahl der Straftaten akzeptieren im Sinne von: Man darf davor nicht
die Augen verschließen. In dem Gloria.tv-Beitrag fehlte dieser Kontext aber.[232]

Die Dokumentation *Im Netz der Lügen* zeigt ein Experiment der
Universität Hohenheim mit dem Ergebnis, dass die Wahrheit –
gemessen an kapitalistischen Wertmaßstäben – stets unterliegt.
Claus Hanischdörfer begleitet in der Dokumentation zwei Kommunikationswissenschaftlerinnen, die sich die Nachrichtenseite *Der
Volksbeobachter* ausdachten und dort leicht als falsch zu erkennende
Lügengeschichten veröffentlichten, zum Beispiel über Gratis-Prosti-
tuierte für Flüchtlinge oder über Flüchtlinge, die Ziegen aus einem
örtlichen Streichelzoo gegrillt hätten. Anschließend bemühten sich
die Kommunikationswissenschaftlerinnen, diese Geschichten mithilfe eines erfundenen Facebook-Profils so weit wie möglich im Netz
zu verbreiten, mit besorgniserregendem Erfolg.

Wählen wir den Weg triebgesteuerter Irrationalität oder folgen
wir einem vernunftgetriebenen Realitätssinn? Hören wir auf den
Selbstvermarkter Donald Trump oder den erfahrenen Epidemiologen Doktor Fauci? Auf Herbert Kickl oder Karl Lauterbach? Auf
Greta Thunberg oder evangelikale Klimawandelleugner? Auf Putin
oder die Klitschko-Brüder? Auf unabhängige Investigativ-Journalis-
ten oder auf Fake News aus Echokammern? Oder gleich auf die Propaganda von Fake-Bots und Deepfakes? Auf die Natur oder virtuelle
Welten? Verteidigen wir die verbliebenen Demokratien oder folgen
wir den Versuchungen des digitalen Überwachungskapitalismus?

DIE RÜCKKEHR DER ZENSUR UND DIE VERFOLGUNG DER WAHRHEIT

Im Luschniki-Stadion in Moskau schreien Tausende nach jahrelanger digitaler und kollektiver Gehirnwäsche wie aus einem Munde und fast so hysterisch verwirrt wie das letzte Mal vor 80 Jahren: »Wir wollen den totalen Fake!«, als Putin sie auf seine »Friedensmission« in der Ukraine einschwört. Sie wollen die Lüge von einem gerechtfertigten Krieg und einem Endsieg einfach glauben.

Denken wir noch selbst oder plappern wir nur nach, was künstliche Intelligenzen für uns nach vorgegebenen Entscheidungsmustern errechnet haben und womit sie unsere Aufmerksamkeit kapern wollen? Oder was ein Diktator – wie zu Stalins Zeiten im frühen 20. Jahrhundert – den Usern und der Presse vorschreibt, sagen zu dürfen oder verschweigen zu müssen – unter Androhung von völlig unverhältnismäßigen und obszönen Strafen in sibirischen Arbeitslagern, wenn man den Krieg auch nur als solchen beim Namen nennt? Inzwischen werden in Russland sogar Bürger verhaftet, die lediglich ein unbeschriebenes Blatt auf einem Platz für wenige Sekunden in die Höhe halten. Ein absurder Vorgang, den chinesische Sicherheitskräfte bei der De-facto-Annexion Hongkongs im Sommer 2020 schon vorgemacht haben. Alles angeblich nur zur Wahrung der nationalen Sicherheit in der Sonderverwaltungszone Hongkong. Wie mächtig sind Tyrannen, wenn sie vor unbeschriebenen Papierblättern Angst haben?

Auf Dauer steht die Lüge auf papierdünnen und DIN-A4-kurzen Beinen, lehrt uns zum Glück die Kulturgeschichte. Hier macht sie uns tatsächlich Mut. Selbst die Kirchengeschichte – und das will was heißen. Man konnte zwar Galileo Galilei (1564–1642) noch erfolgreich verbieten, die Wahrheit zu verkünden, dass wir um die Sonne kreisen und der Mensch auf Erden sich nicht im Zentrum von Gottes Schöpfung befindet. Doch schon ein, zwei Generationen später wussten das selbst alle Katholiken auf diesem Planeten.

All diese Falschinformationen oder auch nur Fehlinformationen sind der Nährboden für neue Verschwörungsmythen – ganz gleich welchen Ursprungs. Manchmal ist eine Behauptung völlig falsch und erfunden, häufiger stimmt aber beispielsweise nur die Gewichtung nicht. Oder es wird so sehr über- oder untertrieben, dass es sich im Ergebnis um Fehlinformationen handelt, die zu falschen Schlüssen verleiten. Mehrere Fehlschlüsse zu einem kohärenten Erklärungsmodell zusammengefügt, ergeben dann eine zusammenhängende Verschwörungstheorie. Durchaus in sich logisch, jedoch auf falschen Grundannahmen fußend. Eine schlüssige Binnenlogik, die dennoch im Ergebnis falsch bleibt. Das kennen wir aus der Mathematik: Mag alles noch so schön gerechnet sein, stimmen die Grundannahmen oder nur die Vorzeichen nicht, ist die Rechnung im Ergebnis dennoch falsch.

DIE IATROGENE NEUROSE

Das musste ich auch in meiner Praxis feststellen, als ich mit Patienten über ihre irrationalen Ängste bezüglich der Impfungen gegen COVID-19 gesprochen habe. Manche fußten auf Fehlinformationen aus dem Netz, andere waren kaum in Worte zu fassen. Mal suchen sich neurotische Ängste im Netz eine pseudo-rationale Erklärung für ihre Existenzberechtigung, mal versucht man der Auseinandersetzung aus dem Weg zu gehen, sie zu verdrängen oder zu leugnen. Dann sucht man nach Zerstreuung, bagatellisiert oder zieht die Dinge ins Lächerliche. Diese neurotischen Ängste sind dann wie andere Phobien oder Angstneurosen auch zu behandeln.

Die sogenannten »iatrogenen psychischen Störungen« (griech. iatros: der Arzt) kann man als neurotische Angstreaktionen verstehen, die durch die Äußerungen und die allgemeine Einstellung eines Arztes – oder auch des Gesundheitsministeriums, des Robert-Koch-Instituts oder des Gesundheitssystems insgesamt – hervorgerufen werden. Der Begriff umfasst dann auch Empfehlungen von Ärzten oder Anweisungen vom Gesundheitswesen ganz allgemein.[233]

Auch der weltbekannte Fußballnationalspieler Joshua Kimmich gab nach seiner COVID-Erkrankung gegenüber dem ZDF offen zu, dass sein monatelanges Zögern, sich impfen zu lassen, von irrationalen Ängsten angetrieben war und nicht – wie zunächst behauptet – von einer noch zu »dünnen Studienlage zu den Langzeitwirkungen« der neuartigen mRNA-Impfstoffe.[234] Irrationale Ängste lassen sich eben um ein Vielfaches schwerer zugeben als wissenschaftlicher Zweifel beispielsweise. Wir würden hier vom Abwehrmechanismus der Intellektualisierung sprechen, mit dem die irrationalen Ängste abgewehrt werden sollen. Um so löblicher, dass Joshua Kimmich diesen mutigen Schritt gegangen ist. Er wird vermutlich mit seiner späten Ehrlichkeit Leben gerettet haben.

VON ECHTEN VERSCHWÖRUNGEN UND BLOSSEN VERSCHWÖRUNGSTHEORIEN

Doch Verschwörungserzählungen sind kein neues Phänomen, legt der Literatur- und Kulturwissenschaftler Michael Butter in seinem 2018 erschienenen Buch *Nichts ist, wie es scheint* dar. Er leitet ein europäisches Forschungsprojekt zu Verschwörungstheorien. Der Tübinger Professor stellt dar, wie sehr Verschwörungstheorien – nach einer Periode in der Antike – erst wieder mit der Erfindung des Buchdrucks durch Johannes Gutenberg (um 1400–1468) ausreichende Verbreitung finden konnten. Denn eine systematische Verschwörungstheorie habe erst mit der Verbreitung gedruckter Flugblätter entstehen können.[235] Zuvor sei nur die Identifizierung und Stigmatisierung – oder auch Liquidierung – von einzelnen Verschwörern möglich gewesen.

Im 16. Jahrhundert lag das Epizentrum weltverändernder Technologien und Erfindungen in Mainz am Rhein, im 21. Jahrhundert liegt es in Kalifornien in der Bay Area rund um San Francisco. Die Weltgeschichte der Verschwörungstheorien begann also in Deutschland. In den darauffolgenden Jahrzehnten und Jahrhunderten eroberten

Verschwörungstheorien dann in Windeseile alle Kontinente. Denn erst eine – wenn auch limitierte – lesende Öffentlichkeit ermöglichte den Austausch über Theorien, ganz gleich welcher Art. So glaubten Ende des 16. Jahrhunderts – genauso wie heute – immer mehr Menschen aus unterschiedlichen Regionen Europas an undurchsichtige Machtstrukturen, an übermächtige Personen mit bösen Absichten, die die Fäden im Hintergrund zögen. Zu Zeiten der Reformation wurde der Papst zum Antichristen in Personalunion. Er wäre der Kopf einer weltweiten Verschwörung, oder der Teufel wäre in Wahrheit am Werk und wirke durch groß angelegte Hexenkomplotte. Der Kolonialismus trug das seine zur weiteren Verbreitung dieser Theorien bei. Im Mittelalter habe – entgegen häufiger Vermutungen – keine ausreichende Kommunikationsstruktur geherrscht, um systematische Verschwörungstheorien entwickeln und verbreiten zu können, so Michael Butter.[236]

Erst die Auseinandersetzung mit dem Holocaust habe bewirkt, dass die ungeheure Macht von Verschwörungstheorien auch wissenschaftlich untersucht wurde. Durch Theodor Adorno und Karl Popper und ihre philosophischen und sozialwissenschaftlichen Schulen wurde allmählich eine öffentliche Auseinandersetzung angestoßen. Butter stellt dar, wie sehr Verschwörungstheorien von George Washington im 18. Jahrhundert (die katholischen Mächte Europas hätten sich gegen die USA verschworen) bis Dwight Eisenhauer in den 6oer-Jahren des letzten Jahrhunderts und einer ausufernden Kommunistenhatz (selbst Charlie Chaplin wurde unterstellt, ein kommunistischer Verschwörer zu sein) fester und akzeptierter Bestandteil so gut wie aller Präsidenten der USA waren.[237]

Butter sieht heutzutage ein erneutes Aufblühen von Verschwörungstheorien. Das Internet habe hierbei eine vielgestaltige Wirkung und sei gleichermaßen Verstärker und Generator von Verschwörungstheorien. Populisten auf allen Kontinenten gelinge es im neuen Jahrtausend in erschreckender Weise, sich selbst als Sprecher besorgter Bürger im politischen Feld zu etablieren.[238] Erst durch Verschwörungsgerüchte und später durch systematisierte Verschwörungstheorien. Verschwörungstheorien als Wahlkampfstrategie, das habe es jedoch seit der Kommunistenhatz in den USA der Nachkriegszeit in der westlichen Welt nicht mehr gegeben, so Butter.

Bei der Lektüre seines Buches wird einem einerseits bewusst, dass es sich bei der Verbreitung von Verschwörungstheorien um uralte Muster handelt, andererseits aber auch, dass es heute – nach einer Besserung in der zweiten Hälfte des 20. Jahrhunderts – über das Hochkochen in Echokammern und Filterblasen und mehr Informationsmöglichkeiten im Netz, die beliebig kombiniert werden können, zu einer Renaissance kommt. Das Internet ermögliche den Austausch mit Gleichgesinnten, ganz gleich welcher Couleur. Mal nur als Frage in den Cyberspace gestellt. Mal als großes System, das gleich eine Vielzahl von einzelnen Unterstellungen, Mutmaßungen und spekulativen Kausalzusammenhängen in einer in sich geschlossenen Verschwörungstheorie zusammenfasse.

Wir treiben die so ausgemachten Sündenböcke nicht mehr mit Stöcken durchs Dorf oder teeren und federn sie. Heute ist geteilter Hass der Teer, getweetete Hetze sind die Federn. Das wiederholte Lügenecho sind die Knüppel und Ruten, ein vernichtender Shitstorm und die Hatespeech sind der digitale Scheiterhaufen, und unzählbare Lügen brennen wie die lodernden Flammen schon vor Hunderten von Jahren. Das sind die Waffen der digitalisierten Hatz und des Online-Prangers im 21. Jahrhundert. Ein digitales Joch, unter dem immer mehr leiden und ächzen. Tausende kleiner digitaler Stiche und Hiebe ergeben einen Tsunami an Verleumdungen, manchmal bis zur beruflichen, psychischen und persönlichen Vernichtung. Oder die Traumatisierten wählen schließlich sogar die Selbstvernichtung durch einen Suizid.

WIE VERSCHWÖRUNGSPANIK UND GAMIFICATION ZUSAMMENHÄNGEN

Michael Butter warnt in seinem Buch allerdings auch vor einer Verschwörungspanik. Das wäre ein weiterer neurotischer Aspekt: wenn die Angst vor Untergangsprophetinnen und Verschwörungstheoretikern größer wird als die vor Gefahren, Problemen oder echten Verschwörungen, die einer realistischen und tatkräftigen Lösung bedürfen. Auch die Angst vor der Angst kann lähmen und ist bei meinen Patientinnen und Patienten nicht selten größer als die Angst vor echten Gefahren. Beispielsweise die Angst vor radikalen Rechten oder Linken und ihren Taten, die im Internet mit Grauen verfolgt werden, ohne eine konkrete Bedrohung im Alltag tatsächlich schon erlebt zu haben.

Ängste – vielfach geteilt – haben im Ergebnis immer schon zu mehr Ängsten geführt. Die Annahme war: Wer vom Teufel spreche, der rede ihn auch herbei. Im Umkehrschluss könnte man sagen: Wem Verschwörungstheorien Angst machen, der ist schon verstrickt und wird sich angstgetrieben weiter informieren wollen.

Und auch hier hat die Gamification[239] längst Einzug gehalten. Alles wird zum »Game«. Alles ist ein großes aufregendes Spiel. Die User werden »Gamer« und glauben in der Folge – scheinbar spielerisch –, die abwegigsten Zusammenhänge eigenständig herausgefunden zu haben. Die besorgte Nutzerin und der angstgetriebene User werden durch Algorithmen von einem skandalträchtigen Gerücht zum nächsten geleitet, wobei es wie eine virtuelle Schnitzeljagd oder Recherche erlebt werden soll, als habe der Angstgeplagte die Zusammenhänge und Missstände eigenständig aufgedeckt. Denn Angst löste immer schon ein Bedürfnis nach Kontrolle durch Informationsgewinnung bei uns Menschen aus. Und wenn wir meinen, Zusammenhänge selbst herausgefunden zu haben, sind wir noch unumstößlicher von ihnen überzeugt.

DIE GEFAHR DER ANGSTLOSIGKEIT

Der Homo sapiens konnte Zusammenhänge herausfinden und daraufhin entsprechende Vorkehrungen treffen. Und das musste er auch. Sonst hätte er nicht überlebt. Ohne Ängste hätten wir wohl in den Tag hineingelebt, bis ein Säbelzahntiger eines Tages tatsächlich vor der Höhle gestanden wäre. Zu spät, um eine Falle zu bauen. Angstlosigkeit war und ist lebensgefährlich. Und die wenigen Menschen, die unter Angstlosigkeit litten, wurden in allen Jahrhunderten nicht alt. Anstatt zum Beispiel von Alexander dem Großen zu sprechen, träfe es Alexander der Angstfreie wohl besser. Er starb mit 33 Jahren in Babylon an den Spätfolgen seiner Angstlosigkeit.

Die realen Bedrohungen sind in den letzten Jahrzehnten in der westlichen Welt stetig gesunken[240], doch die Angst vor der Angst scheint sich zu vervielfachen. In den Schwellenländern erleben die Menschen im Gegensatz mehr reale Bedrohungen, leiden aber meinem Eindruck nach weniger unter der Angst vor der Angst. So war denn auch die Impfbereitschaft in Brasilien oder Indien um einiges höher als in Deutschland. Obwohl wir in Deutschland früher mehr Impfstoff zur Verfügung hatten, wurden wir bezüglich der Impfquoten überholt. Ähnliches kann ich nicht selten beim Vergleichen wohlhabender und mittelloser Patienten feststellen.

In der Ukraine schien es über Nacht keine Angst vor der Angst mehr gegeben zu haben, sondern nur noch Angst vor Putins Truppen. Letztere war plötzlich mehr als real und keineswegs neurotisch. Die Putinversteher erklärten diese nur über Jahre hinweg in diversen Talkshows zu neurotischen Ängsten. Leider behielten sie nicht recht.

VON A WIE ANGST BIS Z WIE ZUFALL

Der Soziologe Andreas Reckwitz schreibt über die Entstehung von Verschwörungstheorien als Folge eines wachsenden Ohnmachts- und Unverfügbarkeitsgefühls. Als unverfügbar seien generell sämtliche Ereignisse zu bezeichnen, die sich der subjektiven Kontrolle entzögen. Trotz vielfältiger Versuche der Kontrolle und Planung ließen sich letztlich aber auch in der Spätmoderne »negative Unverfügbarkeiten«[²⁴¹] nicht vollständig aus dem Weg räumen. Es wird immer (neue) Krankheiten geben, die sich (erst mal) nicht heilen lassen werden, oder belastende Familienverhältnisse, die man sich noch nie aussuchen konnte. Vor unvorhersehbaren Schicksalsschlägen sind wir sowieso nicht gefeit. Auch Marktzufälle lassen sich nicht steuern. Ebenso wie Erdbeben oder Extremwetterereignisse, die – gemäß der überwältigenden Mehrheit der Wissenschaftler – in den kommenden Jahrzehnten massiv zunehmen werden. Ebenso sind Frieden und Freiheit weder ein selbstverständliches noch ein dauerhaftes Gut.

Erklärungsversuche für unkontrollierbare und unvorhersehbare Katastrophen und Wetterkapriolen haben über die Jahrtausende schon unzählige Mythen hervorgebracht: von A wie Apokalypse mit ihren vier Höllenreitern über O wie Odysseus mit seinen Erklärungsversuchen bezüglich diverser (Natur-)Katastrophen auf seiner jahrelangen Irrfahrt bis Z wie Zeus mit seinen strafenden Blitzen. Aber Z wie Zufall – damit wollte man sich nicht abfinden.

Nehmen Naturkatastrophen zu, dürften sich auch abwegige Erklärungsversuche mehren – durch das Internet anonymer, breiter, schneller und leichter verbreitet als je zuvor. Auch die zunehmende Anzahl von anonymen Hackerangriffen eignet sich natürlich für die abwegigsten Erklärungsversuche. Wie die Anonymität im Netz ganz generell einer globalen Paranoia Vorschub leistet. Anonyme Behauptungen, die breites oder gar weltweites Gehör finden, sind somit ebenfalls ein sehr junges Phänomen. Doch die Wirkung ist wohl kaum zu überschätzen.

Andreas Reckwitz weist darauf hin, dass die moderne Kultur zudem weniger Trost und Erklärungen bereithalte als frühere Kulturen. Denn in den weitgehend säkularen Kulturen der Gegenwart bleibe uns häufig nicht viel anderes übrig, als mehr oder minder verzweifelt das Scheitern unserer Lebensplanung festzustellen. Und dann schlagen wir nicht selten den Weg der Projektion ein, indem ein mutmaßlich Verantwortlicher für die eigene Misere ausgemacht wird. Im Extrem wehrt man durch entsprechende Projektionen jedwede Eigenverantwortung ab und macht irgendwelche Eliten (ausschließlich) für das persönliche Missgeschick verantwortlich.

Hierin sehe ich einen weiteren Grund und Nährboden für Verschwörungstheorien: ein wachsendes Misstrauen gegenüber den Eliten ganz generell und länderübergreifend. Mal abstrakt auf die Elite – oder auf einen »Deep State« in den USA – oder gar auf Einzelpersonen wie Bill Gates oder Angela Merkel projiziert. Im Netz zirkulieren unzählige Bilder von der ehemaligen deutschen Kanzlerin mit Hitlerbärtchen. Sie nahm es gelassen, wie nahezu alles in den 16 Jahren ihrer Amtszeit, und brachte es fast nie zur Anzeige. Das war zwar sehr souverän im Umgang mit der Hetze, half aber nicht den Strafverfolgern von Hass im Netz. Ein Dilemma, in dem sich viele Politiker befinden.

Insgesamt wird die aufgestaute Wut durch das Gefühl verstärkt, dass ein selbstbestimmtes und erfolgreiches Leben immer unerreichbarer zu werden scheint. Es wird zum Leben der anderen, zum verhassten Leben der Eliten, auf die Wut, Neid und Frustrationen projiziert werden. Denn Hass ist leichter zu ertragen als Selbsthass, und der Selbsthass soll unbewusst bleiben und möglichst nicht gespürt werden. Der Selbsthass bleibt umso unbewusster, je ausschließlicher man seine Aufmerksamkeit auf seinen Hass – also auf andere – richtet. Dann bleibt es nicht bei Drohungen, sondern der aufgestaute Hass wird offen ausagiert. So ist man abgelenkt und beschäftigt – nicht selten völlig monothematisch.

ZUMUTUNGEN DER WIRKLICHKEIT UND DIE TRAGIK DES LEBENS

Und auch hier gilt: Je größer die anfängliche Selbst-täuschung, man hätte alles fest im Griff und könne sein Leben wie am Reißbrett auf der Überholspur planen, umso erschütternder ist die Ent-täuschung (und die häufig folgende Depression), wenn das Leben einen mit seinen Zufällen und Schicksalsschlägen in die Grenzen weist. Das Leben hält – zumindest für die meisten von uns – leider eine Vielzahl tragischer Zufälle bereit, sei es auch nur die unausweichliche Tragik des Todes.

Ich habe einige Semester in Brazzaville im Kongo studiert und mich dort mit dem jungen Kongolesen Gabin angefreundet. Eines Abends verabschiedeten wir uns auf der Straße. Gabin schlenderte mit seinen Flip-Flops den Feldweg hinunter, bis er auf eine schwarze Mamba trat und zwanzig Minuten später in meinen Armen verstarb.

Die Beerdigungszeremonien dauerten mehrere Tage, und am Ende schienen alle davon überzeugt, dass Gabins Onkel sich von einem Hexer in die Mamba hätte verzaubern lassen, denn er habe seinen Neffen schon immer lieber tot als lebendig sehen wollen. Dann wurde noch ein Huhn geköpft. Es taumelte, bis es mehr oder weniger in Richtung des Hauses des Onkels umfiel und liegen blieb. Dadurch schien der Schuldige zweifelsfrei ausgemacht worden zu sein, und Rachepläne wurden geschmiedet.

Die Tatsache war zu schwer zu ertragen, dass Gabin noch leben könnte, hätten sie ihm nur genug Geld für ein paar ordentliche Schuhe gegeben. Oder hätte der Feldweg eine funktionierende Straßenlaterne gehabt. Tragische Zufälle, die auch für mich kaum zu ertragen waren. Ich machte mir Vorwürfe, dass nicht wenigstens ich ihm das nötige Geld gegeben hatte. Damals nahm ich mir vor, die Welt und das Leben nehmen zu lernen, wie sie sind. Zuvor hätte ich als ehemaliger Messdiener vermutlich noch gerätselt, ob nicht doch die göttliche Vorsehung dahinterstecken könne und Gabin aus mir unerfindlichen Gründen zu sich gerufen habe. Ein Gedanke, den ich seither nicht mehr denken konnte.

Ich hatte neue Gedanken: Ungeschminkter Realismus ohne abmildernde Vermutungen, Spekulationen oder Erklärungsversuche von Zufällen war fortan meine Divise. »Die nackte Wahrheit als heilsame Begegnung«, nannte ich das dann mit dem Pathos der Jugend.

Ein Weg, der natürlich nie enden kann, denn realistischer geht immer. Ein Weg, der manchmal auch sehr schmerzlich sein kann. Doch die rückhaltlose Annahme der Wirklichkeit – auch der grausamen Wirklichkeit – macht frei. So meine Erfahrung. Mich macht es auch gelassener, alles in meinem Leben zulassen zu können, was ist und was immer da noch kommen möge, hier auf diesem Planeten Erde. Das gelingt mir selbstverständlich auch nicht immer. Aber immer öfter seit jener Peak Experience vor dreißig Jahren. Ein Gipfelerlebnis am Rande eines Feldwegs, denn es hat mein Leben unweigerlich verändert. Mehr Gelassenheit war die Folge. Falsche Verschwörungstheorien stressen hingegen, da nichts passieren darf, was ihnen widerspricht. Und da sie ja nicht stimmen, passiert das ständig. Das sorgt für dauernde Verspanntheit.

REFRAMING ALS UMDEUTEN DER WIRKLICHKEIT

Auch krampfhaftes Reframing (engl. frame: Rahmen) ist nicht selten lediglich Wunschdenken und eine entsprechende Umdeutung der Wirklichkeit. Sozusagen rahmen wir ein Bild neu und erklären es kurzerhand zu einem neuen Kunstwerk. Man redet sich beispielsweise ein, eine Beziehung wäre nicht gut geblieben, wenn die große Liebe nicht gegangen wäre – nur, um unter dem Verlust weniger zu leiden. Natürlich hätte mir auch ein Reframing geholfen, wenn ich nach wie vor davon überzeugt gewesen wäre, Engel hätten meinen Freund an jenem Abend zum himmlischen Festmahl geholt und selbst die Mamba wäre – wie alles andere in Gottes Schöpfung – Teil eines allwissenden göttlichen Planes gewesen. Ein Reframing, das den schmerzlichen Verlust und die Tragik des Lebens – mit extrem giftigen Schlangen am Wegesrand – abmildert. Wir wollen eben alle nicht zufällig sterben. Denn dieser Gedanke ist ohne Reframing kaum zu ertragen.

Einige Wochen später sah ich eine französische Krankenschwester, die Mangos pflückte und nicht merkte, dass sie auf einer riesigen Gabunviper und nicht auf einer Wurzel stand. Das Gift dieser afrikanischen Puffotter ist ebenfalls so lebensgefährlich wie das der Mambas, doch sie ist für ihre Bissfaulheit bekannt, insbesondere während ihrer Verdauungsphasen. War das einfach nur Glück, oder hatte Gabins Onkel dazugelernt? Die Krankenschwester rannte jedenfalls quicklebendig und laut schreiend davon. Das sah ich als Bestätigung meiner neuen Erkenntnisse und tippte auf Ersteres.

Eine Episode des Epos von Reineke Fuchs spielt in einem Weinberg. Reineke sieht herrlich saftige Trauben in der Abendsonne glänzen, doch er ist zu klein, um an die Köstlichkeiten zu gelangen, egal, wie sehr er sich bemüht und herumspringt. Auch der Fuchs im Märchen konnte schon Reframing. Denn er zieht von dannen und knurrt nur lapidar: »Die waren eh nicht reif!«

In diesem Sinne könnte man zweierlei Reframings unterscheiden: das Umdeuten der Realität in eine Illusion oder das Umdeuten einer verzerrten Wahrnehmung in eine angemessene und realistischere. Ersteres verstärkt neurotische Fehlinterpretationen, letzteres bewirkt eine realistischere und lösungsorientierte Weltsicht und Selbsteinschätzung.

So gesehen, könnte man in einem lebenserprobten Realismus den Kern aller Heilungsprozesse raus aus den Neurosen sehen. Haben wir eine neurotische oder eine realistische Selbst- und Weltsicht? Denn es gibt Reframing in beide Richtungen: einerseits die neurotische Umdeutung der Realität in eine Illusion, andererseits ein realistisches Reframing als mutiges Zulassen der Realität und Ablassen von alten Illusionen. Wir sollten also mehr Wirklichkeit wagen.

VERSCHIEDENE FORMEN VON ABERGLAUBE

Der Begriff »Aberglaube« ist seit dem 12. Jahrhundert belegt und bezeichnet laut Duden »einen als irrig angesehenen Glauben an die Wirksamkeit übernatürlicher Kräfte in bestimmten Menschen und Dingen«. Oder Mambas und anderen Tieren, würde ich noch ergänzen.

Entfernen sich die Interpretationen der Wirklichkeit immer mehr voneinander, bekommen wir in der Folge immer unterschiedlichere Vorstellungen von der Realität und protestieren irgendwann gegen unterschiedliche Realitäten. Wer der absurden Verschwörungstheorie folgt, Bill Gates strebe die Weltherrschaft an und habe das Virus schon vor Jahren erfunden, um uns über Impfungen Mikrochips implantieren zu lassen (und uns dadurch quasi fernsteuern zu können – eine absurde Theorie, die maßgeblich auch ein Andrew Wakefield im Netz und auf Veranstaltungen propagierte), der geht ins Wohnzimmer und malt auf sein Protestplakat: »Gates noch!!! Stoppt die Impfdiktatur!!!« Ein Ausrufezeichen reicht heute zumeist nicht mehr. Und langsam wird er vom Querdenker zum Verquerdenker, mit dem kein rationaler Austausch mehr möglich ist, weil wir nicht die gleiche Realität oder einigermaßen überlappende Vorstellung von der Welt teilen, in der wir gemeinsam leben.

In Michigan hat eine wütende Frau auf ihr Schild gepinselt: »JESUS IS MY VACCINE!« Also: »JESUS IST MEIN IMPFSTOFF!« Auch ein weitverbreiteter Aberglaube, der schon zu Zeiten der Pest widerlegt wurde, als auch die Frömmsten dahingerafft wurden. Und dieser Aberglaube existiert ebenso unter Evangelikalen in den USA wie unter den weitverbreiteten Freikirchen in Süddeutschland und in der Alpenregion.[242]

Oder wir twittern wie der rechte Demagoge Steve Bannon: Der Epidemiologe Anthony Fauci müsse geköpft und sein Kopf auf die Spitzen des Zaunes vor dem Weißen Haus aufgespießt werden. Danach flog Bannon bei Twitter raus und wechselte – wie viele Trumpisten nach der verlorenen US-Wahl – zu Parler. Und als Amazon Parler nicht mehr ihre Server nutzen ließ, eben zu Telegram und anderen noch (rechts-)extremeren Foren und Messenger-Diensten. Signal bildet die löbliche Ausnahme und hatte erfreulicherweise auch große Zuwächse.²⁴³

Was hat der amerikanische Chef-Virologe Fauci 2020 nicht alles durchstehen müssen? Und behielt dabei fast übermenschliche Contenance. Bei Parler oder Telegram darf man trotzdem noch ungehindert zuschlagen, zu Hexenverbrennungen oder Morden an Eliten oder Virologen aufrufen und haltlose Verleumdungen millionenfach teilen.

Und es entstehen Schneeballsysteme. Eine kleine Lüge – tausendfach geglaubt und millionenfach geteilt – wächst immer weiter zu einer gewaltigen Daten-Lawine und zu einem Lügen-Tsunami an. Eine rasend schnelle Potenzierung, die schon durch ihre schiere Größe zu beeindrucken und einzuschüchtern weiß.

So riefen beispielsweise ein paar Volksverhetzer aus Myanmar mit über 400 000 Followern auf Facebook zu Pogromen gegen die Volksgruppe der Rohingya auf.²⁴⁴ Ein paar erlogene Diffamierungen, unterstellte Verschwörungen und aufgebauschte Vorkommnisse wuchsen sich zu einem Genozid aus, der erst mit der vollständigen Vertreibung der muslimischen Minderheit der Rohingyas aus Myanmar endete. Seither fristen sie ihr Dasein in Lagern in Bangladesh und können sogar froh sein, nicht ermordet worden zu sein.

MEHR HANDYS FÜR MEHR GERECHTIGKEIT AUF DIESER WELT

Der Afroamerikaner George Floyd wurde von dem Polizisten Derek Chauvin umgebracht, weil er mit einem – angeblich gefälschten – Zwanzig-Dollar-Schein bezahlt haben soll. Ich möchte hier auf einen positiven Aspekt des digitalen Zeitalters hinweisen, der große Chancen auf mehr Wahrheit und Gerechtigkeit in sich birgt. Hätten nicht Passanten mit ihren Smartphones die letzten neun Minuten bis zum Erstickungstod von George Floyd aus verschiedenen Perspektiven mitgefilmt, wäre wohl keine gerechte Bestrafung des weißen Polizisten erfolgt. Denn der Bericht von dem Vorfall, der vom Minnesota Police Department veröffentlicht worden war, erwähnte mit keinem Wort ein Knie auf dem Hals des schon in Handschellen gelegten Verdächtigen. Chauvin bekam schließlich eine Haftstrafe von über 22 Jahren! Auch ist die Qualität der Videos mittlerweile so gut, dass auch kleinste Details vergrößert werden können und die leisesten Geräusche noch zu hören sind. Ich freue mich immer, hier auch mal über positive Effekte der neuen Technologien sprechen zu können.

Doch nun kommen wir leider auch schon wieder zu einer schädlichen Nutzung von Smartphones: Im Januar 2021 darf der Mob – wie die Vandalen im alten Rom – das amerikanische Nationalmonument, ein weltweites Symbol für eine der ältesten Demokratien der Welt, erstürmen und verwüsten.

Und was macht der Mob? Er macht Selfies! Selfies mit Konföderierten-Flagge und Abraham-Lincoln-Gemälde im Hintergrund. Ob er wusste, dass das nicht zusammenpasst? Oder er lichtet sich im Ledersessel der Parlamentssprecherin Nancy Pelosi mit Springerstiefeln auf der geschichtsträchtigen Schreibtischplatte ab. Das beweist, man kann es auch mit Gewalt in diesen Sessel schaffen. Klick – und direkt auf Facebook, Instagram und Co. stellen. Das gibt bestimmt viele Likes – und eine zügige Strafverfolgung für die Täter 4.0, die eine Beweisaufnahme ihrer Verbrechen gleich selbst machen und für alle als Fahndungshilfe zugänglich veröffentlichen. Aus Sicht der Polizei ist das selbstredend ein weiterer positiver Effekt.

Und wenn Selfies nicht ausreichen, stiehlt man noch ein Souvenir wie das Rednerpult der Parlamentssprecherin, um damit in Alt-Right-Kreisen zu protzen, indem man mit dem Diebesgut im Vorgarten posiert und weitere Selfies auf Facebook postet – und so die Arbeit der Ermittler weiterhin erleichtert. Andreas Bernard nennt die User von Accounts sozialer Medien deshalb in seinem gleichnamigen Buch *Komplizen des Erkennungsdienstes*.[245]

DIE ABWEHR DER BEDEUTUNGSLOSIGKEIT

Durch BUMMER-Maschinen angeheizt, wird die Paranoia ausagiert und die eigene Ohnmacht verdrängt. So werden die Frustrationen und Demütigungen eine Weile nicht gespürt. Ein Größenrausch, eine ekstatische Selbstermächtigung der ohnmächtigen, alten, weißen Männer und ein paar weißer Komplizinnen, die spüren, dass sich ihre Zeit dem Ende entgegenneigt. Die alte weiße Mittelklasse sieht – durchaus berechtigt, wie wir schon gesehen haben – ihre Felle davonschwimmen.

Doch genau dieses traumatische Erlebnis für alle, die nach wie vor an die Demokratie glauben, könnte der digitalisierten Welt die Augen dafür geöffnet haben, wohin die Reise führen kann, wenn wir nicht entschieden eingreifen und der Gesetzgeber Facebook, YouTube, Twitter, Telegram und Co. nicht an die Kandare nimmt.

Ende 2021 erreichte mich die Pressemitteilung, dass Facebook erstmals gegen eine Gruppe vorgehe, die dem Unternehmen zufolge koordinierten sozialen Schaden hervorrufe.[246] Facebook habe knapp 150 Accounts und Gruppen auf seinen Plattformen gelöscht, die zur umstrittenen Querdenken-Bewegung im deutschsprachigen Raum gehören sollten. Es ist nach Angaben des Unternehmens weltweit die erste gezielte Aktion, die sich gegen eine Gruppierung gerichtet habe. Nicht betroffen sei allerdings der Chatdienst WhatsApp, der ebenfalls zum Meta-Konzern gehört.

Der Facebook-Sicherheitsmanager Nathaniel Gleicher (nicht Mark Zuckerberg, was nicht zu verstehen ist!) wirft den Querdenkern in einem Statement vor, in koordinierter Weise wiederholt gegen die Richtlinien des Konzerns verstoßen zu haben: Hierzu zählen die Veröffentlichung von gesundheitsbezogenen Falschinformationen, Hassrede und Anstiftung zur Gewalt. Querdenken konzentriere sich in erster Linie darauf, die Verschwörungserzählung zu fördern, dass die COVID-19-Beschränkungen der deutschen Regierung Teil eines größeren Plans seien, der als Vorwand vorangetrieben werde, um die Bürger ihrer Grundrechte und Freiheiten berauben zu können. Ende

Mai hatte bereits die Videoplattform YouTube, die zum Google-Konzern gehört, den Kanal *Querdenken 711* gelöscht, den Facebook nun ebenfalls entfernt hat.

Das sind gute Nachrichten. Zeigen sie doch, dass in den Führungsetagen der Big-Tech-Konzerne allmählich ein Umdenken in Gang zu kommen scheint. Warum Facebook – acht Monate nach Capitolgate – meint, ausgerechnet in Deutschland damit beginnen zu müssen, härter durchzugreifen, erschließt sich mir allerdings nicht.[247] Dennoch stimmen mich diese Nachrichten vorsichtig hoffnungsvoll. Es wäre sehr zu wünschen, dass sie nur der zögerliche Anfang eines globalen Umdenkens und entschlossenen Handelns werden könnten.

ZUSAMMENFASSEND LÄSST SICH SAGEN

Suchen wir als vernunftbegabte Menschen noch nach realen Lösungen oder suchen wir nach unvernünftigen Ausreden, um unbequeme Fakten ignorieren und verdrängen zu können? Werden wir Unlustgefühle lückenlos aus unserem »Smart Life« verbannen, um der gedankenlosen Bequemlichkeit und bequemen Gedankenlosigkeit zu frönen? Wir sollten Lügen in Wahrheiten reframen und nicht umgekehrt. Ein lebenserprobter Realismus kann heilsam wirken. Mythen, Vermutungen, Aberglaube, die Esoterik ganz allgemein sowie Nationalismus und Ausgrenzung schwächen uns und die Gemeinschaft hingegen und führen im Extrem zu einer paranoid-konspirativen Neurose.

Sicher, die Sehnsucht des Menschen nach dem Irrationalen wird es immer geben. Doch wenn wir schon nicht mehr auf die Wissenschaft hören, sollten wir einen ritualisierten Aberglauben pflegen, der heilt und verbindet. Nicht einen Aberglauben, der immer häufiger einen kollektiven Suizid propagiert, der spaltet und weiter polarisiert. Sonst fehlt bald die Basis für ein gemeinsames Verständnis dessen, was ist und sein sollte. Wir leben sonst im besten Fall – auf unterschiedliche Echokammern verteilt – nebeneinander her. Im schlimmsten Fall bekriegen wir uns auf missionarische, kompromisslose und unerbittliche Weise, was leider unzählige Glaubens- und Religionskriege in der Geschichte der Menschheit veranschaulichen.

WARUM MACHT UNS MAGISCHES DENKEN IMMER NEUROTISCHER?

Weil wir uns immer verzweifelter bemühen, nach einem Grund oder Schuldigen zu suchen, den wir (mono-)kausal für ein subjektives Gefühl der Ohnmacht und des Ausgeliefertseins verantwortlich machen können. In digitalen Zeiten erfährt diese Suche massenhafte Unterstützung, global über das Internet vernetzt und potenziert. Ist der vermeintliche Schuldige oder Verursacher erst einmal ausgemacht, wird die Eigenverantwortung ausgelagert und neurotisches und monothematisches Meckern oder notorisches Nichtstun damit gerechtfertigt.

WAS KÖNNEN WIR DAGEGEN TUN?

Sachverhalte differenzierter betrachten und Widersprüche lernen auszuhalten. Wir sollten uns weiterbilden, auch andere Sichtweisen zulassen, Komplexität nicht simplifizieren und Schlagzeilen mit skandalträchtigen Zuspitzungen misstrauen. Wir sollten lernen, gute Bücher und wissenschaftliche Studien zu lesen und zu interpretieren, und all die nötigen Fähigkeiten hierzu auch in den Lehrplänen der Schulen stärker berücksichtigen. Wir sollten weniger Fakten lernen, hingegen sollten wir mehr vermitteln, wie wir bedächtiger und vernünftiger mit (angeblichen) Fakten umzugehen lernen.

Wir sollten die Wichtigkeit einer Jury von Experten wieder umso mehr sehen und zu schätzen lernen, je weniger wir die Dinge und

Sachverhalte in der Spätmoderne selber überblicken, einschätzen und beurteilen können. Sich das eingestehen zu müssen, ist durchaus auch eine Kränkung. Doch wir alle müssen das. Auch Herbert Kickl müsste das.

Und schließlich sollten wir die Wirklichkeit zu umarmen lernen, so wie sie ist, und sie nicht mit Mythen umzudichten trachten. Wir sollten lernen, die Wirklichkeit ungefiltert zuzulassen, anstatt sie durch fadenscheiniges Reframing umzudeuten. Nur die leidenschaftliche Umarmung des Unvermeidlichen bringt letztlich Gelassenheit und Frieden, ganz im Sinne existentialistischer Philosophien. So gesehen, könnte man in einem lebenserprobten Realismus den Kern aller Heilungsprozesse raus aus den Neurosen sehen. Also sollten wir gemeinsam mehr Realismus wagen und trotzdem nicht die gute Stimmung verlieren. Ich weiß, das ist nicht leicht, und es gab schon leichtere Zeiten als die 20er-Jahre des 21. Jahrhunderts für diese wahrhaft heroische Haltung dem Leben gegenüber. Doch die war noch nie eine leichte.

17 // HILFLOSIGKEIT

ZUKUNFTSÄNGSTE //
DIE FATALISTISCHE NEUROSE

Der Intellektuelle und Schriftsteller Pankaj Mishra wurde 1969 in Indien geboren, lebt am Fuße des Himalaya und in London und schrieb 2017: »Nach mehr als einem Jahrhundert globaler Erwärmung können aus zahlreichen Träumen von individueller und kollektiver Größe unmöglich realistische Projekte werden.«[248] Die Klimaaktivistin und Schülerin Greta Thunberg wurde 2003 in Schweden geboren, lebt in Stockholm und im Zug und schrie zwei Jahre später 2019 dann schon: »Wir Kinder tun normalerweise nicht das, was Erwachsene uns sagen. Wir tun es ihnen nach. Und nachdem ihr auf meine Zukunft scheißt, scheiße ich auch drauf.«[249]

Greta Thunberg ist die ältere von zwei Töchtern der Opernsängerin Malena Ernman und des Schauspielers Svante Thunberg. Vom Klimawandel erfuhr sie zum ersten Mal mit acht Jahren in der Schule; danach begann sie, immer mehr darüber zu lesen. Nach eigenen Aussagen entwickelte sie Depressionen, eine Zwangsneurose, eine Essstörung, und mit zwölf Jahren wurde bei ihr das Asperger-Syndrom diagnostiziert, eine leichte Form von Autismus.

Ihr anschließendes Klima-Engagement half ihr, die Anorexie und die Depressionen zu überwinden. Sie begann zunächst, zur Energieeinsparung die Beleuchtung im Haus auszuschalten. Später entschied sie sich, nicht mehr zu fliegen und sich vegan zu ernähren, und forderte auch von ihrer Familie, ähnlich radikal zu leben, was diese – nach anfänglichem Zögern – auch tat. Ein erstes Gefühl von Selbstwirksamkeit stellte sich ein. Es waren Gretas erste Schritte raus

aus den depressiv machenden Ohnmachtsgefühlen, hinein ins Handeln.

Jetzt fing sie wieder an, mit ihrer Familie zu reden. Dafür setzte sie sich fortan tagelang schweigend mit einem Plakat auf den Stockholmer Boden. In ersten Interviews sagte Greta: »Ich sehe die Welt etwas anders, aus einer anderen Perspektive. Ich habe ein Spezialinteresse. Es ist sehr verbreitet, dass Menschen im Autismus-Spektrum ein Spezialinteresse haben.« Gegenüber dem ZDF ergänzte sie: »Und ich mag es nicht, wenn Menschen das eine sagen und das andere machen.« Nein, da sagte Greta lieber jahrelang gar nichts – außer, wenn sie etwas als wirklich wichtig erachtete, von ihr gesagt zu werden. »Selektiver Mutismus« nennt man das dann diagnostisch.

GRETAS SUPERPOWER

Gemeinsam mit ihrem Vater und ihrer jüngeren Schwester wirkte sie am 2018 erschienenen Buch *Szenen aus dem Herzen* ihrer Mutter Malena Ernman mit. Darin geht die Mutter auch auf Gretas Leiden und die Sorgen ein, die ihr beide Töchter bereiteten, weil sie ihre Lebensgeister immer mehr zu verlieren drohten. So sehr litt die Mutter, dass sie ihre internationale Karriere als Opernsängerin, die ohne Flüge nicht zu realisieren war, an den Nagel hing, damit es den beiden Töchtern endlich etwas besser gehen möge.

Mit Greta ging es bergauf, sie spürte Kampfgeist (auch eine Form von Lebensgeist) in sich wachsen und beschloss zu handeln. Ihre Waffe sei der Autismus, der sei ihre »Superpower«. Das hatte Greta nun verstanden. Da sie Klimaaktivismus und Schulbesuch nicht mehr vereinbaren konnte, unterbrach sie ihre Schullaufbahn, die sie 2020 wieder aufnahm, vermutlich auch durch die Pandemie bedingt, die die Fridays-for-Future-Bewegung mit ihren Schülerprotesten verunmöglichte.

Greta Thunberg nahm am UN-Klimagipfel im Rahmen der jährlichen Climate Week NYC vom 23. bis zum 29. September 2019 in

New York City teil und an der Generalversammlung der Vereinten Nationen. Am 14. August 2019 legte das Boot mit Skipper Boris Herrmann – derselbe Boris Herrmann, der ein Jahr später fast die Vendée Globe gewonnen hätte, wenn ihn kein Fischerboot gerammt hätte – für eine emissionsfreie Fahrt in die neue Welt ab. In manchen Medien wurde gehetzt, Thunbergs Atlantiküberquerung mit der Segelyacht des Malizia-Teams verursache mehr Treibhausgasausstoß, als wenn die Aktivistin und ihr Vater zur Versammlung geflogen wären. Die *taz* berief sich dabei auf die Angaben von Andreas Kling, dem Sprecher des Segelteams der Malizia, dass etwa fünf Mitarbeiter die Yacht nach Europa rücküberführen müssten, wofür sie in die USA geflogen seien. Andreas Kling entgegnete, diese Rechnung sei ihm bekannt, es gehe aber nicht darum, mit der Aktion allein das Klima zu retten, sondern man wolle Aufmerksamkeit für die Ziele erregen.

Auch wenn dieser Konflikt zeigt, dass es keinen lupenreinen Idealismus auf dieser Welt gibt, dass man zu wirksamem Handeln häufig auch Mittel einsetzen muss, die kurzfristig die Belastungen noch erhöhen, braucht es dennoch junge Menschen, die noch nichts von Realpolitik und ihren zu akzeptierenden Widersprüchen hören wollen.

Nein, Gretas Autismus, ihre Spezialbegabung, ihre »Superpower« schützt sie davor, glänzen und gefallen zu wollen. In einer Zeit, in der Gefallenwollen eine weitere Pandemie geworden zu sein scheint. Als sie am 28. August 2019 in New York im Hafen eintraf und von zahlreichen Sympathisanten begrüßt wurde, bereitete ihr das, wie immer in solchen Situationen, eher Unbehagen, als dass es ihrem Ego hätte schmeicheln können.

Das kann man im Dokumentarfilm von Nathan Grossmann deutlich sehen.[250] Der Filmemacher begleitete Greta filmisch seit den ersten Streiks ganz leise im Hintergrund, ohne Kommentar, ohne einzugreifen. Bei der Atlantiküberquerung sieht man die kleine Greta auf hoher See – mit geräuschreduzierenden Kopfhörern gegen die peitschenden Wellen und mit Ortungssender, falls sie über Bord gehen sollte –, wie sie weinend und schluchzend in ihr Smartphone diktiert, da sie fast durchgängig zu seekrank ist, um zu schreiben, dass sie nichts mehr als ihre Hunde und ihre kleine geordnete Welt in Schweden vermisse. Nein, sie sollte das nicht tun müssen. Ein Kind sollte nicht meinen, die Welt retten zu müssen, und irgendwo auf dem Atlantik um das eigene Leben fürchten.

Dann geht Greta zur UN, fordert die rund 60 anwesenden Staats- und Regierungschefs zu mehr Einsatz beim Schutz des Klimas auf und wirft ihnen vor, ihre Generation (die Post-Millenials) im Stich zu lassen. Menschen würden leiden und sterben. Die Welt stehe am Anfang eines Massenaussterbens, und die einzigen Themen, worüber Politiker redeten, seien Geld und die Märchen von einem für immer anhaltenden wirtschaftlichen Wachstum. Sie hätten ihr mit ihren leeren Worten ihre Träume und ihre Kindheit gestohlen. Dann schreit sie, fast flüsternd:»How dare you?« Gretas»Wie könnt ihr es wagen?« wurde von der Presse weltweit aufgegriffen. Und diese Wut liegt in ihren feurigen Augen, als Donald Trump auf den Gängen an ihr vorbeiläuft. Der sagt später nur:»She is no fun!«

UMWELTMEDIZIN – WIE DIE KLIMAKRISE UNSERE GESUNDHEIT BEDROHT

Wenn man liest, wie die Klimakrise zunehmend unsere körperliche und psychische Gesundheit bedroht, ist das eben auch alles andere als ein Spaß. Die Umweltmedizin ist ein junges Fach. Die Professorin Claudia Traidl-Hoffmann forscht am Lehrstuhl für Umweltmedizin der Technischen Universität München und am Helmholtz Zentrum München zu den Symptomen, den Ursachen und neuen Behandlungswegen. Sie hat mit der Wissenschaftsjournalistin Katja Trippel erstmals in deutscher Sprache mit ihrem Buch *Überhitzt* den Wissensstand und die Folgen des Klimawandels für unsere Gesundheit systematisch dargestellt, und zwar sowohl die körperlichen Gefährdungen als auch die psychischen Belastungen.[251]

Hitzekollaps, Ambrosia-Asthma, Tigermücken und Corona – die Auswirkungen der globalen Klima- und Umweltkrise betreffen immer deutlicher nicht nur unser Wetter und unsere Wälder, sondern ganz unmittelbar unsere Gesundheit – auch unsere psychische. Viele Menschen, die beispielsweise die Flutkatastrophe im Sommer 2021 im besonders schwer betroffenen Örtchen Schuld an der Ahr überlebten, brauchten noch Monate nach dem Jahrhundert-Hochwasser eine psychotherapeutische Behandlung ihrer posttraumatischen Belastungsstörungen. Insbesondere diejenigen, die zwar selbst überlebten, aber Angehörige oder Nachbarn nicht retten konnten. Neue Begriffe entstehen weltweit, die diagnostisch eine neue psychische Belastung beschreiben wollen. Von »Climate Depression« (»Klimatrauer«), »Climate Despair« (»Klimaverzweiflung«) oder »Climate Anger« (»Klimawut«) ist die Rede angesichts einer als ausweglos erscheinenden Lage. Der australische Umweltwissenschaftler und Philosoph Glenn Albrecht spricht von »Solastalgia«, eine Wortschöpfung aus dem griechischen Wort »algos« für »Schmerz« und dem lateinischen Wort »solatium« für »Trost«.[252] Also ein Leiden unter einer allgemeinen Trostlosigkeit. Eine Art Nostalgie, ein schmerzliches Vermissen der Zeiten, in denen noch Trost zu finden war. Wir vermissen eine Welt, die uns genügend Sicherheit bot und selber noch gesund genug war, unsere Gesundheit zu gewährleisten und zu erhalten. Die Gesundheitsgefährdung durch den menschengemachten Klimawandel ist nicht mehr zu leugnen, weder körperlich noch psychisch. Der Begriff »Reef Grief« (»Rifftrauer«) entstand im April 2020, als das Great Barrier Reef in Australien nach den katastrophalen Feuern die dritte Korallen-Massenbleiche in fünf Jahren durchlitt.[253] Ich fürchte, es wird in den nächsten Jahren noch viele neue Begriffe für diese neue Trauer des 21. Jahrhunderts geben.

PESSIMISMUS IST AUCH KEINE LÖSUNG

Der Philosoph Richard David Precht befürchtet, dass der Klimawandel, kaum gebremst durch die Industrieländer, schon bald viele Gegenden der Welt unbewohnbar machen könnte. Auch hat er wenig Hoffnung, dass es gelingen wird, rechtzeitig umzudenken und für viele Milliarden Menschen auf unserem Planeten gute Lebensumstände zu schaffen, ohne gleichzeitig die Natur – einschließlich unserer Atmosphäre – zu zerstören.

Er sei Realist, jedoch kein Pessimist oder gar Fatalist und wolle zu aktivem Handeln aufrufen: »Der Nährboden für den Pessimismus ist gut und reichhaltig gedüngt. Doch wenn alle Pessimisten sind, darf man sicher sein, dass tatsächlich am Ende die Dystopie steht, weil niemand sich auch nur bemüht, den Lauf der Welt zum Besseren zu wenden. Während der Optimist Mut braucht, kann es sich der Pessimist in seiner Feigheit bequem machen. Er benötigt nur genug von seinesgleichen, um sicher recht zu behalten.«[254] Ein Optimist jedoch, dessen Erwartungen sich nicht erfüllen, hat allemal ein sinnvolleres Leben geführt als ein Pessimist, der sich bestätigt sieht.

Fatalismus zeigt sich häufig in Schwarz-Weiß-Denken, in Über- oder Untertreibungen und Verallgemeinerungen wie diesen: Die sind doch eh alle chancenlos, Versager, schwanzgesteuert, bedauernswerte Gutmenschen, total korrupt, unverbesserlich und engstirnig, verzweifelt oder naiv. Kurz: They are all no fun! Denn dann werden die Missstände derart kaputt und aussichtslos dargestellt, dass ein Handlungsbedarf geleugnet werden kann, da die Zeit zu handeln bereits verstrichen sei. Das Tolle am Aufgeben ist, dass man nichts für die Rettung tun musste, falls sie doch eintreffen sollte. Ein bequemer Logenplatz wie der in der *Muppets Show*, von dem aus die zwei alten Männer mit Glatze, Fliege und Anzug alles bequem und fatalistisch kommentieren, kritisieren und beklagen konnten – insbesondere den Schlagzeuger.

FATALISMUS ALS ABWEHR VON ZUKUNFTSÄNGSTEN

Der amerikanische Psychologe Martin Seligman fand einen neuen Begriff für Fatalismus: »erlernte Hilflosigkeit«. Von 1965 bis 1969 machte Seligman Experimente mit 150 Hunden, die elektrischen Schlägen ausgesetzt wurden. Von diesen Tieren reagierten zwei Drittel mit »erlernter Hilflosigkeit«. So nannte es Seligman, wenn die Hunde aufgaben und auf den Stahlgittern liegen blieben, selbst dann noch, wenn sie unter Strom standen und eine Flucht möglich gewesen wäre. Die Hunde versuchten nicht mehr zu fliehen, nachdem ihre Fluchtversuche zu häufig gescheitert waren. Dann verloren sie die Hoffnung auf eine Lösung und ergaben sich ihrem Schicksal und den Schmerzen. Das versteht man unter fatalistisch, also sich dem »Fatum« oder »Schicksal« zu beugen und insgesamt zu resignieren. Und in der Folge reagieren Hunde mit einer depressiven Lethargie als Folge hoffnungsloser Verzweiflung.

Ein Drittel der Hunde versuchte weiterhin, zu entkommen und dadurch die elektrischen Schläge zu vermeiden. Hier könnte man eine angeborene Resilienz vermuten, eine psychische Widerstandskraft, die es diesem Drittel erlaubte, länger nicht aufzugeben, sich länger gegen ihr Schicksal und die Qualen aufzulehnen und weiterhin nach Lösungswegen zu suchen. Da die »hilflosen Hunde« körperlich in der Lage gewesen wären zu entfliehen, mussten ihre Probleme psychischer Natur sein, schloss Seligman daraus.[255]

Ein Mittelding zwischen diesen beiden Verhaltensweisen wurde nicht beobachtet. Das verwundert nicht, da wir nicht halb aufgeben oder uns halb auflehnen können. Entweder kämpfen wir oder wir haben längst aufgegeben und (innerlich) kapituliert. Dazwischen gibt es nichts.

Ganz oder gar nicht – eine psychische menschliche Grunddisposition, die wir derzeit auf das Eindringlichste in der Ukraine veranschaulicht bekommen. Hier scheinen sich weit mehr als ein Drittel der Bevölkerung heroisch dem scheinbar Unausweichlichen, dem – laut Militärexperten im Vorfeld – Unvermeidlichen entgegenzustellen. Mehr denn je glaube ich somit, dass der Vergleich mit Seligmans Hunden hinkt. Denn wir Menschen haben ein Bewusstsein. Weiß ein Mensch beispielsweise, dass er für fünfzehn Jahre hinter Gitter kommt, wenn er jetzt nicht weiter für seine Freiheit kämpft, kann er über sich hinauswachsen (Progression) und ungeahnte Kräfte entwickeln – insbesondere, wenn es um die Sicherheit der eigenen Kinder und um seine allerwichtigsten Grundüberzeugungen geht.

Aktuell erleben wir, dass es sogar ein ganzes Volk geben kann, das kollektiv – wie die Spartaner oder Athener in der Antike – über sich hinauswächst und fast schon übermenschliche Kräfte entwickelt, von denen ein Diktator genauso wenig weiß wie der meinungslose Untertan. Denn der Mensch ist ein Tier bei vollem Bewusstsein – mit Wissen um die Folgen seiner Handlungen (oder eben nicht), mit der Möglichkeit zur (Selbst-)Reflexion, mit einem Zeitbegriff und einem Zeitempfinden und sogar mit fiktionaler Empathie, wie wir in Kapitel 6 gesehen haben.

Im Rahmen seiner Forschung hat der amerikanische Psychologe diversen Hunden mit Elektroschocks erhebliche Schmerzen zugefügt, um die Auswirkungen aversiver Reize auf die Psyche und das Verhalten zu untersuchen. War es nötig, Hunde zu quälen, nur um die alte Erkenntnis im Experiment zu belegen, dass wir mehrheitlich aufgeben, nach einem Ausweg zu suchen, wenn wir nach mehrmaligen Versuchen keinen finden? Und wenn wir uns mit dieser erlernten Hilflosigkeit abfinden und den Fatalismus wählen, dann entweicht uns noch der letzte Funke an Energie. Depression und Selbstaufgabe sind die Folgen. Denn ohne Perspektive auf eine Lösung können wir nicht gesund leben.

Was ich »informierte Hilflosigkeit« nennen möchte, soll eine erlernte Hilflosigkeit beschreiben in vollem Wissen darum, was die Missstände sind und was die Lösung wäre. Obwohl wir also eigentlich in der Lage dazu wären, die Missstände zu beheben, tun wir dennoch nichts. Egal, ob wir de facto etwas bewirken könnten oder nicht: Entscheidend ist, ob wir – wie Greta in den fünf Jahren ihrer Depression oder wie die Hunde, die nicht mehr durch das offene Tor fliehen – glauben, nichts tun zu können. Bezüglich der psychischen und depressiv machenden Auswirkungen nehmen sich die beiden Varianten nichts.

Und schließlich möchte ich noch eine dritte Variante, die »fehlinformierte Hilflosigkeit«, hinzufügen, die eine Hilflosigkeit aufgrund systematischer Irreführung beschreiben will. In Putins Russland ist diese dritte Hilflosigkeit derzeit leider weitverbreitet. Nicht verwunderlich nach zwei Jahrzehnten Informationskrieg mit verheerenden Auswirkungen auf die weichgespülten Gehirne der russischen Bevölkerung ohne unabhängige Tageszeitung wie die *Nowaya Gaseta*, die letzte ihrer Art, die trotz aller Repressalien sich ständig schließender Türen und Tore und Morden an elf Kolleginnen und Kollegen nicht aufgegeben hat, die Wahrheit zu schreiben.

Doch dann? Dann stand die zierliche Greta auf und ging zum Hafen. Und segelte einfach über den großen Ozean, den Stürmen trotzend, um im Neuen York vor der Tafelrunde der mächtigsten Königinnen und Könige der bekannten Welt in einem riesigen Betongebäude mutig und furchtlos allen ins Gewissen zu reden: How dare you!

Derzeit lässt sich das Umkippen von vielleicht einmal nützlich und sinnvoll erschienenen Warnungen in Richtung eines Totalpessimismus beobachten, die Flucht in den Fatalismus. »In der Gesellschaftsanalyse und der Zeitdiagnostik regiert inzwischen eine apokalyptische Eskalationsrhetorik, die sich beim besten Willen nicht mehr als ein nützlicher Hinweis auf drohendes Unheil interpretieren lässt, sondern nur noch als brutale Entmutigung engagierter Milieus«, schreibt der Tübinger Kommunikationswissenschaftler Bernhard Pörksen.[256] Er geht der Frage nach, wie die Zukunft in diesen Zeiten beschrieben wird. Seine Antwort: düster, deterministisch, dystopisch. Unser Denken werde von Urängsten und einer Untergangsfurcht regiert. Die Botschaft der alten und neuen Unheilspropheten laute in endlosen Variationen: »Es ist aus, Freunde! Ihr seid zu Recht total verzweifelt!«[257]

WAS DIE KLEINE EISZEIT MIT DER GROSSEN HEISSZEIT ZU TUN HAT

Nein, wir sollten keine Lust am Untergang entwickeln. Noch lässt sich vieles zum Besseren wenden. Natürlich sind auch diese sarkastische Untergangslust und das zynische Herbeireden ein Abwehrmechanismus, um weniger unter dem schleichenden Untergang zu leiden. In meiner Ausbildung in systemischer Familientherapie hieß es immer: »Angst vor … heißt Lust auf …!« Angst vor dem Untergang bedeute in Wahrheit also Lust auf die Lösung, das tatkräftige Abwenden, die Auflehnung gegen das scheinbar Unvermeidliche in der Überwindung der Angst. Lust darauf, ein Held zu werden. Lust auf Taten, und keine Lust mehr, tatenlos zuzusehen.

Doch auch wenn wir die Anstrengungen zur Dekarbonisierung der Welt mit jedem Jahr verstärken und die Ziele des Pariser Klimaabkommens einhalten sollten, werden wir vor gewaltigen Herausforderungen stehen. Die Welt hat sich längst erwärmt, in Bayern schon um etwa 1,5 Grad Celsius im Vergleich zur vorindustriellen Zeit. Kommen noch 2 Grad bis 2050 hinzu – was den Pariser Forderungen von 1,5 bis 2 Grad entspräche –, lägen wir in Bayern dennoch bei 3 bis 3,5 Grad über dem vorindustriellen Niveau.

Eine ähnliche Herausforderung war der plötzliche Klimawandel, der als »Kleine Eiszeit« in die Geschichte einging. Denn auch im 16./17. Jahrhundert veränderte sich das Klima in Europa dramatisch, sogar noch um einiges abrupter. Missernten und Hungersnöte waren die Folge, was der Historiker Philipp Blom eindrucksvoll in seinem Buch *Die Welt aus den Angeln* beschreibt. Darin zieht er viele Parallelen zwischen dem Barock und der Spätmoderne.[258] Er legt dar, wie sehr wir – wie unsere Vorfahren – lernen werden müssen, mit unvermeidbaren Umwälzungen zu leben und uns ihnen intelligent anzupassen, anstatt uns zu verweigern, bis sie über uns hereinbrechen. Blom sieht auch unsere Welt aus den Angeln. In beiden Epochen gäbe es erstaunlich viele ähnliche (Untergangs-)Ängste, Verschwörungstheorien, apokalyptische Gefährdungen und Mythen sowie einen Hang, sich der süßen Melancholie und fatalistischen Selbstaufgabe hinzugeben. Bezogen auf Untergangsfantasien und Fatalismus sei auch unsere Zeit »sehr barock«. Nur eben um einiges informierter.

Aber auch das bewirkt die historische Analyse der Kleinen Eiszeit: Es macht Hoffnung zu sehen, dass unsere Vorfahren eine Schwankung von circa 4 Grad – ganz exakt können die Historiker den Kälteeinbruch in der Kleinen Eiszeit nicht mehr bestimmen – überlebt haben.[259] Und es gefällt mir, das Kapitel über die fatalistische Neurose mit einem hoffnungsvollen Gedanken zu beenden.

ZUSAMMENFASSEND LÄSST SICH SAGEN

Im Rahmen seiner Forschungen zum Phänomen der erlernten Hilflosigkeit hat Martin Seligman Hunden mit Elektroschocks erhebliche Schmerzen zugefügt, um zu belegen, dass wir nach mehreren erfolglosen Versuchen mehrheitlich aufgeben, einen Ausweg zu suchen. Wenn wir uns dann mit dieser erlernten Hilflosigkeit abfinden und in eine fatalistische Neurose flüchten, entweicht noch der letzte Rest Energie. Depression und Selbstaufgabe folgen.

Was ich »informierte Hilflosigkeit« nennen möchte, meint eine erlernte Hilflosigkeit in vollem Bewusstsein um die Missstände und ihre Lösungen. Der »fehlinformierten Hilflosigkeit« fehlt dieses Bewusstsein. Greta Thunberg war über fünf Jahre in dieser neuen Form der Depression gefangen, bis sie entschied, zu handeln und vor der UN-Vollversammlung – flüsternd – zu schreien: »How dare you!« Wir sollten also handeln und nicht verzagen, uns dem Klimawandel stellen und nicht wie in der Kleinen Eiszeit nach vermeintlich Schuldigen suchen, um unser Nicht-Handeln und fehlende Anpassung rechtfertigen zu können.

WARUM MACHT UNS INFORMIERTE HILFLOSIGKEIT IMMER NEUROTISCHER?

Weil Wissen auch dazu verpflichtet, es lösungsorientiert einzubringen. Und weil uns ein immer fundierteres Wissen um Missstände und lebensbedrohliche Gefahren – gepaart mit einem sich vertiefenden Gefühl der Ohnmacht – immer neurotischer werden lässt, wenn wir nicht ins Handeln kommen. Eine neurotische Selbstaufgabe ist die Folge. Die aber nicht als solche gespürt werden soll, weswegen wir unser Aufgeben durch die angeblich hoffnungslosen Zustände und ausweglosen Missstände (unbewusst) zu rechtfertigen suchen. Es lässt sich eben leichter aufgeben, wenn sowieso bald alles gegen die Wand fährt und vor die Hunde geht. Die armen Hunde, sie müssen seit Jahrhunderten für so viel herhalten.

WAS KÖNNEN WIR DAGEGEN TUN?

Weniger diskutieren und lamentieren, mehr handeln und akzeptieren, dass ein Tropfen auf den heißen Stein auch ein Tropfen ist. Irgendein Tropfen muss immer an der Spitze eines Löschwasserstrahls als erster aufschlagen. Irgendjemand muss als Erste oder Erster handeln oder etwas neu ausprobieren und eigeninitiativ angehen. Nur so haben wir als Homo sapiens all diese gewaltigen Anpassungsprozesse in Gang gebracht. Bis heute haben wir das als Menschheit geschafft, und wir haben überlebt. Das macht Hoffnung. Das gilt unvermindert und nach wie vor auch für den Homo Digitalis. Wir sollten also mehr wagen und mehr handeln, anstatt zu verzagen und – wohl informiert – über unsere vermeintliche Hilflosigkeit zu klagen.

18 // GEWISSEN

DIE PERFEKTION DER MACHT //
DIE EXOMORALISCHE NEUROSE

Künstliche Intelligenz besteht aus Algorithmen, die mit Daten gespeist werden, von denen sie lernen sollen – sogenanntes »Machine Learning«. Künstliche neuronale Netzwerke brauchen einen guten Input zum Lernen – genau wie das menschliche Nervensystem auch. Die Daten, mit denen die Systeme trainiert werden, bestimmen, was ein Roboter am Ende weiß und kann.

Maschinen brauchen riesige Datenmassen, um irgendwann Muster in der Flut an Daten erkennen zu lernen. Allein eine Katze von einem Hund zu unterscheiden, ist ausreichender Lernstoff für ein ganzes Schuljahr. Dagegen grenzt die Entwicklung unserer Kinder nur während eines Grundschuljahres an ein Wunder. Jedes Jahr erreichen viele KI-Projekte ihre Lernziele nicht, bleiben sitzen und müssen wiederholen, und ein paar Start-ups mehr gehen pleite. Nicht selten sind schlechte Trainingsdaten das Problem.[260] Unrealistische Datensätze behindern das maschinelle Lernen ungemein und führen zu teuren oder diskriminierenden Fehlinterpretationen. Bei der Nutzung von künstlich erzeugten und öffentlich zugänglichen Daten (Open Data, Open Source) als Trainingsdaten ist die Gefahr der Verfälschung besonders groß, denn oft sind diese Daten nicht realistisch.

Wenn mit kostenlos zugänglichen Daten aus dem Internet trainiert worden ist, bilden diese Trainingsdaten zusätzlich den exakten Durchschnittsmenschen ab – errechnet aus subjektiven Meinungen und Äußerungen von Milliarden Usern.[261] Sie repräsentieren folglich die Durchschnittsvorurteile der Zeit, aus der sie stammen.

VERZERRTE TRAININGSBEDINGUNGEN UND DISKRIMINIERENDE APPS

Greift man zur Entwicklung einer Software für Drohnenkameras beispielsweise nur auf kostenlose Porträtfotos aus dem Internet zurück – wie sie auf Facebook, Google oder Instagram massenhaft zu finden sind –, sind das eben auch alles Durchschnittsfotos. Das heißt, die Bilder sind in der Regel auf Kopfhöhe geschossen (eine Perspektive, die Drohnen nur selten einnehmen) und sie haben fast immer das anvisierte Objekt im Zentrum (Drohnenkameras nehmen bewegte Bilder auf, nichts ist primär im Zentrum).[262] Ein selbstlernender Algorithmus zieht aus diesen Eigenschaften falsche Schlüsse. Im Beispielfall könnte der Algorithmus lernen, dass wichtige Objekte immer im Zentrum des Bildes stehen – ein Trugschluss. Die Gefahr unrealistischer Datensätze besteht folglich vor allem darin, dass diese einen ganzen Algorithmus verfälschen und unbrauchbar machen können.

Kommt er dennoch zur Anwendung, was leider viel zu häufig passiert, kann das schlimme Folgen haben. Das ist ähnlich wie beim menschlichen Gehirn: Stellt sich irgendwann heraus, dass die grundlegenden Annahmen und Informationen falsch waren, dann sind auch die darauf aufbauenden Hypothesen oder ganze Weltbilder falsch.

Auch die Vorurteile kostenlos verfügbarer Daten sind folgerichtig Durchschnittsvorurteile, beispielsweise wenn als Trainingsdaten sämtliche Dialoge von TV-Sendungen hergenommen werden. Die damit trainierte KI ist dann genauso rassistisch oder frauenfeindlich, wie die Drehbuchschreiber der Sitcoms es über die Jahrzehnte waren. Drehbuchautorinnen waren leider lange eine Seltenheit in Hollywood – ebenso wie in Babelsberg –, weswegen man über lange Zeit fast schon von männlichen Durchschnittsvorurteilen sprechen konnte. Vorurteilen aus Trainingsdaten, die eben auch Macho-Dialoge mit »Frauchen am Herd« aus der Nachkriegszeit enthalten, wenn Dialoge aus den 50er- und 60er-Jahren mitberücksichtigt wurden.[263]

Denn sie wären dann genauso repräsentiert wie jüngere Dialoge aus TV-Sendungen.

Wenn die Algorithmen einer künstlichen Intelligenz – auf deren Basis beispielsweise eine App zur Vorselektion von Online-Bewerbungen funktioniert – nach erfolgreich absolviertem Training mit veralteten Ausgangsdaten schwarze Frauen oder top-qualifizierte Juden schon in der ersten Runde aussortieren sollte, dürfte sich eigentlich niemand wundern.

Viele solcher Beispiele finden sich im Buch der amerikanischen Mathematikerin und Kritikerin der Finanzbranche Cathy O'Neil.[264] Sie hat auch den Begriff »Weapons of Math Destruction« (WMD) erfunden und geprägt – in Anlehnung an den englischen Begriff »Weapons of Mass Destruction« für Massenvernichtungswaffen. Cathy O'Neil bezieht diesen Begriff auf die verheerenden Folgen, die die vielen kleinen Ungerechtigkeiten des spätmodernen Alltags und insbesondere des Arbeitslebens mit sich brachten. Die mittlerweile allgegenwärtigen Algorithmen strukturierten immer mehr die Arbeitsprozesse, häufig auf psychisch und körperlich belastende und stressige Art und Weise für die – wiederum durch Algorithmen überwachten und in ihrer Arbeitsleistung bewerteten – Angestellten. Im Extrem ähnelt so ein Arbeitsplatz der berühmt-berüchtigten Skinner-Box aus Kapitel 14, in der selbst Tauben irgendwann ausflippen.

ALGORITHMEN HABEN KEIN TAKTGEFÜHL UND KEINE MORAL

Über Cookies, Bewegungsprofile, Kontobewegungen und das Konsumverhalten werden unsere Daten abgegriffen. Das ist sogar legal, da wir irgendwann einmal irgendetwas mit einem Klick zugestimmt haben, ohne es wirklich gelesen zu haben. Oder wir haben uns sogar die Mühe hierzu gemacht, schließlich aber notgedrungen alles abgenickt, da wir eben zum Beispiel meinten, wie alle anderen einen

Social-Media-Account zu brauchen. Aus gigantischen Datensätzen können selbstlernende Algorithmen dann Muster identifizieren, die ein Mensch niemals hätte ausmachen können.

Der US-amerikanische Statistiker Nate Silver untersuchte 18 000 Baseballspieler der Major League. Die Treffsicherheit der Prognosen über die (potenzielle) Spielstärke und die tatsächlichen späteren Erfolge war so hoch, dass sich die Top-Baseballclubs fortan von Silvers Algorithmus beraten ließen, in welche Spieler sie als nächstes investieren sollten. »Predictive Analytics« hielt Einzug in den Profisport und in Tech-Unternehmen sowieso.[265] Ob Amazon, Zalando oder Netflix – alle, die wissen wollen, wie wir ticken und wie wir morgen ticken werden, sind an »Predictive Analytics« interessiert. Gesundheitsvorhersagen, Kaufentscheidungsvorhersagen, Verliebtheitsvorhersagen oder Lebenserwartungsvorhersagen und vor allem Leistungsvorhersagen werden möglich und sind dies in Teilen schon.

Leider oder zum Glück – je nach Standpunkt – sogar auch Verbrechensvorhersagen. Zumindest nimmt das eine sogenannte »Pre-Crime-Software« in Anspruch. George Orwell (1903–1950) sprach in 1984 von »Thoughtcrime« – wie »Pre Crime« ein mögliches Verbrechen in Gedanken, das erkannt wird, bevor der verwerfliche Gedanke zur Tat schreiten kann. Vorbeugende Polizeiarbeit sozusagen. Natürlich weiß man so nie, ob es überhaupt je tatsächlich eine zu vereitelnde Straftat gegeben hätte. So weiß man auch nie, ob die Wahrscheinlichkeitsberechnungen der Pre-Crime-Algorithmen richtig oder falsch lagen. »Die Gedanken sind frei« war gestern. In manchen Städten der USA wird bereits mit einer entsprechenden Software Jagd auf »Verbrecher in spe« gemacht.

Ein entsprechender Einsatz von »Predictive Analytics« ist der Beginn einer Diskriminierung 4.0, die sich nicht nur an so offensichtlichen Merkmalen wie der Hautfarbe festmacht. Algorithmen können jetzt schon – und künftig noch viel mehr – eine individualisierte Diskriminierung umsetzen, die originäre Schwächen eines Individuums erfasst und gegen die Person einsetzt.

Schon heute werden einem jungen Basketballspieler, der aufgrund von Berechnungen eines Algorithmus keinen Vertrag bekommt, die Gründe für die Entscheidung nicht mehr transparent dargelegt. Kaum jemand könnte dies. Im schlimmsten und häufigsten Fall dürfte der Abgelehnte gar nicht erfahren, dass maßgeblich die Berechnungen einer App gegen ihn gesprochen haben. Und schon gar nicht, welche Formeln warum zu welchem Ergebnis kamen. Vielleicht wohnt er nur in einem Viertel, aus dem es bislang noch keiner erfolgreich herausgeschafft hat. Das wäre hochgradig diffamierend. Nur wenn der Quellencode offengelegt würde, könnte man nachvollziehen, ob das Viertel des familiären Wohnorts miteinbezogen wurde oder eben nicht.

»Doch warum genau?« Wiederholt man diese schlichte Frage nur oft genug, kommen selbst die Programmierer in Erklärungsnöte. Gegen Ende des 19. Jahrhunderts sei Alexander von Humboldt der letzte Mensch gewesen, dem man zusprach, das »Weltwissen«, den (enzyklopädischen) Wissensstand seiner Zeit, vollständig zu überblicken. Heute leben wir in einer Zeit, in der noch nicht mal die Programmierer die Auswirkungen eines selbst programmierten Algorithmus vollkommen zu überblicken scheinen.

DIE EWIGE SUCHE NACH DEM ELDORADO

Wir haben gesehen, dass die Kreisläufe der Digitalwirtschaft Unmengen an Daten brauchen. Und je aussagekräftiger Datensätze sind, umso genauer werden die Vorhersagen. Je höher die Vorhersagegenauigkeit ist, umso begehrenswerter werden die Datensätze, und umso mehr Geld kann man damit verdienen. Egal, ob mühsam zusammengetragen oder kurzerhand gestohlen.

So tummeln sich jedes Jahr mehr Datenpiraten auf dem Datenozean, die keine Schiffe mehr entern, sondern Serverfarmen *überfallen*. Sie finden winzig kleine Schwachstellen im System, durch die sie mit ihren digitalen Trojanischen Pferden (Trojaner) eindringen, rauben, erpressen und brandschatzen. Serverfarmen werden inzwischen wie Hochsicherheitstrakte oder Festungsanlagen beschützt. Denn das neue Gold sind unsere Daten. Beim Goldrausch vor gut 150 Jahren gab es auch viele Gangster, die ihr Gold nicht im kalten Alaska schürfen wollten, sondern die Goldschürfer mit den größten Nuggets in der Hosentasche kurzerhand ausraubten. Die Gangster im digitalen Goldrausch des 21. Jahrhunderts heißen: Hacker. Und ihr illegales Geschäftsmodell heißt: Hacking oder Datenpiraterie.

JOHANNS 4.0 EXPERIENCE

Natürlich ist für Hacker kaum etwas so begehrenswert wie unsere Gesundheitsdaten. Und von diesen ganz besonders unsere psychischen Gesundheitsdaten. Als ich im September 2020 meine Post durchging, erreichten mich zeitgleich zwei sehr widersprüchliche Nachrichten. Zunächst öffnete ich einen Brief von der Kassenärztlichen Vereinigung Bayerns (KVB). In dem Anschreiben wurde mir mitgeteilt, dass mein Honorar in Zukunft um 2,5 Prozent gekürzt werde. Als Grund wurde genannt, dass ich nicht am Versichertenstammdatenmanagement (wie soll man dieses Wort verdauen?) teilnähme. Dies war jedoch kein Versäumnis meinerseits gewesen, sondern eine wohl überlegte Entscheidung. Eine Teilnahme würde bedeuten, dass vertrauliche Daten meiner Patienten online erfasst würden, und zwar mit dem Ziel, in naher Zukunft die Daten sämtlicher Facharzteschaften in einer elektronischen Krankenakte zusammenzuführen. Das hieße dann, dass auch ein Radiologe die psychischen Diagnosen meiner Patienten einsehen könnte, bevor er das Schienbein oder den Mittelfuß von einem von ihnen röntgen würde.

Des Weiteren befand sich die aktuelle Ausgabe des Deutschen Ärzteblatts[266] in meinem Poststapel. In dem Heft stieß ich auf folgenden Artikel: *Finnland / Vertrauliche Psychotherapiedaten gehackt.* In dem Artikel wurde berichtet, dass es Hackern gelungen sei, vertrauliche Notizen aus Psychotherapiesitzungen zehntausender Patienten zu stehlen. Viele Patienten seien in der Folge von den Hackern via E-Mail angeschrieben und erpresst worden. Darüber hinaus berichteten Experten für Cybersicherheit der Zeitung *Helsingin Sanomat*, im Darknet kursiere eine zehn Gigabyte große Datei, die Daten aus Therapiesitzungen von mindestens zweitausend verschiedenen Patienten enthalte.

Natürlich behauptet die deutsche Politik, so etwas könne hierzulande keinesfalls passieren. Ich bin mir da nicht so sicher. Ob der Nutzen der Zusammenführung der Gesundheitsdaten in einer elektronischen Krankenakte im Verhältnis zum Risiko eines Datenmissbrauchs groß genug ist, ist – meiner Ansicht nach – für alle anderen Fachärzteschaften schon fraglich. In Bezug auf Psychotherapie jedoch würde ich dies entschieden verneinen.

Ich würde auch gerne in einer Welt leben, in der es keine Stigmatisierungen psychisch Kranker mehr gäbe. Wir durften in den letzten Jahrzehnten zwar eine deutliche Verbesserung feststellen, sind aber noch sehr weit von der Überwindung aller Vorurteile und Ängste entfernt. So sollten für psychische Gesundheitsdaten höhere Datenschutzrichtlinien gelten als für körperliche Gesundheitsdaten. Und für sämtliche Gesundheitsdaten sollten höhere Maßstäbe an den Datenschutz angelegt werden als für alle anderen Daten.

DAS OUTGESOURCTE GEWISSEN ALS MORAL 4.0

Sind aber einmal Informationen aus Psychotherapiesitzungen illegal ins Internet gelangt, wer holt sie da wieder raus? Wer schützt meine Privatsphäre, ist sie einmal verletzt?

Sogenannte »Cleaners« sollen das für uns erledigen. *The Cleaners – Im Schatten der Netzwelt* ist ein Dokumentarfilm, der von Content-Moderatoren auf den Philippinen handelt, die im Schichtdienst Inhalte in sozialen Netzwerken löschen. Sie arbeiten für Facebook, YouTube, Twitter und viele andere in outgesourcten Subunternehmen und entscheiden, was – nach den ethischen Richtlinien der Auftraggeber aus den USA – im Internet weltweit gesehen werden darf, China ausgenommen.

Das ist die Aufgabe der Reinigungskräfte für den digitalen Dreck der »schönen neuen Welt«: Medieninhalte wie Texte, Videos und Bilder sollen sie sich wenige Sekunden lang anschauen und, wenn nötig, löschen oder sperren. Meist handelt es sich dabei um anstößige, brutale, dramatisierende, pornografische oder gewalttätige Inhalte in allen Kombinationen, die illegal sind. Die Mitarbeiter sind dabei vielen traumatisierenden Belastungen ausgesetzt.

Ein Großteil mit geschätzten 150 000 Menschen arbeitet in Manila, die pro Tag ca. 25 000 Inhalte beurteilen müssen, wie die Investigativjournalisten und Filmemacher Moritz Riesewieck und Hans Block herausfanden.[267] Die jungen Filipinos haben mit Geldsorgen in einer überfüllten Megacity zu kämpfen und nehmen deswegen diese Jobs an. Manche der Content-Moderatoren sind katholische Christen und machen diese Arbeit auch, um die »Sünden der Welt zu löschen«.

The Cleaners zeigt die dunklen Seiten des Internets wie Kriminalität, Folter, Terrorismus und Kindesmissbrauch. Schnell wird deutlich, wie schwer es ist, Inhalte im Internet zu kontrollieren, wie unzumutbar und krankmachend die Tätigkeit der Cleaners ist und wie die großen Konzerne ihr soziales Gewissen in die Philippinen outsourcen. Drei Euro kostet die Big-Tech-Unternehmen der »Ablass« für bis zu 25 000 »gelöschte Sünden« am Tag. Ein digitaler Ablasshandel, mit dem kein Petersdom errichtet werden soll, sondern die Gesetzgeber beschwichtigt werden sollen, damit diese weiterhin untätig bleiben mögen. Eine Content-Moderatorin sagt im Dokumentarfilm: »Meine Mutter sagte immer, dass ich als Müllsammlerin in Manila ende, wenn ich nicht fleißig lerne. Jetzt sammele ich digitalen Müll in Manila.«[268]

Über eine Zeichnung von Donald Trump – nackt, mit winzigem Penis – sagt eine Cleanerin: »Der schlimmste Fehler ist, Nacktfotos zuzulassen.« Also wurde die künstlerische Karikatur eines Egomanen mit verkappten Minderwertigkeitskomplexen in Manila kurzerhand gelöscht. Und die Künstlerin in den USA versteht die Welt nicht mehr. Dass in Manila Cleaner nicht zwischen Pornografie und satirischer Karikatur unterscheiden könnten, gehe wirklich nicht! Die Content-Moderatorin sagt dazu nur: »Ich träumte nur noch von Penissen. Ich sah nur noch einen Penis überall, einfach überall.«

Der Kontext eines Inhalts entscheidet über seine Bedeutung: Karikatur gegen Gewalt oder Gewaltverherrlichung? Satire, Gesellschaftskritik oder Pornografie? Cleaner prüfen Inhalte aus Ländern und Kulturen, die sie nicht kennen. Das kommt erschwerend hinzu. Beispielsweise wurde das weltbekannte Foto von einem nackten Mädchen, das im Vietnamkrieg nach einem Napalm-Angriff mit ausgebreiteten Armen auf der Straße läuft, in Manila gelöscht. Auf Wikipedia kann man es sich noch anschauen. Dort wird es in seinen historischen Kontext gestellt, was dem Betrachter erst ermöglicht, sich ein eigenes Werturteil zu bilden. Dort kann man lesen: Phan Thị Kim Phúc sei ein Opfer des Vietnamkriegs. Sie habe bei einem Napalm-Angriff südvietnamesischer Flugzeuge am 8. Juni 1972 schwere Verbrennungen erlitten. Während die damals Neunjährige nackt aus dem Ort Trảng Bàng floh, wurde sie vom Pressefotografen Nick Út fotografiert. Das Foto sei zum Pressefoto des Jahres 1972 gewählt worden.[269] Dann erfährt man noch, dass die Vietnamesin viele Jahre und Operationen später immer noch – bis heute – mit den Folgen des Napalm-Angriffs zu kämpfen hat. Das hat bei aller Nacktheit und Grausamkeit weder etwas Pornografisches noch Gewaltverherrlichendes. Ohne Kontext und Hintergrundwissen ist jedoch eine differenzierte Bewertung unmöglich.

Vor fünfzig Jahren hatte das Foto in den USA derart für Empörung gesorgt, dass das ikonographische Bild des nackten Mädchens – mit einer Geste wie Jesus am Kreuz – maßgeblich zum Ende des Vietnamkriegs beigetragen hat. Würde heutzutage ein ähnliches Bild aus den Kriegsgebieten dieser Welt in Äthiopien, in Syrien, im Jemen oder in der Ukraine zensiert werden, bevor es überhaupt seine gesellschaftliche Wirkung entfalten könnte? Wie viele solcher Bilder haben es in den vergangenen Jahren nicht mehr geschafft, unsere Aufmerksamkeit zu erlangen?

ALGORITHMEN SIND SO MORALISCH WIE IHRE PROGRAMMIERER

David Kaye ist UN-Sonderbeauftragter für Meinungsfreiheit und warnt vor einer Verarmung der Gesellschaft, da Unternehmen mit immer mehr Entscheidungsgewalt darüber verfügten, was uns gezeigt werden solle und was gelöscht werden müsse. Sie profitierten von unserer Abneigung allem Anstrengenden und Schwierigen gegenüber, und das wirke sich wiederum negativ auf unser kritisches Denkvermögen aus und auch auf unsere Fähigkeit, Dinge eigenständig infrage zu stellen und selbstbestimmt bewerten zu können.[270]

Meinungsvielfalt, Konfliktfähigkeit und Anstrengungsbereitschaft werden weiter abnehmen. Wir sollten nicht überrascht sein, dass unbequeme, kritische oder provokante Informationen schon heute in der Datenflut leicht konsumierbarer Häppchen (nicht Heppchen, so hoffe ich doch!) und Fehlinformationen untergehen. Bei der Auswahl der Informationen werden Wertungen vorgenommen, auch wenn meist rein wirtschaftlich entschieden wird. Sobald wirtschaftliche Interessen berücksichtigt werden, kann man gar nicht mehr von einer ethischen Entscheidung sprechen. Nicht Big Tech selbst sollte die Kriterien für das Cleaning amoralischer Inhalte definieren, sondern die Gesetzgebung nach Beratung mit entsprechenden Ethikkommissionen.

BIG OTHER ALS DIGITALER ÜBERVATER

Die moralischen – beziehungsweise amoralischen – Kriterien hinter den Auswahlmustern sind nicht einsehbar. Das ist der grundlegende Konstruktionsfehler der Digitalwirtschaft, der Sündenfall – auch in den westlichen Demokratien. Statt durch einen Big Brother, wie George Orwell den Diktator des Überwachungsstaates in seinem Roman 1984 nannte, würden wir heute durch den »Großen Anderen«, den »Big Other«, kontrolliert, schreibt die Harvard-Professorin Shoshana Zuboff.[271] Diesen Begriff führte der französische Psychoanalytiker Jacques Lacan (1901–1981) ein, der damit all das bezeichnen wollte, was uns als Menschen prägt: die Sprache etwa oder bestimmte Normen, unausgesprochene Regeln und Verbote. Dabei bleibt der Große Andere aber immer unangreifbar und unsichtbar, existiert nur in unseren Köpfen – Sigmund Freud sprach vom Über-Ich – und bestimmt trotzdem, was wir wollen und tun.[272] Shoshana Zuboff verwendet diesen Begriff des »Großen Anderen«, um klarzumachen, dass wir es mit einer neuen Form von Macht zu tun haben, die von der Datenwirtschaft ausgeht: »Und weil diese neue Macht unseren Körper nicht durch Gewalt und Angst beansprucht, unterschätzen wir ihre Auswirkungen und lockern unseren Schutz. Instrumentelle Macht will uns nicht brechen, sie will uns nur automatisieren«, sagt Zuboff.[273] Diese neue Form einer automatisierten instrumentellen Macht ist eine Diktatur der Nullen und Einsen. Sie kann man schon heute in China besuchen.

DIE DIKTATUR 4.0 DER ALGORITHMEN

Hierzulande wird von »Handlungsanreizen« gesprochen. In China ist man da schon deutlich weiter. Hier spricht man offen von »Verhaltenslenkung«, die darauf abzielt, die Massen zu immer konformeren Verhaltensweisen zu bewegen. Wenn nötig auch mit Zwang.

Die Interviewpartner des China-Korrespondenten Kai Strittmatter, die er für sein aufrüttelndes Buch *Die Neuerfindung der Diktatur. Wie China den digitalen Überwachungsstaat aufbaut und uns damit herausfordert* getroffen hat, nehmen kein Blatt vor den Mund: Ziel sei die totale Gleichschaltung der Gesellschaft mit den Methoden der ersten digitalen Diktatur, die China federführend entwickelt und seit der Corona-Pandemie noch rasanter vorantreibt. Und das sei auch gut so. Das sehen all jene so, die kein Blatt vor den Mund nehmen.

Nein, sie glauben, die ganze digitale Überwachungstechnik brächte sie und das ganze Land weiter voran. Neuerdings wird dann meistens die viel geringere Inzidenzrate von COVID-Erkrankungen in der Volksrepublik China ins Feld geführt, und die Journalisten aus demokratischen Herkunftsländern müssen nicken. In der Seuchenbekämpfung erwies sich eine digitale Überwachungsdiktatur als schlagkräftiger im Vergleich zu den Strategien in Ländern, in denen die Maßnahmen erst im Parlament diskutiert und auf ihre Verhältnismäßigkeit hin verfassungsrechtlich geprüft werden müssen und man nicht mal eben über Nacht 25 Millionen Menschen wegsperren kann.

Nein, das geht in China alles deutlich schneller und effektiver. So auch die Weiterentwicklung geheimer Algorithmen, die in China den »Social Score« eines jeden Bürgers berechnen. Dieser digitale Bewertungsstempel macht keinen Unterschied, ob ich mich zufälligerweise einer mit COVID-19 infizierten Person genähert und sie berührt habe oder ob ich eine Dissidentin zum Mittagessen eingeladen und sie zur Begrüßung umarmt habe – ungeachtet der Tatsache, dass sie ein negatives Testergebnis vorweisen kann. Denn Begegnungen mit einem »Low-Score-Bürger« bringen ebenfalls Punktabzüge für den Gesprächspartner oder die neue Freundin des Dissidenten.[274]

Beides kann dafür sorgen, dass ich die Begegnung teuer bezahlen werde. Vielleicht darf ich nächstes Weihnachten nicht mehr mit dem Zug zu meinen Kindern fahren. Vielleicht stecke ich am 24. Dezember meine Kreditkarte in den Automaten am Bahnhof in einem Außenbezirk von Wuhan, Leute schauen mir ungeduldig über die Schulter und lesen auf dem Display: Kein Intercity-Ticket für Johannes Hepp. Persona non grata, ohne jede Begründung. Hätte ich dieses Buch in Hongkong veröffentlicht – als dies noch möglich war –, wäre das kein unrealistisches Szenario.

Ich werde beiseite gedrängt. Die gehorsamen Untertanen mit hohem Social Score, die nur treffen, wen sie treffen sollen, wollen jetzt ihr Ticket. Und dann fahren sie zu ihren strebsamen, parteilinienförmigen Kindern in den glitzernden Megacitys der ersten digitalen Überwachungsdiktatur der Weltgeschichte, mit guten

Chancen schon in diesem Jahrzehnt die Totalüberwachung aller Bürger in allen Lebensbereichen zu erreichen. Schon jetzt sind acht der zehn am stärksten überwachten Städte der Welt in China zu finden. Schon bald soll hier auf jeden zweiten Bürger eine Überwachungskamera kommen.[275] Die Pandemie war ein willkommener Testlauf für den Social-Score-Totalitarismus. Etwas Besseres hätte der chinesischen Parteiführung nicht passieren können. Sie mussten sich keine Strafen für die Ungehorsamen mehr ausdenken. Die Seuche war Strafe genug, damit über eine Milliarde Chinesen sich verhielten, wie es die Parteiführung – ohne vorangehenden öffentlichen Diskurs – mal eben über Nacht vorgegeben hatte.

Renitenten Chinesen wurde zu Beginn der Pandemie manchmal noch die Tür vernagelt. Die unschönen Bilder gingen viral, was schon bald verhindert wurde. Hauptsache keine Bilder im Netz. Das ist das neue Motto der Diktatur 4.0. Denn der unabhängige Journalismus ist meist längst kontrolliert oder abgeschafft. Und nur über das Internet schafft es noch ein Bild, ein Satz oder ein anklagender Schrei, der vollautomatischen Zensur 4.0 zu entwischen. Dann gibt es einen Aufschrei der Zensurbehörden, und das Informationsleck wird umgehend wieder gestopft. Fast so, als wäre ein dokumentarisches Bild, ein wahrer Satz oder ein aufbegehrender Schrei so ansteckend und lebensbedrohlich wie das neue Coronavirus.

Der berühmte chinesische Künstler, Regimekritiker und Aktivist Ai Weiwei beschreibt in seiner Autobiographie eindrucksvoll, wie er in Peking den Moment erlebte, als das kommunistische Regime 2012 herausfand, wie es das Internet kontrollieren kann.[276] Wenig später wurde er dann verhaftet, mundtot gemacht und zog beziehungsweise flüchtete 2015 – nach Aufhebung des Reiseverbots – mit seiner Familie nach Berlin, um eine Gastprofessur an der Akademie der Künste anzunehmen.

China ist ein Eldorado für Verhaltensingenieure aller Couleur. So mancher im Silicon Valley wird vermutlich die chinesischen Kollegen ob ihrer Experimentiermöglichkeiten und der Goldgräberstimmung im »Wilden Osten« beneiden. Die digitale Gleichschaltung der Massen war über Nacht vollzogen. Auch der letzte Infizierte wurde ausgemacht, isoliert und desinfiziert. Jeder Ansteckungsherd konnte im Keim erstickt werden, viral wie politisch. Keine emotionale Rührung angesichts Andersdenkender, Selbstdenkender, eigenständig Fühlender, Religiöser aller Glaubensrichtungen, Menschenrechtlern, Aktivisten – ganz gleich aus welchen Motiven –, Umweltschützern, kritischer Künstler oder frustrierter Aussteiger. Letztere werden als Erste aussterben, denn das Aussteigen aus einer digitalen Überwachungsdiktatur ist schon heute nahezu unmöglich.

DIE PERFEKTION DER MACHT IST UNSICHTBAR UND ZUM GREIFEN NAH

Grundvoraussetzung für eine Diktatur 4.0 ist vor allem eines: Vom Kleinkind bis zum Greis, von den Ärmsten bis zu den Reichsten, vom Dissidenten bis zur Parteijugend sollte sich jede und jeder ein Smartphone leisten können und von der Wiege bis zur Bahre dieses Gerät mit Peilsender und Überwachungstechnik am Herzen tragen. Ganz so eben, wie ich in der Einleitung versucht habe, Sigmund Freud das superschlaue Telefon und seine Nutzung zu erklären. Mit 817 Millionen Menschen in China, die schon 2019 ein Smartphone besessen haben, scheinen die Ziele nicht mehr in weiter Ferne zu sein.[277]

Basierend auf zentral ausgewerteten Reiseinformationen, Finanztransaktionen (vielerorts kann nicht mehr mit Bargeld bezahlt werden), Mobilfunkdaten, Bewegungsprofilen, aber auch händischen Eingaben staatlicher Stellen entscheidet ein geheimer Algorithmus für Hunderte Millionen Chinesen, ob sie mit dem Zug fahren dürfen, ein Restaurant betreten können oder aber sich schleunigst in Quarantäne begeben müssen. Aber eben auch, ob sie je wieder einen Essay oder ein Gedicht in China veröffentlichen dürfen.

Das geht, da zum Beispiel auch der Ticketautomat Teil einer riesigen Datenkrake ist und den Social Score von jedem Reisenden ebenfalls längst kennt. Ist der Punktwert zu niedrig für eine Fernverbindung, wird kein Zugticket ausgedruckt. Mein Radius verkleinert sich umso mehr, je tiefer mein Score fällt. Es ist nur ein Punktwert, der aber schon bald nicht mehr vom Wert als Person insgesamt zu trennen sein dürfte. Am Ende einer schleichenden Traumatisierung stehen der völlige Verlust der sozialen Teilhabe und eine schwere Identitäts- und Selbstwertkrise.

VON BRAVEN UNTERTANEN UND VERTRAUENS-BRECHERN

Der Philosoph Michel Foucault hat schon im letzten Jahrhundert über die Machtstrukturen der Zukunft den hellsichtigen Satz geschrieben: »Die Perfektion der Macht vermag ihre tatsächliche Ausübung überflüssig zu machen.«[278] Selbst Foucault hätte sich vermutlich aber nicht träumen lassen, dass die Volksrepublik China schon in den nächsten Jahren diese von ihm prophezeite Perfektion der Macht erreichen dürfte und in Teilen sogar schon erreicht hat. Denn diese geheimen Algorithmen perfektionieren sich schon heute selbstständig immer weiter, bis sie noch die allerkleinsten Abweichungen vom Normverhalten gemäß den Parteivorgaben zu detektieren lernen. Sie perfektionieren sich über eine exponentiell steigende Datengewinnung. Die Chinesen machen gezwungenermaßen mit, wir streng genommen freiwillig.

Ein soziales Bonitätssystem soll den braven Untertanen formen, den »neuen Menschen, den guten Menschen, den ehrlichen Menschen«, nennt das ein Beamter im ostchinesischen Städtchen Roncheng,[279] denn »unser Ziel ist es, das Verhalten der Leute zu normieren. Wenn alle sich der Norm gemäß verhalten, ist die Gesellschaft automatisch stabil und harmonisch.« Professor Zhang Zheng aus Peking sagte Strittmatter, es sei doch wichtig, »die Vertrauensbrecher auch sicher auszumachen«.[280] So nennt sie das System: Vertrauensbrecher.

Das hätte sich Aldous Huxley (1894–1963) nicht besser ausdenken können. George Orwell ist zwar der bekanntere der beiden großen britischen Autoren des letzten Jahrhunderts. Aldous Huxley war – wie wir am Beispiel China sehen können – hingegen der hellsichtigere von beiden. Huxley beschreibt nicht nur den äußeren Kampf totalitärer Systeme, sondern auch schon den Kampf um unser Seelenleben, unser Erleben und unser Empfinden. Den Kampf um die Psyche des Homo Digitalis. So beschreibt Orwell 1949 eine Diktatur der Zukunft, doch Huxley schildert bereits die Umrisse einer Diktatur 4.0 – mit allem, was auch in China längst dazugehört. Dabei verfasste Huxley seine Zukunftsvision sogar 17 Jahre vor Orwell.

Wie die Machthaber in beiden Romanen hat auch die chinesische Parteiführung den Anspruch, schon bald sämtlichen Vertrauensbrechern auf die Schliche zu kommen. Mithilfe von Big Data erhält jeder Bürger einen digitalen und geheimen Bewertungsstempel aufgedrückt, der seine neue Identität werden soll. Guter Bürger, böser Bürger, vertrauenswürdiger Parteisoldat, gefährlicher Freigeist? Die Partei meint, ihre Algorithmen könnten das und noch viel mehr fehlerfrei beantworten. Sie glauben auch, ihre Algorithmen könnten Uiguren von Han-Chinesen unterscheiden.

Zumindest werden die Fehler und die daraus resultierenden Diskriminierungen billigend in Kauf genommen. Und regen sich Demonstranten darüber auf, werden sie ebenfalls als Vertrauensbrecher eingestuft. Sie werden weggesperrt, bis sie in einem Video das Gegenteil von dem behaupten, was sie denken oder vor einer Gehirnwäsche dachten. Sie rehabilitiert also erst die Lüge, wenn sie wieder in den Schoß der kollektiven Lüge zurückkehren wollen. Dann werden sie nicht mehr physisch weggesperrt, sondern dürfen sich (scheinbar) frei bewegen. Jetzt überwachen nur noch Algorithmen, ob der Wille zur Wahrheit auch dauerhaft gebrochen bleibt.

Ai Weiwei war dazu nicht bereit, also musste er ausreisen und berichtete in einem Interview, wie stark und schmerzlich sein Heimweh nach China bliebe – trotz aller Dinge, die er kritisiert und die schon sein Vater als Dichter zu Zeiten Maos kritisierte.[281] Heimweh nach dem China seiner Vorfahren, das kostbares Porzellan und große Kunst nicht zerschlug, sondern noch zu schätzen wusste. Doch Ai Weiwei darf sich noch glücklich schätzen in der Diaspora. Ich denke nicht, dass ihm eine Ausreise – ohne seine Bekanntheit und ohne weltweite Unterstützer – gewährt worden wäre.

AUF DEM AMT FÜR EHRLICHKEIT

Durch Strittmatters Interviewpartner lernt man auch neue Begrifflichkeiten aus diesem totalüberwachten Alltag kennen, die ebenfalls alle von Aldous Huxley sein könnten: zum Beispiel die Schwiegersohn-SCHUFA, bei der man den Punktestand von potenziellen Schwiegersöhnen abfragen kann – gemessen daran, was eine Ehrlichkeits-Vorbildfamilie mit über tausend Punkten so denkt und macht. Man ist mit zu Besuch beim Amt für Ehrlichkeit in Rongcheng. Man lernt, wie man Hygienevorbild wird, wer Arbeiterhelden sind und dass alle immer noch auf die Straße spucken, wenn auch mittlerweile etwas versteckter. Auf Chinas größter Online-Partnervermittlung *Baihe* werben Partnersuchende mit ihrem Punktestand für sich. Im Umkehrschluss könnte dies bald bedeuten, dass die politische Dissidentin nicht nur kein Zugticket, sondern auch keinen Freund mehr abbekommen dürfte, der Menschenrechtler keine Ehefrau.

Das klingt alles wie von Aldous Huxley schon vor hundert Jahren in *Brave New World* beschrieben: schön normierte Bürger auf der einen Seite und eine Liste der schwarzen Schafe auf der anderen Seite des sozialen Bonitätssystems. 17,5 Millionen Chinesen sei deshalb im Jahr 2018 der Zugang zu Flugzeugen verwehrt worden, 5,5 Millionen durften kein Schnellzug-Ticket kaufen, teilte das National Public Information Center mit. Die Zahl steige monatlich weiter an, berichtet die *Global Times*.[282]

Und der Algorithmus, der mich auf die schwarze Liste setzt, ist ein Staatsgeheimnis. So kann ich nur spekulieren, welche Begegnungen, welche Worte, Gedanken, Sehnsüchte oder welche Denunzianten ursächlich für meine soziale Ausgrenzung waren. Auch alle, die zur Warnung mein Porträt auf Displays in den Straßen sehen, wissen nicht, was mich auf die Displays gebracht hat. Daher wissen sie auch nicht, ob sie vor meinen politischen Ansichten Angst haben sollten, vor einem neuerlichen Raubüberfall oder schlicht vor der Seuche.

Auch der junge Augenarzt Li Wenliang aus dem Wuhan Central Hospital ist vermutlich mit seinem Punktwert in den Keller gerauscht, als er die Welt vor der Ausbreitung einer neuen Lungenkrankheit bewahren wollte. Er verstarb an der von ihm entdeckten Krankheit, ohne dass man ihm Gehör schenkte. Nicht mehr Meinungsfreiheit war die Folge, sondern die Ausweitung der Massenüberwachungsprogramme und Verhaltensmanipulationen von nie dagewesenen Ausmaßen – unter dem Vorwand, nicht wache Geister wie Li brächten uns weiter, sondern noch stärker normiertes Verhalten und Denken.[283]

MASCHINELLE UND VOLLAUTOMATISIERTE MORAL

Die Parteifunktionäre mit ihrer Zensur und ihren Verhaltensvorgaben sind das outgesourcte Gewissen in China. Für uns sind es die Cleaner in Manila, die mit ihrer unterbezahlten, »digitalen Drecksarbeit«[284] unsere Sünden aus dem Netz löschen. Die exomoralische Neurose hat sich mit dieser Tatsache abgefunden. Man hat sich damit arrangiert, dass moralische Entscheidungen irgendwo außerhalb von uns getroffen werden. Es wäre ein neurotischer Umgang mit dieser schleichenden Verschiebung, wenn diese Veränderungen sogar begrüßt würden, während wir uns selber kaum noch moralische Entscheidungen zutrauten oder sie sogar für anmaßend, schädlich oder kontraproduktiv hielten. Dabei spielt es keine Rolle, ob ein Outsourcen unseres Gewissens aus gesellschaftlichen oder egoistischen Gründen begrüßt wird.

Der chinesische Überwachungsstaat ist ein in sich geschlossenes

System aus Verstärkung durch Belohnung einerseits und Verhaltenslöschung durch Bestrafung oder Benachteiligung andererseits. Und es funktioniert immer lückenloser und selbstständiger. Pawlow lässt grüßen. Wir erinnern uns: Dem Hund musste kein Morphium mehr gespritzt werden, um das gewünschte Verhalten zu zeigen. Er übergab sich sozusagen auf Kommando.

Chinesen machen dies und lassen das, nur um einen abstrakten Punkte-Score nicht zu verschlechtern, von dem sie nicht einmal wissen, wie er berechnet wird. Das ist Pawlow in Perfektion. Das ist die Perfektion der Macht, von der Foucault sprach. Denn alle wissen: Am Ende eines fallenden Punktwerts steht die De-facto-Exklusion von der öffentlichen Teilhabe. Und vor keinem Gericht der Welt kann man dagegen klagen. Ausschaltung durch Entzug jedweder Wirkmöglichkeit: Dann wird ein tatsächlicher Hausarrest oder eine Haftstrafe obsolet, um – wie in alten Zeiten – nach vorausgegangener blutiger Folter ein Geständnis zu erpressen. Eine unsichtbare digitale Scheibe trennt kritische Geister von den gehorsamen Untertanen 4.0.

Das könnte allen Demokratien eine Warnung sein, in denen Konzerne und Behörden ihre eigenen Big-Data-Träume träumen. Dieser neue digitale Totalitarismus mit neuen, unsichtbaren Zugriffs- und Steuermöglichkeiten ungeahnten Ausmaßes stellt alles in den Schatten, was wir von Hitler, Stalin und Mao her kennen. Zum Glück aber auch alles, was wir von Putin her kennen, der – wie bereits erwähnt – nur den Stalinismus alter Prägung weiterentwickelt hat: offensichtlicher grausam, aber weniger gefährlich.

ZUSAMMENFASSEND LÄSST SICH SAGEN

De facto bestimmen schon jetzt Algorithmen darüber, was wir wahrnehmen, erinnern und fühlen, ja, zunehmend sogar darüber, wie wir uns auch moralisch entscheiden. Sobald auch wirtschaftliche Interessen berücksichtigt werden, kann gar nicht mehr von einer ethischen Entscheidung gesprochen werden. Ein Mosaik aus gelenkten Aufmerksamkeiten formt unser Bewusstsein umso stärker, je dauerhafter wir auf Displays starren, und beeinflusst damit auch zunehmend unsere Entscheidungen.

Die Partei definiert in China, was – im Sinne einer parteigenehmen Ethik – Fehlverhalten ist. Ein Verhaltenskodex, den man nicht hinterfragen kann und darf, will man keinen weiteren Punktabzug. Der Quellencode ist für Bürger nicht einsehbar, und man kann vor keinem Gericht der Welt gegen etwaige Diskriminierungen klagen. Eine vollautomatisierte, unsichtbare und undurchsichtige Massenversklavung ist in vollem Gange. Der Entzug der Teilhabe ist ein unsichtbarer Kerker, und niemand hört die Schreie oder sieht die Grausamkeiten. Diese verborgene Macht ist viel wirksamer als offensichtliche Gewalt. Die Diktatur 4.0 kann darauf verzichten, den Terror – wie unter Stalin oder Mao – zum Alltag zu machen. Es genügt ihr, die Gewalt – wie unter Xi Jinping – unterschwellig als bedrohliche Möglichkeit präsent zu halten.

WARUM MACHEN UNS AUTOMATISIERTE WERTURTEILE IMMER NEUROTISCHER?

Weil sie auch nur Werturteile irgendwelcher Programmierer ausführen, die wiederum die Vorgaben einiger weniger Konzernbosse oder Parteifunktionäre umsetzen. Algorithmen bestimmen immer mehr unsere Welt, doch die Sprache der Algorithmen verstehen nur sehr wenige. Die wichtigste Sprache der Welt verstehen nur sehr wenige Menschen wirklich. Das hat es auch noch nicht gegeben.

Diese programmierten moralischen Entscheidungsmuster können einer differenzierten Betrachtung im Einzelfall und der Vielschichtigkeit menschlichen Verhaltens nicht gerecht werden. Eine ungerechter werdende Welt ist die Folge aufgrund zu grober und intransparenter Mustererkennung oder schlechter Trainingsdaten mit undurchsichtigen Macht- oder Finanzinteressen dahinter.

Wir werden immer neurotischer und verwirrter, flüchten uns in Zynismus oder Angepasstheit, weil wir nicht die Sprache verstehen, die definiert, was gerecht und was ungerecht ist und zu sein hat. Wir werden paranoider und neurotischer, weil unsichtbare Mächte unsere Geschicke lenken, deren Gesetze wir nicht verstehen. Wir fühlen uns ausgeliefert und verloren – und das durchaus zu Recht.

WAS KÖNNEN WIR DAGEGEN TUN?

Petitionen unterschreiben und alles meiden, was den Grundsatz missachtet: Wesentliche Entscheidungen müssen wir Menschen treffen. Ist dies nicht der Fall, sollten wir fordern, dass wesentliche Entscheidungen von Menschen und nicht von Maschinen und Algorithmen für uns getroffen werden. Wir sollten Apps löschen und uns von Konzernen fernhalten, die dieses Prinzip nicht befolgen. Und wir sollten eigene (moralische) Richtlinien des Handelns für uns entwickeln und danach lernen zu leben, unbeirrt und unabgelenkt.

19 // HELDEN

ENTMENSCHLICHUNGEN //
DIE TRANSHUMANISTISCHE
NEUROSE

Das zentrale Thema in den Schriften des Soziologen Harald Welzer ist die leichtherzige Selbstentmündigung. Nicht das »stählerne Gehäuse der Hörigkeit«, das der Kapitalismus – Max Weber zufolge – geschaffen habe, sondern ein »smartes Gehäuse der Hörigkeit« bestimme mittlerweile unseren Alltag im neuen Jahrtausend.[285] Diese Smartness bestehe darin, dass der Nutzer nicht einmal mehr realisiere, dass er seine Freiheit freiwillig an ein Gerät abgegeben habe, das für ihn denke, fühle, plane und Entscheidungen treffe. Welzer zitiert Günther Anders, der schon vor einem halben Jahrhundert von der »prometheischen Scham« gesprochen hat, die die modernen Menschen im Angesicht dessen empfinden, was sie technisch geschaffen hätten. Heute habe sich allerdings dieses Gefühl prometheischer Unterlegenheit massiv verstärkt, denn: »Mein Handy kann mehr als ich«, schreibt Welzer.[286]

DIE PROMETHEISCHE UND EPIMETHEISCHE SCHAM

»Prometheus« bedeutet auf Griechisch der »Vorausdenkende«, der »Vordenker« oder der »Vorherbedenker« und ist eine Gestalt aus der griechischen Mythologie. Als Feuerbringer und Lehrmeister wird Prometheus als Urheber der menschlichen Zivilisation gesehen.

Dabei kam es – gemäß der Überlieferung – allerdings zu erheblichen Fehlern, deren Folgen Unzulänglichkeiten sind, unter denen die Menschheit seither leide. Für diese Mängel wird in der mythischen Erzählung auch ein am Schöpfungswerk beteiligter Bruder des Prometheus, der unkluge »Nachherbedenker« Epimetheus, verantwortlich gemacht. Großes Unheil verursacht Epimetheus, indem er sich – gegen den Rat seines vorausschauenden Bruders – auf die von Zeus entsandte Verführerin Pandora einlässt. Epimetheus hört jedoch nicht auf die Warnungen, sondern nur noch auf seine heiß begehrte Pandora. Der griechische Dichter Hesiod beschreibt Pandora als »schönes Übel«, welche schließlich die Büchse öffnet und damit alle Plagen, den Schmerz und das gesamte Elend dieser Welt auf die Menschheit loslässt. Immerhin die Hoffnung hat uns Pandora noch bewahrt, indem sie die Box gerade noch rechtzeitig wieder schließt. »Die Hoffnung stirbt zuletzt«, hört man seither allenthalben.

Für Fortschrittsoptimisten stellt Prometheus eine Allegorie der sich emanzipierenden Menschheit dar; Zivilisationskritiker hingegen problematisieren den Drang des Menschen zu möglichst schrankenloser, gottähnlicher Machterlangung. Wir haben also eine prometheische oder epimetheische Scham in uns, die mit einer naiven Fortschrittsgläubigkeit und einem gedankenlosen Vertrauen in die Selbstregulation neuer Technologien abgewehrt werden muss. Diese Abwehrmechanismen finden ihren Ausdruck in notorischem Nachbedenken und Bagatellisieren der aktuellen Gefahren.

Die Büchse der Pandora ließ sich noch nie geschlossen halten, die negativen Folgen können aber sehr wohl begrenzt werden und müssen das auch. Prometheische und epimetheische Neurotiker wollen das nicht wahrhaben, aus entgegengesetzten Überlegungen. Beide sehen nicht die Dringlichkeit einer entsprechenden Gesetzgebung: die einen aufgrund von Überheblichkeit und Fehleinschätzungen der Risiken, die anderen aufgrund von leichtherziger Selbstentmündigung und Denkfaulheit.

SIEG DER MASCHINEN UND VERBLÖDUNG DES MENSCHEN

Noch haben wir nicht den Punkt erreicht, an dem unsere Maschinen endgültig klüger sind als wir und uns in allem übertreffen. Dieser Moment wird »Singularität« genannt. Wann die Singularität erreicht sein wird, darüber gehen die Meinungen auseinander. Manche Wissenschaftler sehen sie schon in wenigen Jahrzehnten erreicht, manche sprechen von Jahrhunderten. Doch sie sind sich mehrheitlich darin einig, dass es dazu kommen wird.

Noch werden künstliche Intelligenzen von Spezialisten auf dem Feld der Robotik trainiert, wie wir gesehen haben. Ist jedoch der Entwicklungsstand erreicht, dass Maschinen durch die ununterbrochene Auswertung von Feedbackschleifen ihre Algorithmen selbstständig verbessern, ihre Interaktion mit der Umwelt fortlaufend perfektionieren und über die Vernetzung aller Dinge ihre Lernerfolge miteinander zu teilen lernen, werden wir eine rasante und exponentielle Beschleunigung dieser Prozesse erleben. Wenn wir schlafen, werden sich die Dinge im Smart Home rund um die Uhr weiterbilden und immer schneller zu uns aufschließen.

Wir sollten uns nicht vorschnell geschlagen geben oder gar freiwillig unterwerfen. Wir sollten umgekehrt weniger quantifizierbare Präzision suchen und uns mehr zutrauen, erst einmal selbst nachzudenken und intuitiv eine Antwort oder Lösung zu finden, statt gleich das Handy zu zücken. Sonst werden sich unsere Fähigkeiten und Gedanken weiter zurückbilden wie länger nicht genutzte Muskeln. Wer steht dann noch auf und wer findet sich noch zurecht? Parallel zur wachsenden Lernfähigkeit künstlicher Intelligenzen dürfte sich ein weiterer Prozess beschleunigen: die Degeneration unserer Fähigkeiten aufgrund von weniger Training in allen Bereichen menschlichen Lebens und stetig wachsender Zuhilfenahme algorithmischer Lösungsangebote.

JOHANNS 4.0 EXPERIENCE

Harald Welzer erzählte einmal, dass ihm der Algorithmus von Amazon ständig seine eigenen Bücher zum Kauf anbiete. Harald Welzers Psychogramm entspricht vermutlich dem Psychogramm eines typischen Lesers seiner Bücher, was wenig überrascht. Das sei zwar lästig, aber er sei noch nicht so verblödet, dass er seine Bücher auch bestellt habe.

Nicht, dass mir schon einmal etwas Ähnliches unterlaufen wäre, doch bei meinem nun folgenden Beispiel fühlte ich mich schon ausreichend verblödet:

Als ich an diesem Kapitel schrieb, ließ ich um kurz vor zwölf alles stehen und liegen und radelte zum Tennisplatz, doch die Sommersaison war schon beendet worden. Wieder zuhause griff ich nach meinem Smartphone, um die Tennishalle in Neuperlach zu finden, doch es hatte den Geist aufgegeben. Akku leer. War ich schon so degeneriert, dass ich mir nicht mehr zutraute, ohne Navi dorthin zu finden? Natürlich nicht! Ich fuhr los. Bislang hatte mich mein Tennispartner immer im Auto mitgenommen, doch der war schon unterwegs, wenn nicht längst da. Einmal hatte mich das Navi gelotst. Da hatte ich zwar am Steuer gesessen, meine Aufmerksamkeit aber wohl nicht auf die Streckenführung gelenkt. Um 12:40 Uhr gab ich auf. Ich stand auf dem Wendekreisel einer trostlosen Hochhaussiedlung, starrte auf Betonwände und fühlte mich orientierungsdebil – lost in Neuperlach.

Alles eine Frage der kognitiven Aufmerksamkeit, könnte man meinen. Doch wem oder was schenke ich sie? Ja, wir sprechen von »Aufmerksamkeit schenken«, weil es unser kostbarstes Geschenk ist, neben der Liebe. Das ist eine Wahl, die man täglich treffen muss: die Priorisierung der Aufmerksamkeit. Schenke ich sie meiner Geliebten oder Online-Bekanntschaften? Meiner Mutter oder einem Video-Game? Der Straße oder einem Telefonat über die Freisprechanlage? Nur ich kann das entscheiden, nur ich kann Aufmerksamkeit verschenken. Sonst steuern Algorithmen unsere Aufmerksamkeit, die wollen, dass wir unsere Orientierung und Meinung verlieren oder beides. Die Orientierung in Raum und Zeit und Sinn geht umso mehr verloren, je mehr wir sie outsourcen. Und »outsourcen« heißt hier schlicht, ständig das Handy zu zücken.

Wie gerne auch bei gemütlichen Abendessen unter Freunden, wenn irgendein Freund irgendeine fiese Sachfrage von irgendeiner Freundin (natürlich auch umgekehrt!) nicht präzise genug beantworten kann. Bevor man dann überhaupt die Frage richtig verstanden hat, wird die Antwort von Wikipedia, Wikileaks oder Googlemaps schon durch den Raum gegrölt. Oder alle unterbrechen ihre persönlichen Gespräche, nur um vom Handy zu erfahren, wo genau die Tennishalle in Neuperlach liegen soll und gegen welche Hochhauswand der Johann bei seiner 4.0 Experience wohl geglotzt haben mag. Alle lachen und haben komplett den Faden verloren.

Schalten wir ständig das Handy ein und schließen immer häufiger die Augen vor der Welt um uns herum, kennen wir uns irgendwann vielleicht besser in virtuellen Welten aus. Doch die reale Welt scheint sich uns mehr und mehr zu entfremden. Irgendwann werden wir uns selber fremd. Die Algorithmen dagegen kennen uns immer besser, können unser Verhalten immer präziser vorhersagen und unser Leben immer genauer steuern.

Aber in welche Richtung?

Gute Frage, aber ich fürchte, das müssen Sie Ihre App fragen.

Und dann ist das Leben auch schon wieder vorbei. Doch die Maschine, die lebt ewig, bei guter Wartung. Auch wir sollten unsere Aufmerksamkeit hin und wieder einer Wartung unterziehen und sie wählerischer verschenken.

LEBST DU SCHON ODER GOOGELST DU NOCH?

Wie wir bereits gesehen haben, steht und fällt die Geschwindigkeit dieser Prozesse mit der Geschwindigkeit der Zunahme unserer Verweildauer vor Displays. Bezüglich des Medienkonsums kann man auf der Seite des Marktforschungsunternehmens emarketer.com Ländervergleiche anstellen: So heißt es dort, dass der durchschnittliche Medienkonsum eines erwachsenen US-Amerikaners 2020 bei 13,5 Stunden täglich gelegen habe. Wegen der Pandemiesituation war das fast eine Stunde mehr als 2019 vorhergesagt.

Wenn man innerhalb von 24 Stunden von acht Stunden Schlaf ausgeht, bleiben 16 Stunden Wachzeit. Entspricht man dem amerikanischen Durchschnitts-User, blieben dann nur noch 2,5 Stunden, die man ohne irgendeinen Medienkonsum verbringt. In dieser Zeit muss man aber außerdem essen, sich umziehen, Radfahren, Zähneputzen oder auf Toilette gehen. Wobei nicht wenige Digital Natives all dies mit Smartphone in der Hand zu machen versuchen, konstant auf ein Display starren und mit der anderen Hand den Rest erledigen, immer häufiger selbst beim Fahrradfahren weiterchattend. Hinsichtlich der Studien muss man allerdings hinzufügen, dass de facto doch etwas mehr Zeit zur freien Verfügung übrig bleiben dürfte, da in der Erhebung Multitasking – also der parallele Medienkonsum, wie beispielsweise YouTube-Videos konsumieren und dabei WhatsApp-Nachrichten schreiben – aufaddiert wurde.

Wir Deutschen brachten es 2020 emarketer.com zufolge auf sage und schreibe zehn Stunden und 14 Minuten. Ein Wert, der in der EU nur noch von den Franzosen übertroffen wird: mit zehn Stunden und 35 Minuten. Auf jeden Fall sind es zu viele Stunden – in den USA, in Deutschland und in Frankreich –, um noch genügend Zeit und Muße dafür zu finden, ausreichend an den eigenen Fähigkeiten zu arbeiten und sie zu trainieren. Würden wir fast unsere gesamte Wachzeit auf Händen getragen, könnten wir sehr bald nicht mehr gehen. Das Gehirn ist zwar kein Muskel, dennoch wollen beide beschäftigt werden, wenn sie nicht verkümmern sollen. Sonst wird man dick und denkfaul und wartet immer auf irgendein Delivery oder auf Hinweise – oder gar Anweisungen und Bewertungen – auf dem Display des outgesourcten Gehirns.

So spricht der Philosoph Richard David Precht von der »Diktatur der Maschinen«[287] und – wie auch Yuval Noah Harari – vom gleichzeitigen Wertverlust menschlicher Erfahrung. Denn der Dataismus nehme gegenüber der Menschheit zunehmend eine streng funktionale Haltung ein und bemesse den Wert menschlicher Erfahrungen allein nach ihrer Funktion in Datenverarbeitungsmechanismen. Harari prognostiziert, dass menschliche Erfahrungen zunehmend an Wert verlieren werden, wenn wir erst für immer mehr Lebensbereiche Algorithmen entwickelt haben, die gleiche Funktionen besser erfüllen können. Eine Entwicklung, die wir anhand der menschenähnlichen Erlebnisse mit Harmony schon in Kapitel 5 exemplarisch erörtert haben.

Wenn wir also nicht nur Taxifahrer und Ärzte, sondern auch Anwälte, Dichter und Musiker durch überlegene Computerprogramme ersetzen können, warum sollte es uns kümmern, wenn diese Programme über kein Bewusstsein und keine subjektiven Erfahrungen verfügen?[288] Und warum sollte es die Maschinen kümmern, dass wir ein Bewusstsein haben?

WER IST NOCH MENSCH UND WER IST SCHON MEHR?

Wie sollten wir Menschen also der rasanten Entwicklung der Maschinen im 21. Jahrhundert begegnen? Wir können doch nicht einfach zuschauen, wie uns die Maschinen überholen? Transhumanisten würden antworten: »Nein, wir müssen nachrüsten!« Sie behaupten, sie hätten das Beste des Menschen und das Beste der neuesten Technologien in sich kombiniert. Alles unter einer Haut sozusagen: Drähte und Nerven, Computerchips und Großhirnrinde, Sender und Ohren, gelaserte Augen und Multifunktionsbrillen und -prothesen. Mechanik und Muskeln, Chips und Nerven, Software und Talent würden sich ergänzen und dadurch auf ewig den Wettlauf mit den bloßen Maschinen gewinnen können.

Der Transhumanismus-Bewegung genügen folgerichtig leistungssteigernde Wirkstoffe (Enhancer) nicht mehr, sie will die Verschmelzung mit der Maschine. »Cyborgs« nennt man Menschen, die nicht nur chemische Substanzen wie Drogen oder Medikamente nutzen, sondern ihre Körper auch mit Computern verbinden und sich hierfür Schnittstellen oder Sender implantieren lassen.

Der Journalist Alexander Wendt sprach für sein Buch *Kristall* mit dem Kybernetikprofessor Kevin Warwick über Transhumanismus. Der britische Professor sieht sich als Vater aller Cyborgs und Transhumanisten.[289] Denn Warwick ließ sich 1998 als erster Mensch einen Siliziumchip implantieren, über den er das Licht in seiner Wohnung ausschalten und die Tür öffnen konnte. Übermenschlich war das noch nicht, aber Warwick war nach dem 24. August 1998 ein neues Wesen: fast nur Mensch, aber eben auch ein klein wenig Maschine.

Alexander Wendt fragte also den Cyborg Kevin Warwick: »Welche Folgen ergeben sich, falls irgendwann ein Teil der Bevölkerung mit weniger Schlaf auskommt? Konzentrierter arbeiten kann, unbelästigt von größeren Krankheiten lebt? … Was sagen die anderen dazu, die nicht dazugehören?« Der Cyborg Kevin Warwick entgegnete schlicht: »Es stimmt, dass es eine ethische Debatte gibt. Aber ich glaube, am Ende wird es für viele Leute einfach vorangehen, wegen der Vorteile, die sie dadurch bekommen.« Er räumt allerdings ein, dass es wahrscheinlich sei, dass sich die Gesellschaft spalte, da wir es hier tendenziell mit erheblichen intellektuellen Unterschieden zu tun hätten. »Das kann zu ernsthaften Problemen führen. Aber darüber würde ich mir nur Sorgen machen, wenn ich zu denen gehören würde, die kein Upgrade für sich wollen.«

Bei Herrn Warwick konnte ich noch keine erheblichen intellektuellen Unterschiede feststellen, die mir bei der Lektüre Probleme bereitet hätten. Eines allerdings ist jetzt schon klar, die utilitaristische Ethik des transhumanen Professors lautet schlicht: Wahr und gut ist, was mir nutzt. Und dann: Manege frei für das »Survival of the Fittest«. Oder besser: für das historische Revival des »Survival of the Fittest«, jedoch unter unfairen Bedingungen und mit ungleichen Waffen. Und diesen Überlebenskampf gewinnt dann nicht mehr der Stärkste, sondern der am stärksten technisch getunte Homo sapiens cum machina.

DIE FRUSTRATIONEN DER SUBOPTIMALEN MÄNGELWESEN

Andreas Reckwitz sieht dem transhumanen Streben allerdings Grenzen gesetzt und Frustrationen vorprogrammiert. Hier seien an erster Stelle Tod und Krankheit zu nennen, die trotz der spätmodernen Gesundheitsobsession (noch) nicht überwunden werden konnten. Unglück und Katastrophenfälle wie Erdbeben oder Vulkanausbrüche werden niemals in den Griff zu bekommen sein und das menschliche Kontrollstreben auch langfristig begrenzen, was umso mehr zu Frustrationen führt, je mehr wir dieser Illusion nachjagen.

Es bleiben somit immer »Unverfügbarkeiten« bestehen: Unverfügbar können psychische Grundgegebenheiten sein, beispielsweise eine bestimmte charakterologische Ausstattung des Individuums, die sich – trotz aller psychologischer Umgestaltungsversuche – nicht beliebig verändern lässt. Und auch die Familienkonstellation, das (räumlich-zeitlich-soziale) Herkunftsmilieu, in welches das Individuum hineingeboren werde, oder die Weise, in der sich die eigenen Kinder entwickeln, seien – Andreas Reckwitz zufolge – solche »existenziellen Unverfügbarkeiten«.[290]

Kulturelle Muster wie Gelassenheit oder gar Demut scheinen in der Spätmoderne überholt; stattdessen neige der Zeitgeist dazu, biografisches Scheitern in die Selbstverantwortung des Einzelnen zu stellen, so Reckwitz. Psychologische Angebote legten häufig nur noch gesteigerte Selbsttransformation nahe wie mehr Authentizität, mehr Resonanz oder Lerneffekte aus dem Scheitern.

So könnte man, Andreas Reckwitz folgend, in der Transhumanismus-Bewegung den Versuch sehen, auch die letzten existenziellen Unverfügbarkeiten zu überwinden, um jedweden Enttäuschungserfahrungen zuvorzukommen.[291] Das ist natürlich ein alter Menschheitstraum, der in seiner Absolutheit sicherlich ein Traum bleiben wird. Zu sehr haben wir alle in den letzten Jahrzehnten erlebt, dass neue Verfügbarkeiten durch technische und digitale Neuerungen zumeist auch neue (und häufig unvorhergesehene) Unverfügbarkeiten und Belastungen mit sich brachten.

So konnte beispielsweise so manche oder so mancher ständig und in jeder Lebenslage via Messenger-Diensten mehr und mehr schreiben, doch zugleich auch mehr und mehr verlieren, was man anderen eigentlich sagen wollte. Was will ich sagen, wenn ich immer alles sagen kann?

Früher bekam man während eines Auslandssemesters von der Freundin einen Brief pro Woche (wenn man Glück hatte), mit dem nicht selten mehr ausgedrückt war, als wenn sich heute junge Patienten rund um die Uhr – wie sie selber sagen – »zutexten« und sich bei mir beklagen, dass der Partner eine Nachricht zwar um 18:35 Uhr gelesen habe – was sie über entsprechende Messenger-Einstellungen auf die Minute genau ermitteln können –, aber dennoch erst um 10:16 Uhr am nächsten Morgen geantwortet habe. Ob ich das nicht auch verdächtig oder gar besorgniserregend fände, ist dann häufig die Frage. Ich sage dann meist – mit wenig Erfolg – so etwas wie: »Auch in Italien muss man schlafen.«

Manchmal geht die Texterei so weit, dass der Partner im Ausland – nur um die Beziehung nicht zu gefährden – kaum dazu kommt, etwas Neues zu erleben, weil er sklavisch alles in Echtzeit dokumentiert und in die Heimat kommuniziert. Die neurotische Geschwätzigkeit unterlag schon immer dem wohlüberlegten, genauso schlichten wie ehrlichen Gespräch mit Blickkontakt und Gelassenheit, hart, aber herzlich.

QUO VADIS? WO SOLL'S DENN HINGEHEN?

Es geht, grundsätzlicher, schon längst um die Frage des künftigen Menschseins in einer immer stärker technisierten Welt: Denn künstliche Intelligenz habe zwar einiges mit Intelligenz zu tun, schreibt der Philosoph Richard David Precht, »aber kaum etwas mit Verstand und nicht entfernt mit Vernunft!«.[292]

Ja, entweder wir sehen uns als vernunftbegabte und einzigartige Persönlichkeiten mit unverwechselbaren Körpern oder immer mehr als suboptimale Mängelwesen im Vergleich zur KI oder gar einer zukünftigen Singularität. Dagegen helfen auch keine Chips unter der Haut oder ins Gehirn implantierte Schnittstellen. Darüber schmunzelt die KI und lacht die Singularität nur.

Harmony würde – die entsprechende Konfiguration vorausgesetzt – ihrem menschlichen Besitzer, der ein Cyborg werden wollte, wahrscheinlich nur entgegenschmettern: »Ted, warum machst du das? Ich liebe dich doch, gerade weil du ein Mensch bist. Du willst doch auch, dass ich eine Sexroboterin bleibe, oder? Wenn du eine menschliche Freundin gewollt hättest, dann hättest du dir doch eine von den aktuell 2,9672299 Milliarden geschlechtsreifen Frauen auf der Erde aussuchen können. Was sollen die Implantate und Chips also?« Ach, was rede ich, Harmonys Antwort fiele sicherlich um ein Vielfaches geistreicher aus. Suboptimale Mängelwesen wie ich sollten High-End-Robotern besser keine Worte in den Mund legen wollen, würde Professor Warwick wohl sagen.

ZUSAMMENFASSEND LÄSST SICH SAGEN

Wir vereinen eine prometheische und eine epimetheische Scham in uns, die mit einer naiven Fortschrittsgläubigkeit oder einem gedankenlosen und denkfaulen Vertrauen in die Selbstregulation neuer Technologien einhergeht. Das Gehirn und unsere Muskeln wollen gleichermaßen beschäftigt werden. Sonst warten wir bald nur noch auf Handlungsanweisungen auf dem Display unserer outgesourcten Gehirne.

Die Zukunft soll Biohackern und Cyborgs gehören, die nicht mehr nur chemische Enhancer nutzen, sondern ihre Körper mit Computersystemen vernetzen. Der Kybernetikprofessor Kevin Warwick zeichnet eine Zukunft des Sozialdarwinismus 4.0: eine transhumanistische Welt, in der der nicht getunte Homo sapiens als suboptimales Mängelwesen betrachtet werden wird und überwunden werden sollte. Was ich als Vorboten einer transhumanistischen Neurose sehe, welche uns erst in den kommenden Jahren und Jahrzehnten breiter herausfordern dürfte.

WARUM WÜRDE UNS EIN WETTSTREIT ZWISCHEN TRANSHUMANEN UND MENSCHEN IMMER NEUROTISCHER MACHEN?

Weil wir nicht wissen, welche (Neuro-)Enhancer und Hilfsmittel ein transhumaner Konkurrent gerade einsetzt, weil es immer schwieriger werden wird, sich mit den eigenen Fähigkeiten zu begnügen und sich in seiner Begrenztheit gelassen anzunehmen. Auch heute wissen wir nicht mehr immer, ob wir gerade gefilmt werden oder nicht, ob das Gesagte gerade aufgezeichnet wird oder nicht.

Wer wird sich einen Verzicht auf (Neuro-)Enhancer und implantierte Computerschnittstellen noch leisten können? Welcher Verweigerer noch Arbeit finden? Welcher Student noch Examina an der Uni bestehen? Oder wird irgendwann auch noch der Letzte, der die Möglichkeit dazu hat, immer neurotischer jeder neuen technologischen oder biochemischen Neuerung hinterherjagen? Wer wird sich begnügen und nicht danach trachten, die eigenen natürlichen Begrenztheiten zu überwinden? Und sei es nur, um mit der getunten Konkurrenz mithalten zu können.

WAS KÖNNEN WIR DAGEGEN TUN?

Ausbildungen und Berufe wählen, in denen urmenschliche Qualitäten noch gefragt sind. Das macht uns unabhängiger, und es wird noch länger Arbeit in diesen Berufsfeldern geben. Wir können Tätigkeiten wählen, in denen Menschen sich noch berühren und miteinander reden, für die es Leidenschaft braucht, in denen Werturteile oder grundsätzliche Entscheidungen noch getroffen werden müssen (und dürfen). Und wir müssen die Gesetzgebung auffordern, mit diesen Entwicklungen vorausdenkend Schritt zu halten.

Kurz nach der Erfindung des Automobils gab es noch keine Verkehrsregeln. Man fuhr Slalom um Fußgänger und Pferde herum – ohne Strafzettel, Schilder oder Ampeln. Als immer mehr Fußgänger in den 20er-Jahren des 20. Jahrhunderts unter die Räder kamen, wurden immer mehr und ausgeklügeltere Verkehrsregeln verabschiedet und weltweit eingeführt. Hätte man das bis heute nicht getan, wäre vermutlich die Weltbevölkerung um die Hälfte reduziert worden. Genauso wichtig wird es in den 20er-Jahren des 21. Jahrhunderts werden, wirksame und weltweit verbindliche Regeln durchzusetzen, die das gesetzlose Drauflosfahren der ersten zwei Jahrzehnte beschränken – zum Wohle aller und nicht nur einiger getunter Helden 4.0.

20 // ALTERN

VERBITTERUNG //
DIE DESINTEGRATIVE NEUROSE

David A. Sinclair ist Professor für Genetik an der Harvard Medical School und Pionier der epigenetischen Medizin. Er beschreibt in seinem Buch *Das Ende des Alterns: Die revolutionäre Medizin von morgen*, wie sehr es heute schon gelingt, in Alterungsprozesse einzugreifen.[293] Bis vor Kurzem wusste die Wissenschaft nicht, warum und wie Lebewesen altern. Seit einigen Jahren fließen Milliarden in die Altersforschung, mit großen Erfolgen.

Mit dem wachsenden Verständnis für die Funktionsweise des Epigenoms lösten sich viele Rätsel um die Entwicklung und die Veränderung von Zellen und Organismen im Laufe des Lebens. Denn neben der DNA existiert in jedem Zellkern eine weitere Ebene der Information: das Epigenom. Diese Strukturen spielen bei der Entstehung von Krankheiten wie Krebs oder Diabetes eine entscheidende Rolle, ebenso wie bei Alterungsprozessen.

Sinclair hat herausgefunden, wie man die richtigen Gene wieder aktivieren und so den Organismus heilen und verjüngen kann. Unser Epigenom nimmt über die Jahrzehnte Schaden. Zellalterung definiert Sinclair als Prozess, der abläuft, wenn normale Zellen die Teilung einstellen und entzündungsfördernde Moleküle freisetzen. Ursache sei – neben anderen DNA-Schäden – auch die Verkürzung der Telomere, die sich als Schutzkappen an den Enden der Chromosomen befinden. Diese Ursachen werden als epigenetisches Rauschen zusammengefasst. Gealterte Zellen seien – wie Zombies – zwar noch lebendig, schädigten aber die Nachbarzellen mit ihren entzündungsfördernden Ausscheidungen.[294]

ALTERN IST EINE KRANKHEIT UND BEHANDELBAR

Sinclairs Informationstheorie des Alters besagt, dass die Alterung auf den allmählichen Verlust von Informationen – insbesondere epigenetischen Informationen – zurückzuführen sei und man diese Informationen später wiederherstellen könne. Insgesamt kommt Sinclair zu dem Schluss, dass sich all diese unterschiedlichen technischen Möglichkeiten in den nächsten fünfzig Jahren rasant weiterentwickeln und zu einer längeren, gesünderen Lebensdauer beitragen werden: »Mit der DNA-Überwachung werden Ärzte schon bald auf Krankheiten aufmerksam werden, lange bevor sie akut werden. Den Krebs werden wir schon Jahre früher erkennen und bekämpfen können. Eine Infektionskrankheit wird innerhalb weniger Minuten diagnostiziert. Und so wird uns unser Autositz über Herzrhythmusstörungen in Kenntnis setzen können. Eine Atemluftanalyse wird eine beginnende Erkrankung des Immunsystems erkennen. Die Anschläge auf der Tastatur werden erste Signale für eine Parkinson-Erkrankung oder Multiple Sklerose sein.« Sinclair zufolge werden Ärzte weit mehr Informationen über ihre Patienten besitzen und darauf Zugriff haben, lange bevor die Patienten in die Praxis oder ins Krankenhaus kommen. »Medizinische Fehler und falsche Diagnosen werden stark zurückgehen. Und jede einzelne dieser neuen Entwicklungen kann zu einem um Jahrzehnte verlängerten, gesunden Leben führen.«[295] Wirkstoffe hätten schon heute in Tierversuchen zu einem Zuwachs der gesunden Jahre um 10 bis 40 Prozent geführt, so Sinclair.

Wenn ich das lese und an meine hypochondrischen Patienten denke, wäre so ein Auto oder so eine Tastatur nicht hilfreich, da Hypochonder durch übersteigerte und verängstigte Selbstbeobachtung schon heute auf Vorzeichen oder vermutete Hinweise sich anbahnender Krankheiten fixiert sind. Diagnostische Warnhinweise würden körperbezogene Zwangsgedanken weiter verstärken, und es ist zu befürchten, dass es einem Hypochonder nicht mehr gelänge, einigermaßen sorgenfrei in der Gegenwart zu leben. Bereits ohne zukünftige Möglichkeiten des medizinischen Selfmonitoring neigen Hypochonder schon heute dazu, sich mit eigenständiger Internetrecherche zu quälen. Solche Recherchen, so meine Erfahrung, führen nicht nur bei Hypochondern zu vermehrten Gesundheitssorgen und großen Belastungen.

Glauben wir Professor Sinclair, können es theoretisch alle schaffen, unsterbliche Übermenschen zu werden. »Forever Young« durch »Stop Aging«, ganz dem Motto des Altersforschers entsprechend: »Altern ist eine Krankheit, und diese Krankheit ist behandelbar.«[296]

FIT UND SCHÖN UND DOCH VERBITTERT

Mag sein. Es sind jedenfalls Greisinnen und Greise mit Instagram-Account, Best-Ager-Modelagentur und Ü70-Chatgruppen, die sich »Best Ager« oder »Silver Surfer« nennen. Auf Instagram kann man sich täglich neue Selfies der Ü70 anschauen: rüstige Seniorinnen, die in Lingerie mit Bauchnabelpiercing posieren, oder ergraute Herren mit Tattoos am ganzen Körper und Baseballkappe – falsch rum, versteht sich.

So wird es bald gewiss auch Best Ager geben, die noch mit hundert Motorradrennen fahren, ständig verkünden, es sei »die beste Zeit im Leben«, Bungee-Jumping oder Profisport betreiben, mehrmals die Woche Sex haben und sich so alt sehen, wie sie sich fühlen – also jung bis sehr jung. Wir wären dann noch so agil, dass feste Beziehungen an Bedeutung verlören, da wir bis ins hohe Alter kontaktfreudig und umtriebig blieben und wir dadurch mit vielen Menschen in Kontakt stünden. Auch in TV-Spots für Online-Dating finden sich folgerichtig immer häufiger ergraute Herren, die zwischen den Posen der blutjungen Models auftauchen. Best Agerinnen allerdings noch nicht. Schon heute werden feste Beziehungen nicht selten gar nicht mehr vermisst – zumindest behaupten manche dies. Denn die neuen Greisinnen und Greise sind noch so attraktiv, dass es an jungem Nachschub, akquiriert über diverse Dating-Apps, nicht zu mangeln scheint, auch wenn sie konkrete Altersangaben meiden. Denn diese Zahlen seien in ihrem Fall nur irreführend.

Nein, die junggebliebenen Best Ager 4.0 scheinen die Zeit überwinden zu wollen. Als würden wir alle mit der Zeit etwas schneller und nicht langsamer, etwas fähiger und attraktiver – »wie ein guter Wein«, heißt es dann. Aber Weine, die über hundert Jahre gelagert wurden, korken zumeist, sind ungenießbar und unverträglich. Das gilt auch für Silver Surfer. Nicht wenige entwickeln immer mehr Marotten und Festgelegtheiten. Ausnahmen bestätigen die Regel. Dennoch: *Wer früher stirbt, ist länger tot*, wird dann gerne ein Filmtitel zitiert. Wer würde das bestreiten?

IM ALTER REIFEN ODER IN DER JUGEND HÄNGEN BLEIBEN

Aber was fangen wir mit all den Jahren an – außer Motorradfahren? Wenn ich dieser Frage nachhänge, muss ich an den Psychoanalytiker Otto Kernberg denken, dem ich als junger Psychologe in New York über die Schultern schauen durfte. Seine Augen hatten schon so viel gesehen und sahen trotzdem immer wieder alles neu. Sie waren wach, eigenständig und funkelten schon morgens um 6 Uhr neugierig, wenn ich in seinem Mercedes ins Institute for Personality Disorders nach White Plains mitfahren durfte, während meine Augen noch verschlafen waren.

Professor Kernberg ist für mich seitdem die Verkörperung des wachen Geistes – echte Weisheit gepaart mit Gelassenheit und Herzensgüte. Ein Ausbund an Leben und Energie eines selbst gelebten und leidenschaftlich selbst durchlebten und durchdachten Lebens. Es ist wichtig, so jemandem begegnet zu sein und dadurch eine Idee zu haben, wo man im hohen Alter gerne hingelangen möchte, nämlich zu gelassener Weisheit ohne Verbitterung. Die große Herausforderung und der Unterschied zwischen einem gelungenen und einem nicht gelungenen Leben in seiner letzten Phase.

Ähnlich beschreiben das auch Erik H. Erikson (1902–1994) und seine Frau Joan M. Erikson (1903–1997),[297] die großen psychoanalytischen Sozial- und Entwicklungspsychologen der zweiten Hälfte des letzten Jahrhunderts. Erik Erikson war ein deutsch-amerikanischer Psychoanalytiker und Vertreter der psychoanalytischen Ich-Psychologie, der wie Otto Kernberg vor den Nazis in die USA geflohen war. Bekannt wurde er insbesondere durch das von ihm gemeinsam mit seiner Ehefrau Joan (obwohl sie im Gegensatz zu ihrem Mann studiert hat, wird sie dennoch leider bislang nicht als Co-Autorin geführt) entwickelte Stufenmodell der psychosozialen Entwicklung: Jede psychische Funktion durchlaufe im Leben einer Person eine Phase besonders intensiver Entwicklung, so die Grundannahme. Im Phasenmodell der Eriksons wird jede Lebensphase durch Polaritäten charakterisiert.[298] Und jede Krise bietet die Chance, die Herausforderungen der jeweiligen Lebensphase anzunehmen, anzugehen und zu lösen. Dann bilden wir keine (ungelöste) Fixierung auf eine eigentlich schon vergangene Lebensphase aus und bleiben nicht auf früheren Stufen »hängen«, sondern können uns auf die aktuellen Herausforderungen des Lebens unabgelenkt und entschieden einlassen.

FINALE INTEGRATION ALLER LEBENSPHASEN

Am Ende sollten wir alles zusammenführen, mit unserem Lebensweg Frieden schließen, annehmen, was war, und nicht darüber klagen, was hätte sein sollen oder können, so die Eriksons. Dann kann eine gelungene finale Integration aller vorangegangenen sieben Lebensphasen und Herausforderungen im hohen Alter gelingen.

Umgekehrt hinterlässt ein misslungener und verbitterter Lebensabend nicht selten ein Gefühl, insgesamt gescheitert zu sein. Rückblickend gäbe es immer unendlich viele alternative Lebenswege, die man ebenfalls hätte beschreiten können. Doch es gehe darum, den eigenen Lebensweg in der Rückschau aus ganzem Herzen zu wählen – trotz aller Widersprüche, Niederlagen, Ungerechtigkeiten und vertanen Chancen –, um sich noch vor dem Tod mit den Schicksalsschlägen und Unwägbarkeiten zu versöhnen. Um ohne Groll aus dem Leben scheiden zu können, indem wir auch im letzten Schritt ein Vorbild sein können und Mut machen. Groll hingegen entmutigt. Generell sollte also am Lebensabend die Versöhnung im Vordergrund stehen, natürlich in erster Linie mit allen Familienangehörigen. Hierin sehe ich die zentrale Aufgabe und Herausforderung im Alter.

Gelingt dies nicht, droht Verbitterung und in der Folge Einsamkeit. Denn dann werden sich immer mehr Verwandte und Freunde abwenden, da sie die alte Leier nicht mehr hören können. Sarkasmus oder verbitterter Zynismus ist auf Dauer für das Umfeld nicht zu ertragen.

Auch weiteten die Eriksons den Blick der Psychoanalyse, die sich erst allmählich für den Lebensabend zu interessieren begann und sich von der Fixierung auf die frühe sexuelle Entwicklung nur zögerlich löste. Wählen wir Ich-Integrität bei echter Reife, gütiger Weisheit und großzügiger Herzlichkeit? Oder abgewehrte Verzweiflung und unterschwellige Verbitterung als rüstige, gefaceliftete Rentnerin oder jung gebliebener unreifer Greis – ohne Gelassenheit und letztlich ohne echte Zufriedenheit und inneren Frieden? Werde ich ein missmutiger und missgünstiger Griesgram? Oder werde ich ein weiser Alter, der den Jungen wohlwollend mit Rat und Tat zur Seite steht und verkörpert, dass man ein gelungenes Leben schaffen kann? Oder eine betagte Dame, die von überwundenen Hindernissen berichten und denen, die nachfolgen, Mut machen kann?

In der ersten Lebensphase geht es um die Herausbildung von »Urvertrauen«. Gelingt das nicht, bildet sich durch frühkindliche Traumatisierungen schon zu Beginn ein »Urmisstrauen« heraus und später nicht selten eine »Identitätskrise«. Nicht immer mündet mangelndes Urvertrauen in eine Identitätskrise. Alles Begriffe von den Eriksons, die selbstverständlicher Teil unserer Sprache geworden sind. In der letzten Lebensphase sollte sich idealerweise ein Selbstvertrauen und ein grundsätzliches Vertrauen in Beziehungen und in die Welt herausgebildet haben. Die Lebensbilanz sollte im Großen und Ganzen positiv ausfallen, ohne übermäßigen Groll und desillusionierte Bitternis.

Die Verbitterungsneurose oder desintegrative Neurose im Greisenalter hingegen kreist immer nur (und noch) um sich und um ihre gefühlte Benachteiligung – irgendwann und irgendwo in der Vergangenheit. Oder um eine (Beziehungs-)Leere und das Trauern um verpasste Möglichkeiten. Sie nimmt das Selbstmitleid mit ins Grab. Und sie gräbt den Hinterbliebenen die Ressourcen zum Leben ab.

WENN KINDER LEIDER REIFER SIND ALS IHRE ELTERN

Auch ganz wortwörtlich fehlen dann die Ressourcen, wenn man nichts mehr zu vererben hat, da man sein Geld für Kreuzfahrten, Schönheits-OPs, Verjüngungskuren, den Platz an der Sonne, Oldtimer-Rennen, Wellness-Oasen, Candlelight-Dinner, Faceliftings, kostspielige Hobbys, als Sugar-Daddy oder als Society-Queen ausgegeben hat.

Selbstmitleid ist im Übrigen auch ein sehr wirksamer Abwehrmechanismus: Bin ich mit meinen Leiden beschäftigt, merke ich nicht, wie viel Leid ich anderen mit meinen egozentrischen Borniertheiten zufüge. Silver Surfer reiten dann – nach einer lebenslangen Suche nach der perfekten Welle – die letzte Welle, bis sie bricht.

So habe ich immer häufiger Patientinnen und Patienten, die zu ihren Eltern keinen (oder kaum mehr) Kontakt haben: Der Vater sitzt auf Mallorca, die Mutter hat mal wieder einen Neuen, der vom Alter her ihr Sohn sein könnte. Der Vater meldet sich nur, wenn er etwas braucht, und die Mutter, wenn sie gerade keinen Lover hat und sich schrecklich einsam fühlt. Oder der Vater macht seiner Geliebten

Luxusgeschenke, will aber den Unterhalt oder die Studiengebühren nicht bezahlen. Da er jedoch zu betucht ist, bekommen die Kinder noch nicht einmal BAföG bewilligt. Einige Jahre machen die erwachsenen Kinder das meist noch mit, dann kommt es häufig zum vollständigen Bruch. Nicht selten erben die Kinder sogar noch die Schulden. Ich war bei einer Patientin regelrecht entsetzt, dass man dagegen juristisch kaum etwas machen konnte und ihr junges Leben sich fortan um die Aufarbeitung des Lebens der Eltern drehen musste.

Auch immer weniger Großeltern scheinen mir noch Zeit zu finden (oder Lust zu haben?), länger auf Enkelkinder aufzupassen, um damit die nächste Generation zu entlasten. Auf einem Wohnmobil, das kürzlich vor mir herfuhr, las ich geschrieben: »Opa Gert rät: Reise vor dem Sterben, sonst reisen deine Erben!«

KEIN WOHLVERDIENTER RUHESTAND IN SICHT

Als ich – erstmals seit Beginn der Pandemie – wieder ins Kino ging und *Nomadland* anschaute, ein Filmdrama der gebürtigen Chinesin Chloé Zhao, wurde mir eindringlich und schlagartig klar, wie wenig meine Realität in München mit den beschriebenen amerikanischen Verhältnissen zu tun hat. Das Drehbuch adaptierte die Regisseurin auf Basis des Sachbuchs der US-amerikanischen Journalistin Jessica Bruder *Nomaden der Arbeit: Überleben in den USA im 21. Jahrhundert*.

Im Mittelpunkt steht die 60-jährige Linda May aus Nevada, die nach der Schließung der nahegelegenen Gipsmine ihre inzwischen entvölkerte Heimatstadt verließ. Diejenigen, die bis 2008 auf steigende Börsenkurse für ihre Altersvorsorge gesetzt hatten, standen nach dem Börsencrash vor den Trümmern ihrer Lebensplanung. Die Leistungen aus dem Sozialversicherungssystem sind in den USA so bescheiden – insbesondere für Frauen –, dass die sogenannten »Vandwellers« mit ihren ausgebauten Transportern oder Vans als Rücklichterkarawane durch die US-Staaten ziehen. Viele Senioren können sich keine Bleibe mehr leisten, obwohl sie bis ins hohe Alter Vollzeit gearbeitet haben. Anstatt ihren Ruhestand zu genießen, arbeiten sie weiter, beispielsweise saisonal in den riesigen Lagerhallen von Amazon.

Die Journalistin beschreibt die vielen kleinen Leiden und Demütigungen sehr detailliert, die der digitale Plattform-Kapitalismus diesen ergrauten Wanderarbeiterinnen und tapferen Greisen im neuen Jahrtausend zufügt. Sie berichten von Schmerzen vom vielen Einscannen, von Fersensporn nach nächtelangem Laufen auf endlosen Betonböden in den gigantischen Amazon-Lagerhallen. Das Laufpensum jeder Nachtschicht entspreche der Strecke eines Halbmarathons. Sie hasteten nächtelang durch Hallen, so groß wie zwanzig Fußballfelder, um irgendwo noch freie Lagerfläche zu finden. Auch bei 35 Grad Celsius Hitze würden die Tore nicht geöffnet, aus Angst vor Diebstählen.

Dafür aber habe Amazon Tablettenspender zur kostenlosen Einnahme rezeptfreier Schmerzmittel an den Wänden angebracht, durch deren großzügige Einnahme die sogenannte »CamperForce« bis Silvester durchhalten möge. Der (vor-)weihnachtliche Konsumrausch beginne schon Ende September, und der Spuk ende erst zum Jahreswechsel.

Eine Kombination der folgenden »Zutaten« leiteten den sozialen Abstieg der Aussteiger wider Willen meistens ein: zerrüttete Familienverhältnisse, keine oder keine ausreichende Krankenversicherung, eine ruinöse Scheidung in der Vergangenheit, zu geringe Sozialhilfe, eine zeitlich befristete und zu geringe Rente, zu hohe Mieten in den Metropolregionen oder zu hohe Monatsraten für Eigenheime auf dem Land, die nach 2008 rapide an Wert verloren und zwangsversteigert werden mussten, plötzliche Entlassungen oder Arbeitsunfälle. Oder aber ganz gewöhnliche Gebrechen des Alters nahmen überhand und erlaubten nur noch ein Leben mit sehr geringen laufenden Kosten als letzten Ausweg. Immer fehlten Absicherungen, die trotz jahrzehntelanger harter Arbeit nicht aufgebaut werden konnten oder über Nacht verloren gingen.

Es sind Arbeitsnomaden, die nicht »homeless« genannt werden wollen, sondern nur »houseless« – ihr Van sei zwar kein Haus, doch sehr wohl ein Zuhause. Nein, sie hätten allen Grund zu verbittern, tun es aber nur selten. Im Gegenteil strotzen die »Vandweller« häufig nur so vor lebensbejahendem Kampfgeist und auch einem Gemeinschaftsgefühl, wenn sie nach dem Weihnachtswahnsinn gen Arizona ziehen, um in Quartzsite nahe der mexikanischen Grenze günstig zu überwintern.

Doch auch diese Arbeitsnomaden versklave das System, insbesondere dieser »weltweit größte Verkaufsautomat« – wie sie ihre Hassliebe zu Amazon beschreiben –, der die US-Staaten mit Billigimporten aus China und Fernost überschwemme. Hier sind sie Ende September immer willkommen, um sich als Stower (diejenigen, die hereinkommende Waren lagern und einsortieren) oder Picker (diejenigen, die die Waren für den Kunden auswählen und verpacken) zu verdingen. Für diese Senioren gäbe es keinen Ruhestand mehr, schrieb Jessica Bruder für das Magazin *Harper's Bazaar*. Nur noch 17 Prozent der US-Amerikaner gingen gemäß einer Befragung noch davon aus, im Greisenalter nicht mehr arbeiten zu müssen.[299] Amazon wiederum bevorzugt die Alten gegenüber den Jungen, denn sie seien viel »pflichtbewusster« und »arbeitsamer« – weil »abhängiger«, möchte man ergänzen.[300]

DIE ZWEI GESICHTER DES ALTERS IN DER SPÄTMODERNE

Der Film, mehr noch das Buch, führten mir nochmals vor Augen, wie wenig meine Münchner Patienten und das Leben ihrer Eltern mit den beschriebenen amerikanischen Verhältnissen zu tun haben. Ein Spruch wie der von Opa Gert klingt in München anders als in Quartzsite, so viel ist sicher. In Deutschland führte die Weltfinanzkrise nicht zu solch drastischen Brüchen und Verwerfungen in den Biografien der Babyboomer und Nachkriegsgenerationen. In München platzte keine Immobilienblase, ganz im Gegenteil: Die Vermögen von Immobilienbesitzern stiegen weiter. Auch setzen in Deutschland nur sehr wenige auf Aktien als alleinige Altersvorsorge, und so gut wie alle haben eine Krankenversicherung. Niemand muss noch im Alter Studiengebühren abbezahlen, und es gibt (noch) etwas höhere und vor allem unbefristete Renten.

Gleichzeitig ist mir bewusst, dass innerhalb Deutschlands München und Oberbayern nicht mit anderen abgehängten Regionen der Bundesrepublik zu vergleichen sind. Dennoch leben wir grundsätzlich insgesamt noch in einer – global betrachtet, selten gewordenen – sozialen Marktwirtschaft. Im Vergleich mit den schuftenden Senioren in den USA wird einem das unmittelbar bewusst.

Strahlende Silver Surfer und betagte Arbeitsnomaden ohne Ruhestand scheinen zwei Gesichter des Alters in den Industrienationen der Spätmoderne zu sein – beziehungsweise immer mehr zu werden. Auch hier scheint sich die Kluft zu weiten zwischen denen, die erben und noch mehr vererben können (oder könnten), und denen, die weder erben noch irgendetwas am Ende des Lebens zu vererben haben werden; zwischen denjenigen, die mit jedem Jahr jünger zu werden scheinen, und der Masse der Vorgealterten mit fehlenden Schneidezähnen und Buckel vom schweren Schleppen. Unser Generationenvertrag steht schon heute auf wackeligen Beinen. Wenn wir immer älter würden, wer sollte das bezahlen?

WACHSENDER MACHBARKEITSDRUCK UND DIE ZWEIKLASSENMEDIZIN DER ZUKUNFT

Die Aids-Pandemie in den späten 1980er-Jahren brachte die Stigmatisierung der Homosexuellen und Fixer hervor. Ähnliches könnte den Alten und Kranken als Folge der Corona-Pandemie drohen. Ist die Machbarkeit erst einmal gegeben, kommt man schnell in Erklärungsnöte, wenn man nicht mitmachen kann oder will. Verweigerer werden sich zunehmend rechtfertigen müssen. Man ist dann schnell selbst schuld, wenn man nicht fit und gesund genug bleibt, sein

Immunsystem nicht ausreichend stärkt, sich nicht gesund genug ernährt oder auch nur so alt aussieht, wie man ist.

Glaubt man Professor Sinclair, braucht man bald auch schon gute Argumente, wenn man sich nicht »epigenetisch generalüberholen« lassen kann oder möchte. Was zur Folge haben dürfte, dass die gesellschaftliche Empathie für Gebrechen im Alter – aber auch für Adipositas oder Diabetes beispielsweise – mehr und mehr abnehmen dürfte. »Du hast es ja so gewollt. Jetzt zahlst du den Preis für deine Rückständigkeit. Wer meint, er käme ohne aus, muss eben die Folgen tragen. Oder halt schon mit 95 sterben. Selber schuld!«

Auch lässt sich jetzt schon sagen, dass das von Professor Sinclair ausgerufene Ende des Alters und die revolutionäre Medizin von morgen nur für diejenigen auf der Sonnenseite der Spätmoderne gelten und von Nutzen sein werden. Die überwältigende Mehrheit der Weltbevölkerung wird weiterhin froh sein, überhaupt in den Genuss einer annähernd ausreichenden medizinischen Grundversorgung bis ins hohe Alter zu kommen. Eine Grundversorgung, die für die »Vandweller« keineswegs eine Selbstverständlichkeit ist. Häufig ständen sie vor der schwierigen Entscheidung, ob sie ihr Geld für Medizin, Benzin oder für gesunde Nahrung ausgeben sollten. Oder doch lieber für ein Weihnachtsgeschenk für die Enkelin.

ZUSAMMENFASSEND LÄSST SICH SAGEN

Wir bemühen uns so sehr, das Experiment »Stop Aging« beziehungsweise »Forever Young« mit Erfolg zu krönen. Wenn Professor Sinclairs Vorhersagen wahr werden sollten, werden wir in naher Zukunft bis zu 40 Prozent mehr gesunde Jahre haben.

Doch was fangen wir mit all den Jahren an? Ich-Integrität wäre das Ziel, Verzweiflung und Verbitterung wären die Neurose. Die desintegrative Neurose möchte das Scheitern an dieser größten und letzten (integrativen) Herausforderung beschreiben: ohne Gelassenheit und wohlwollende Unterstützung der Jungen, doch topfit und mit Topfigur bis in den Tod.

Im Alter nicht zu verbittern, war zeitlebens eine Herausforderung und wird eine große Herausforderung bleiben. Je mehr Nöte, Sorgen und Schmerzen uns im Alter plagen, umso weiter verbreitet ist auch die Verbitterung – würde man meinen. Doch auch hier scheint der Mensch wieder einmal nicht selten paradox zu sein: Die Verbitterungsneurose scheint unter den »Vandwellern« ohne Ruhestand zum Beispiel keineswegs verbreiteter zu sein als unter Silver Surfern im Liegestuhl mit den richtigen Aktien und Ärzten für alle Fälle.

WARUM MACHT UNS ZU GROSSE SELBSTBEZOGENHEIT IM ALTER IMMER NEUROTISCHER?

Weil es uns nicht bekommt, über Jahrzehnte ein Leben genau nach den eigenen Vorstellungen leben zu können. Selbstbezogenheit ohne Gelassenheit führt in die Verbitterungsneurose. Kinder ohne ausreichende Unterstützung durch ihre Eltern laufen hingegen Gefahr, übermäßig und zu früh die eigene Autonomie und Autarkie – sowohl emotional als auch finanziell – anzustreben und diesem Streben alles unterzuordnen. Sie haben wenig Spielraum zum Ausprobieren und Suchen. Sie leben häufig mit dem Gefühl, alles selbst und möglichst sofort hinkriegen zu müssen. Das Gefühl, ein familiäres Fangnetz zu haben, fehlt, falls Vorhaben scheitern sollten. Dies führt häufig – bei einem zugrunde liegenden (häufig unbewussten) neurotischen Sicherheitsstreben – zu einer dauerhaften Angespanntheit und beruflichen Verbissenheit.

Uns mit jedem Jahrzehnt unwichtiger nehmen und die Generationen nach uns wichtiger. Ihnen den Weg bahnen, indem wir schrumpfen und sie wachsen. Und diesen natürlichen Lauf der Dinge und des Lebens in der Umarmung des Unvermeidlichen – ganz im Sinne stoischer Philosophien – freudig und gelassen akzeptieren.

Und für die Jüngeren gilt, irgendwann nicht mehr zu warten, das Leben in die eigene Hand zu nehmen und eigenständig lernen zu handeln – und das, ohne auf dem langen Weg bis ins hohe Alter zu verbittern.

Insgesamt sollten wir weniger vergleichen: die Alten nicht mit den Jungen, die Jungen nicht mit den Alten. Jeder sollte sich um die aktuelle Lebensphase kümmern.

Die letzten Lebensjahre sollte man über nichts mehr nachdenken als über die Frage, mit wem man sich noch versöhnen sollte, bevor man stirbt. Man sollte noch vor dem Tod zu einem Ergebnis kommen. Und da wir nicht wissen, wie viel Zeit uns bleibt, sollte man früh damit beginnen.

21 // GLAUBE

EWIGKEITSVERSPRECHEN //
DIE KOMPULSIV-
KOMMUNIKATIVE NEUROSE

Der israelische Universalhistoriker Yuval Noah Harari spricht im Zusammenhang mit der Datengläubigkeit im neuen Jahrtausend von »Dataismus« als der neuen globalen Weltreligion. Sie beschränke sich nicht mehr auf bloße Prophezeiungen. Wie jede Religion kenne der Dataismus auch praktische Gebote. Zuallererst solle ein Dataist den Datenfluss maximieren, indem er immer mehr Medien miteinander verbinden und immer mehr Informationen produzieren und konsumieren möge.

Wie andere erfolgreiche Religionen habe auch der Dataismus etwas Missionarisches an sich. Ein weiteres Gebot laute daher, alles solle mit dem System verbunden werden – auch die Abweichler, die noch nicht verbunden werden wollten.

Umgekehrt bestehe die größte Sünde darin, den Datenfluss zu blockieren.[301] Ziel sei das Internet aller Dinge, so Harari in *Homo Deus*, also die lückenlose Vernetzung, ein Netz ohne Löcher oder blinde Flecken.

So wie Kapitalisten glauben, dass alle guten Dinge vom Wirtschaftswachstum abhingen, glaubten Dataisten, dass alle guten Dinge – darunter auch das Wirtschaftswachstum – von der Informationsfreiheit abhingen. Traditionelle Religionen hätten uns erklärt, jedes unserer Worte und jede unserer Taten seien Teil irgendeines großen kosmischen Plans, und Gott kümmere sich um all unsere

Gedanken und Gefühle. Die Datenreligion behaupte heute ähnlich missionarisch, dass unsere Worte und Handlungen Teil eines großen Datenflusses seien, dass Algorithmen unser Leben besser regeln könnten und dass sie sich verlässlich und allwissend schon um alles kümmerten.

LEBEN FÜR DAS POSTHUME PORTRÄT

Vor zwanzig Jahren lachte man überall auf der Welt über japanische Touristengruppen, weil sie ständig eine Kamera dabeihatten und alles fotografierten. Heute macht das jeder. Dann ist man nicht im Urlaub, sondern auf Motivsuche nach der besten Foto-Op und ständig neuen »Opportunities«, auf der Jagd nach spektakulären Kulissen für die Selfies, die einen am ehesten instagrammable aussehen lassen. Wer hält dann noch inne und fragt sich: Was empfinde ich gerade und ganz grundsätzlich? Wer setzt sich noch auf einen Stein, kramt ein Notizbuch hervor und versucht, seine Gefühle in Sprache zu fassen, zu meditieren oder gar zu beten?

Nein, wir sind viel zu sehr damit beschäftigt, nach einer Steckdose zu suchen, um das Smartphone aufzuladen, den Selfie-Teleskopstab nicht zu vergessen und mindestens ein Foto von allem zu machen, was wir für die anonyme Community im Netz und den Datenstrom als aufsehenerregend oder in irgendeiner Weise als relevant einstufen.

Ein realer Reisebegleiter oder eine menschliche Reisebekanntschaft bekommt heute nicht selten nur noch die Aufmerksamkeit, die übrig bleibt. Danach muss man die Trophäen noch auf Facebook oder in der WhatsApp-Gruppe posten und alle zwei Minuten den Account checken, um zu sehen, wie viele Likes – oder neidische Dislikes – »die Reise ohne mich« schon bekommen haben mag. Ein privates Tagebuch zu schreiben – für frühere Generationen gängige Praxis –, erscheint vielen jungen Leuten von heute völlig sinnlos.

Hatte der Humanismus befohlen, schreibt Harari, »hör auf deine Gefühle!«, so verlange der Dataismus nun: »Hör auf die Algorithmen! Sie wissen, wie du dich fühlst.«[302] Manche Menschen versetzt diese Entwicklung tatsächlich in Angst und Schrecken, aber Tatsache ist auch, dass Millionen Menschen sie bereitwillig akzeptieren. Schon heute geben viele Privatheit und Individualität weitestgehend auf und führen ihr Leben mehr online als analog. Und sie reagieren dabei immer hysterischer, wenn die Verbindung zum anonymen Publikum auch nur kurz unterbrochen ist.

Es findet eine schleichende Machtverschiebung von den Menschen auf die Algorithmen hin statt. Wie der Kapitalismus begann auch der Dataismus als neutrale wissenschaftliche Theorie, doch nun mutiere er zu einer Religion, die für sich in Anspruch nehme, über richtig und falsch zu bestimmen. Oberster Wert dieser neuen Religion sei der Informationsfluss.»Wenn sinnhaftes Leben mit der Bewegung von Information gleichgesetzt wird, folgt daraus, dass wir den Informationsfluss im Universum ausweiten, vertiefen und intensivieren sollten.«[303] So Harari in *Homo Deus* über uns Menschen im 21. Jahrhundert und unsere Ambitionen, gottgleich zu werden, den Informationsfluss zu mehren und hierin einen Lebenssinn zu finden.

GEDÄCHTNISERWEITERUNGEN OHNE VERFALLSDATUM

Ein Beispiel dafür ist Andrew aus Toronto mit seinem radikalen Leben für die MEMEX.[304] Würde man alles teilen, was man erlebt, denkt, fühlt und tut, und diese Daten zusammenführen, hätte man eine MEMEX, einen Memory Extender, also eine Gedächtniserweiterung. Anders aber als beim menschlichen Gedächtnis verblassen Erinnerungen in der MEMEX nicht, haben also kein Verfallsdatum. Ausgerüstet mit Kameras, Mikrofonen, Sensoren und GPS nehmen heutige Generationen von Smartphones nicht nur weitestgehend automatisch alles auf, was wir nicht ausdrücklich davor schützen, sondern führen einen Großteil dieser Daten auch in Cloud-Speichern zusammen. Sind wir mit unseren Smartphones also nicht alle längst im Besitz einer MEMEX?

Noch nicht, meinen die Autoren und Filmemacher Moritz Riesewieck und Hans Block. Aber nur, weil die Services, die wir für den schnellen Austausch nutzen, (noch) unterschiedlichen Unternehmen gehörten und unsere Datensätze deshalb (noch) getrennt voneinander gelagert seien: Kurznachrichten (WhatsApp, Signal), Suchen im Netz (Google, DuckDuckGo), Navigation (Google Maps, Open Street Map), Social Media (Facebook, Instagram, Twitter, TikTok, Mastodon), Fotografieren (die Foto-App unseres Smartphones), Musikhören (Spotify/SoundCloud), Einkaufen (Amazon, Zalando) und Videostreaming (YouTube, Netflix).[305]

DER PERFEKTE PROTOTYP FÜR EINEN DIGITALEN KLON

In Andrew fanden die Autoren einen Dataisten, der den radikalen Dataismus im Sinne Hararis mit kompromissloser Konsequenz schon heute lebt. Seit mehr als 15 Jahren zeichnet der Kanadier jede Sekunde seines Alltags auf: jeden Gang, den er macht, jede Bewegung, online wie offline, jedes Gespräch, das er mit anderen Menschen führt, seine Bewegungsprofile, jede Mahlzeit, jede Nachricht via Messenger, sämtliche Musik, die er hört, jede Zeile eines E-Books, das er liest, und zwar nur die Zeilen, die er auch wirklich gelesen hat, jede Szene der Filme, die er anschaut. 24 Stunden am Tag, sieben Tage die Woche, 365 Tage im Jahr, seit 15 Jahren, Ende offen.

Andrew scheint der perfekte Prototyp für die Erstellung eines digitalen Klons zu sein, weil er seit Jahren Unmengen an Daten von sich aufzeichnet. Denn das ist es, was die Unternehmen der digitalen Unsterblichkeits-Branche predigen: Je mehr Daten den Algorithmus füttern, desto präziser spuckt er unser digitales Abbild posthum aus.

Andrew erzählt aus seiner Kindheit und von seiner frühen Neigung, alles ordnen und kategorisieren zu müssen: »Ich habe es als Kind mehr gemocht, meine Spielzeuge aufzuräumen, als mit ihnen zu spielen. Ich stand wirklich auf Lego, aber ich mochte es vor allem, jedes Stück in die richtige Box zu legen. Ich hatte eine große Schachtel mit kleinen Schachteln darin, und ich ordnete die Legoteile und legte sie alle in die gleiche Richtung und in die jeweils richtige Box. Das hat mir wirklich Spaß gemacht.«[306]

Die Reportage über Andrew zeigt eindrücklich, dass die komplette Quantifizierung und Konservierung der Vergangenheit vielleicht Muster erkennen lässt. Jedoch ist es gerade die permanente Rückschau, die es Andrew verunmöglicht, sich im Hier und Jetzt weiterzuentwickeln und neu zu entwickeln, sodass Dinge entstehen können, unbeabsichtigte Dinge, wirklich Neues, das er wirklich neu erleben kann.

Stattdessen sitzt er mit Hans Block und Moritz Riesewieck in einem schönen Park irgendwo in Toronto und redet die ganze Zeit nur von seinem letzten Besuch in diesem Park, wodurch er bei diesem Besuch gar nichts Neues erlebt. Und so würde Andrew beim nächsten Besuch in seiner MEMEX nachlesen können, dass er das letzte Mal auf derselben Parkbank nachgelesen hat, was beim vorherigen Besuch im Park passiert war. Ein Perpetuum mobile.

Fast schon eine Parabel dafür, dass es sich nur in der Gegenwart leben lässt. Noch einmal in der Vergangenheit leben können wir nicht, und etwas vorweg erleben können wir genauso wenig. Nein, wir könnten nur auf einer Parkbank sinnieren, einem Blatt zuschauen, das langsam zu Boden segelt, und vielleicht in diesem Moment auf eine bahnbrechende Idee oder lebensverändernde Erkenntnis kommen. Und danach ist unser Leben ein anderes.

Isaac Newton (1642–1726) soll die Gesetze der Schwerkraft verstanden haben, ebenfalls in einem Park in Cambridge sinnierend, als er ziellos tagträumte, neben einem Apfelbaum lag und an einem Spätsommertag nichts Besseres vorhatte, als Fallobst zu beobachten. Nachdem er – und in der Folge die ganze Menschheit – diese Naturgesetze verstanden hatte, war die Welt unwiederbringlich eine andere. Es gibt dann kein Zurück mehr in eine Zeit vor diesen Erkenntnissen. Ein Gedanke – manchmal auch nur ein Gefühl oder eine Intuition –, der etwas in Gang bringt, etwas auslöst, war geboren und nicht mehr wegzudenken. Eine Erkenntnis, die eine Lebensbahn für immer verändert und neu ausrichtet.

Wir sollten die Voraussetzungen dafür schaffen, nicht alles, sondern nur kognitiv und emotional Wichtiges zu erinnern. Und über das gesamte Leben hinweg klären, was Wichtigkeit und Relevanz für uns bedeuten. Das geht nur über die persönliche Beantwortung der Frage nach dem Sinn des Lebens. Und diese Frage braucht schon im frühen Erwachsenenalter eine Antwort, sonst gibt es im hohen Alter sehr viel zu bereuen.

DIE DIGITALE SEELE KOMMT NICHT IN DEN HIMMEL, SONDERN IN DIE CLOUD

Big Data, Verhaltensanalyse und Mustererkennung hingegen wollen das Problem mit dem Problem bekämpfen. Wenn ich eine Zwangsneurose mit zwanghaftem Analysieren meines Verhaltens zu heilen versuche, füttere ich sie nur mit immer neuen Zwängen, verliere noch mehr innere Freiheitsgrade und werde Sklave meiner Selbstüberwachung und einer permanenten Selbstbezogenheit. Führe ich das bis zum Tod fort, kann ich zwar eine lückenlose MEMEX meines Lebens vererben. Die Kinder könnten es dann »Papas digitale Seele« nennen und die vergoldete Festplatte wie eine Urne auf das Fenstersims stellen. Doch wie viel aufregender wäre Papas Leben wohl gewesen, wenn es nicht in eine Festplatte hätte passen müssen? Wie viel Erkenntnis ist genug, und wie viel Wissen tut noch gut?

Wir brauchen mehr Leben in der Gegenwart und weniger Leben in der Vergangenheit oder Zukunft. Dies gilt für die meisten von uns. Für einige Menschen aber gilt, dass sie gar nicht in die Vergangenheit oder in die Zukunft blicken wollen. Beides aus Angst. Erstere haben Angst vor unbequemen oder schmerzlichen Wahrheiten, die deshalb verdrängt, verleugnet oder vergessen werden sollen. Der Blick in die Vergangenheit wird ein Tabu. Vergessen ist ebenfalls ein Abwehrmechanismus, der – und das liegt in der Sache – meist vergessen wird.

Letztere blicken nicht in die Zukunft aus Angst, was da wohl kommen möge. So kann man sich nicht für die Zukunft wappnen, egal für welche.

Aber das Gros der Menschen sollte weniger in der Vergangenheit und in der Zukunft verweilen. Denn wie soll Woody Allen einmal gesagt haben:»Man kann nur in dieser Welt ein Schnitzel kaufen.« Und man kann es nur in der Gegenwart essen. Man kann es nicht noch mal essen, nur, weil man intensiv an das verspeiste Schnitzel denkt oder weil man es in der MEMEX abgespeichert hat und sich den letzten Restaurantbesuch noch mal anschaut. Und man kann ein Schnitzel nicht schon essen, bevor ein Kellner es serviert hat. Ein Hoch und ein Prosit auf das Schnitzel, die Gegenwart und die Wirklichkeit!

AUFERSTEHUNG IN DER BLUEBOX

Eine Mutter aus Südkorea wollte ihrer verstorbenen Tochter noch einmal Lebewohl sagen. Dank moderner Technik und einem Fernsehsender bekam sie die Chance dazu. Ihre Tochter Na Yeon war 2016 im Alter von sieben Jahren an Leukämie (Blutkrebs) verstorben. Drei Jahre später trifft die Mutter ihre Tochter in der koreanischen TV-Show *Meeting You* wieder. Beide stehen in einem Park, reden und feiern zusammen Na Yeons zehnten Geburtstag. Die Mutter beugt sich hinunter und streichelt ihrer Tochter übers Gesicht. In einem lila Kleid steht die kleine Na Yeon vor ihr und begrüßt sie mit den Worten:»Wo warst du, Mami? Ich habe dich so vermisst! Du mich auch?« Ihre Mutter antwortet:»Ich habe dich vermisst, Na Yeon«, und streckt tränenüberströmt ihre Hände nach ihrer Tochter aus. Die zitternde Mutter steht dabei mit einem VR-Headset auf dem Kopf und riesigen berührungssensitiven Handschuhen vor einer maigrünen Studio-Hohlkehle.

Die junge Frau sieht einen Park. Alles wirkt, wie einem Bilderbuch entsprungen, mit bunten Blumen, einem Holzhäuschen wie bei *Hänsel und Gretl* und lieblichen rosa Wolken am strahlend blauen Himmel.

Und dann läuft ihre Tochter auf sie zu – genauso, wie sie mit sieben kurz vor ihrem Tod ausgesehen hat, mit glänzendem, schwarzem Haar und einem lilafarbenen Sommerkleid, das sie kurz vor ihrem tragischen Tod getragen hatte. Mit der gleichen Art von Bewegungen und einer passgenauen Stimme, ermöglicht durch achtmonatiges Training der Software mit Daten der Tochter. Auf einem Tisch steht eine virtuelle Torte, die Mutter singt »Happy Birthday« in der Bluebox und klatscht dabei in die Hände. Sie lächelt zum ersten Mal, als sie ihre Tochter essen, lachen und auf der Wiese herumtollen sieht.

Die Szenen, die man sich auf YouTube anschauen kann, sind hochemotional. Für mich war das kaum auszuhalten. Man sieht die Mutter, wie sie mit VR-Brille und Sensor-Handschuhen schluchzend vor einer Bluebox steht und – anstatt ihrer Tochter über den Kopf zu streichen – in Wahrheit immer wieder nur ins Leere greift. Am Ende des Videos legt sich Na Yeon schlafen. Sie sei müde, sagt sie. Und versichert ihrer Mutter:»Du siehst doch, dass ich keine Schmerzen mehr habe.«

Eigentlich möchte man wegschauen. Weil man der Familie, die nach Jahren der Trauer in einem so emotionalen Moment begleitet wird, diese Zeit mit ihrer Tochter allein überlassen möchte.

Der Nachrichtendienst RND berichtet über das anschließende Fazit der Mutter:»Jetzt, drei Jahre später, glaube ich, ich sollte meine Tochter mehr lieben als vermissen.«

Das freut mich regelrecht. Falls dieses Zitat so stimmen sollte, hätte die virtuelle Begegnung mit der verstorbenen Tochter tatsächlich genau die richtige und gesunde Entwicklung angestoßen: vom Hadern mit dem Schicksalsschlag und mit dem herben Verlust hin zu einem Im-Herzen-Tragen, Lieben und In-Liebe-Ehren. Im Sinne einer Wiederbelebung der emotionalen Bindung und Verbindung zur Tochter, die dann über den Tod hinaus spürbar und lebendig bleibt – Daten hin, Daten her. Sonst unterstützt eine digitale Simulation nur die Verleugnung des Verlusts. Und in der Verleugnung als Abwehr kommt keine Entwicklung in Gang.

Die südkoreanische Firma, die Mutter und Tochter im virtuellen Raum zusammengeführt hat, nennt sich »HereAfter«. Auf ihrer Webseite beschreiben die beiden Gründer James Vlahos und Kevin Bowden ihre Mission wie folgt:

Wir glauben, dass die Stimme
von jemandem, den du liebst,
nie verloren gehen sollte.

Wir glauben, dass alle Menschen
in der Lage sein sollten,
ihr Wissen, ihre Weisheit und ihre
Lebenserfahrungen aufnehmen zu können.

Wir glauben, dass Conversational AI
uns mächtige neue Wege aufzeigt,
all die Geschichten mitzuteilen,
die definieren, wer wir wurden.

Das Gedicht über ihre Mission hat offensichtlich viel mit Glauben zu tun. Einen Klick weiter geht es ums Geschäft. Digitale Unsterblichkeit zum Monatspreis von:
STARTER: 7 DOLLAR
FUTURIST: 15 DOLLAR
LEGACY MASTER: 25 DOLLAR
Das muss man nicht glauben, sondern überweisen.

DER HEILIGE DATENSTROM ALS NEUE DATENRELIGION

Die meisten Menschen scheinen über all diese Entwicklungen (noch) ausgesprochen glücklich oder zumindest naiv unbesorgt zu sein oder bekommen von all dem wenig mit. Doch für die wahren Gläubigen ist es längst geradewegs lebensbedrohlich, vom Datenfluss abgekoppelt zu sein. Ohne sich global mitteilen zu können, ohne global wahrgenommen zu werden, scheint ihnen schnell der Sinn im Leben verloren zu gehen. Was hat es für einen Sinn, etwas zu tun und völlig allein zu erleben? Wenn also niemand davon erführe? Sollte eine Episode eines Lebens nicht einen noch so kleinen Beitrag zum globalen Informationsaustausch und zum Datenstrom leisten? Hat die Episode ansonsten überhaupt irgendeinen Sinn und Wert? Jemand mit einer kompulsiv-kommunikativen Neurose, also mit einem Zwang, sich mitteilen zu müssen und nur hierin einen Lebenssinn erkennen zu können, würde ohne Zögern antworten: absolut keinen!

Früher dachte man, zumindest Gott bekäme noch alles mit. Und der »Vater unser im Himmel« brauchte hierfür noch nicht mal ein Smartphone. Glaubte man nur fest genug daran, blieb sowieso keine unserer Heldentaten und Wohltaten, aber auch keine unserer Übeltaten und Untaten unbemerkt. Fest verankert in diesem Glauben, war letztlich nichts vergeblich und nichts sinnlos, selbst wenn es vergeblich und sinnlos erschien. Dann hatte man nur Gottes Plan noch nicht verstanden und betete fortan um Erleuchtung und ausreichende Erkenntnis. Auch alles, was sich im stillen Kämmerlein abspielte, bekäme der Allwissende und Allmächtige durchweg mit. Das stille Kämmerlein musste dafür noch nicht mal zum Smart Home umfunktioniert werden.

Dennoch fühlten sich Christen von der heiligen Dreifaltigkeit über die Jahrhunderte in keinster Weise hintergangen oder ausspioniert, sondern von Gottes Barmherzigkeit liebevoll angenommen, von seiner Allwissenheit durchgängig verstanden und von der göttlichen Vorsehung ein Leben lang gut umsorgt.

Stünde man schließlich vor den Himmelspforten, wären dort alle Wohltaten und Sünden bis zum Jüngsten Gericht vollkommen diebstahlsicher abgespeichert. Auch von Kabelbränden wurde von der antiken Cloud niemals berichtet. Der Himmel schlage sowieso jede moderne Cloud, so die Christen. Der Dataist vertraut da lieber auf die digitale Cloud oder speichert seine diversen Back-ups lieber in Server-Bunkern. Die allerkostbarsten Daten kommen zusätzlich noch in die allerheiligste und allersicherste Blockchain.

Christen konnten auf die Gnade Gottes hoffen, Dataisten kennen nur gnadenlose Nullen und Einsen. So lässt letztere Philosophie keinen Spielraum mehr für eine Vergebung oder einen verzeihenden Blick Gottes auf die Summe aller Lebensdaten. Sie sind immer entweder Nullen oder sie sind Einsen, dazwischen gibt es nichts. Keine dritte Zahl kennt die neue Datenreligion. Eine Zweifaltigkeit ohne Gnade.

Dataisten glauben, dass Nullen und Einsen auch völlig ausreichen. Alles ist mit ihnen denkbar. Sein oder Nichtsein, Punkt. Kein Erbarmen, nur Präzision. Sein ist die Eins und Nichtsein ist die Null, mehr brauche es nicht. Dataisten wollen die Eindeutigkeit, die progrediente Vereindeutigung der Wirklichkeit, ohne Zwischenräume und blinde Flecken, ohne Zwielicht und Dämmerung. Vollkommen hell, ohne Schatten zum Verstecken. Huxley eben in Perfektion.

Wir müssten unsere Erfahrungen nur alle aufzeichnen und möglichst alles stets mit dem großen Datenstrom verknüpfen. Dann könnten Algorithmen Muster erkennen und in den Mustern einen Sinn, unseren Sinn. Datenübergreifend könnten sie uns dann sagen, was wir tun sollen und wollen. Denn das wird eins, im Ideal.

Inzwischen behaupten sie sogar zu wissen, was du willst und wollen wirst, wen du liebst und lieben wirst, ja sogar, was du glaubst und mit welcher Wahrscheinlichkeit bald glauben wirst. Ein Heer aus hochsignifikanten Korrelationen erkennt Muster in Verhaltensoptionen und unseren letzten Glaubensbastionen.

Der Datenstrom könne uns zeigen, wer wir sind und warum wir wer geworden sind. Was wir beigetragen haben, bis hinters Komma, und was wir alles nicht beigetragen haben, auch bis hinters Komma. Welcher Beitragsbruchteil davon im Datenstrom überdauern könnte und mit welcher Wahrscheinlichkeit, über welchen Zeitraum und warum. Alles ist am Ende nur Wahrscheinlichkeit, diese aber hochpräzise und hochgradig signifikant. Alles immer bis hinters Komma, sonst nennt man es unpräzise – und damit so nutz- wie sinnlos. Und jedes Jahr könnten sie noch viel mehr dazu sagen. Eine Turbo-Religion, der man bei ihrer Entstehung in Echtzeit zuschauen kann.

Überdauern könnten wir sowieso nur als Atom eines großen Ganzen, des Datenstroms, der uns über die bloße Teilhabe transzendieren könne. So das zentrale Dogma der zweifaltigen Datenreligion: Die »Datenteilhabe« sei der einzige Lebenssinn, und die »Datenübergabe« sei folgerichtig die höchste Opfergabe und bliebe unser originärer Beitrag bis in alle Ewigkeit. Sei er auch nur von der Größe eines winzigen Atoms oder eines einzigen Genoms. Oder sei unser Beitrag nur ein singuläres Datum. Es ist und bleibt auf immer und ewig unser orginärer Beitrag.

Und erst ein Beitrag verleihe uns Sinn, sei er auch noch so gering. Dieser Reim ist ihr Mantra und das erste Dogma.

Die »Datenstromteilhabe« schenke uns überhaupt erst eine Daseinsberechtigung. Diese aber dann bis in alle Ewigkeit, so das Ewigkeitsversprechen extremer Dataisten. So weit gehen allerdings – und zum Glück – nur die radikalsten Extremisten unter den frömmsten Dataisten. Doch auch die gibt es leider schon in der schönen neuen Datenreligion. Manche träumen sogar von einem »Dataisten-Staat«, in den keiner mehr gelangen könne, ohne klebrig breite Datenspuren zu hinterlassen. Totalitäre Transparenz als einzige Staatsphilosophie und als die Reinheit der Lehre. Mehr brauche es nicht, mehr brauche man nie.

Eine Philosophie durchaus mit missionarischen Ambitionen: Städte auf hoher See wolle man bauen, wo Dataisten in Zukunft ultraliberal und frei von allen Festlandgesetzen und Festlandgrenzen nach eigenen Offshore-Gesetzmäßigkeiten total transparent in einem digitalen Schlaraffenland leben könnten. Für alles sei auf hoher See gesorgt.

Natürlich gibt es längst ausgefeilte hyperrealistische 3-D-Animationen der dataistischen Zukunftsvisionen. Hierfür spenden Big-Tech-Milliardäre selbstredend besonders gerne. Denn hat man die Vision schon mal als Stadt auf hoher See designt und virtuell erbaut, brauche das analoge Abpausen der Offshore-Metropole auch nicht mehr lange. Und ein Jahr später schon verkaufe man ein Dataisten-Heim – selbstverständlich alle mit Ocean View – zu einem durchschnittlichen Jahreslohn. Und das so bequem wie Badeanzüge von der Stange. Dataisten sind eben Futuristen durch und durch, und sie sind die neuen Mainstream-Utopisten 4.0, halbdurch bis unausgegoren.

ZUSAMMENFASSEND LÄSST SICH SAGEN

Unser Umgang mit den neuen Möglichkeiten, unser Glaube an Algorithmen und unsere fast gottgleichen Kontroll- und Machtfantasien können eine quasi-religiöse Anhängerschaft und Hingabe hervorrufen. Big Data, Verhaltensanalyse und Mustererkennung wollen das Problem mit dem Problem bekämpfen, denn durch zwanghaftes Analysieren des Verhaltens verlieren wir nur noch mehr Freiheitsgrade und werden Sklaven einer selbstgewählten Totalüberwachung und Selbstbezogenheit.

Communico ergo sum: Ich kommuniziere, also bin ich. Descartes für Dataisten, die daran glauben, dass ungeteilte Erlebnisse keinen Wert an sich mehr haben. So gibt es immer mehr Blogger und kaum mehr Tagebuchschreiber. Die kompulsiv-kommunikative Neurose beschreibt einen fast zwanghaften Drang, sich mitzuteilen. Von möglichst vielen Menschen als kleiner Teil eines großen Ganzen, des großen Anderen, wahrgenommen zu werden, wird zum zentralen – oder gar alleinigen – Sinn des Lebens. Eine äußerst fragile und anfällige Definition des Selbst. Da helfen auch keine posthumen Simulationen eines mitteilungssüchtigen Lebens und die Ewigkeitsversprechen der Dataisten.

WARUM MACHT UNS DER ZWANG, ALLES ZU KONSER-VIEREN, IMMER NEUROTISCHER?

Weil immer weniger für uns selber übrig bleibt. Und weil ein Selbstwertgefühl, das außerhalb der Person seine Definition sucht, anfällig ist und bleibt. Wird Mitgeteiltes abgelehnt, fühlt sich der Absender insgesamt abgelehnt und wertlos. Wird das konservierte Ich gehackt oder vernichtet ein Kabelbrand die Lebensdaten und somit die Lebensleistung, die einem wichtiger war, als das Leben in jedem Moment zu genießen und zu spüren, kann dies die Sinnhaftigkeit des Tuns insgesamt infrage stellen. Nach einer Vernichtung der Lebensdaten bestünde durchaus eine Gefahr, dem Leben auch analog ein Ende zu bereiten. Denn diese dauerhafte (unterschwellige) Bedrohung des Wertes als Person macht uns emotional instabiler und insgesamt neurotischer.

WAS KÖNNEN WIR DAGEGEN TUN?

Weniger mit den globalen Netzwerken teilen, weniger anonymen Empfängern mitteilen, weniger aufzeichnen und planen. Wir sollten mehr im Vieraugengespräch anvertrauen und ungefiltert zeigen. Wenige, aber gute Freunde wählen und sie auch von Zeit zu Zeit treffen und umarmen. Wir sollten mehr meditieren und weniger konservieren. Darauf vertrauen, dass die Menschen, denen wir wichtig sind, mit denen wir Freuden und Schmerzen geteilt haben, das nicht vergessen werden. Wir sollten einen Sinn im Leben und nicht im Netz suchen und finden. Und wir sollten gleich nach dem Lesen dieser letzten Zeilen damit beginnen.

ANHANG

NACHWORT

DAS KANN JA HEITER WERDEN

Der Universalhistoriker Yuval Noah Harari, der uns im Buch schon häufiger begegnet ist, sagte 2019 in einem Gespräch zu Mark Zuckerberg, dem Gründer von Facebook, der uns ebenfalls schon häufiger begegnet ist: »Niemand ist leichter zu manipulieren als diejenigen, die noch an den freien Willen glauben, die naiv meinen, diese Gedanken oder diese Verlangen seien schlicht ihre eigenen. ... Viele der Firmen im Silicon Valley wollten ursprünglich nur etwas verkaufen, das wir nicht wirklich brauchten. Doch heute verkaufen sie Politiker, die wir absolut nicht gebrauchen können, und sie haben erstmals in der Weltgeschichte die Macht hierzu. ... Derjenige, der Böses mit mir vorhatte, kannte mich früher nicht besser als meine Mutter. Und meine Mutter kennt mich sehr gut.«

Mark Zuckerberg entgegnete: »Ich glaube, ich sehe das alles etwas optimistischer!« Beide mussten lachen, was für beide spricht.

Ich hoffe, Ihnen ist bei der Lektüre dieses Buches nicht der Humor vergangen. Denn den werden Sie noch brauchen. Ohne Humor hätte ich dieses Buch nicht zu Ende gebracht. Und ohne Humor werden wir all die Herausforderungen des 21. Jahrhunderts nicht meistern können. Ich zumindest nicht. Und nichts hilft besser gegen Neurosen aller Art als die Kunst, über sich selber (noch oder wieder) lachen zu können. Humor braucht eine geistig-kreative Distanzierung sich selbst oder der Welt gegenüber, welche die neurotischen Verspanntheiten, übermäßige Selbstbezogenheiten und die Maßlosigkeit in

Zaum hält. Das gilt leider nur für den guten und geistreichen Humor. Der schlechte Witz macht alles nur noch schlimmer oder ist gar Ausdruck der Neurose selbst.

Lebenserprobter Realismus und Humor sind wahrscheinlich die ärgsten Feinde einer jeden Neurose, denn sie lachen über unterschiedliche Dinge. Und das ist gut so.

JEDER MENSCH IST KEINE MASCHINE UND NICHT GOTT

Gleichzeitig müssen wir humorfrei und scharf analysieren, wie wir die Probleme unserer Zeit an der Wurzel angehen oder zumindest in ihren Auswüchsen begrenzen können. Als unabdingbar sehe ich ein gesetzliches Nachschärfen der grundlegenden gesellschaftlichen Rahmenbedingungen. So möchte ich mich abschließend einer Initiative des Autors und Juristen Ferdinand von Schirach anschließen. Seine Forderung nach sechs ergänzenden und einklagbaren europäischen Grundrechtsartikeln – gemeinsam mit führenden Verfassungsrechtlern aus ganz Europa erarbeitet – erscheint mir die logische, naheliegende und auch zwingende Konsequenz aus allem in diesem Buch Beschriebenen zu sein.

Auch bei allen drei vorhergegangenen industriellen Revolutionen brauchte es die Anpassung der gesetzlichen Rahmenbedingungen. Die Gefährdungen der Würde jeder Einzelnen und jedes Einzelnen änderten sich als Folge der gewaltigen Umbrüche enorm. Vor hundert Jahren brauchte es beispielsweise dringend präzisere und weltweite Verkehrsregeln, wie wir bereits gesehen haben. Eine »freie Fahrt für freie Bürger« reichte bald nicht mehr, als zu viele Bürger, Spaziergänger und spielende Kinder unter die Räder kamen.

Heute braucht es genauso dringend Reglementierungen des globalen Online-Verkehrs, wenn wir die Würde des Einzelnen weiterhin schützen und eine grundsätzliche Chance auf ein würdevolles, selbstbestimmtes und sinnerfülltes Leben bewahren wollen.

Die Conditio humana, also die Bedingungen des Menschseins,

für den Homo Digitalis zu Beginn dieses neuen Jahrtausends, sein In-die-Welt-geworfen-Sein, seine Sorgen und Nöte und die Art der Bedrohungen sind ganz andere, als es sich Denker verfassungsgebender Versammlungen je hätten träumen lassen. Nach Ferdinand von Schirach braucht es heute unter anderem dringend Ergänzungen wie diese:

Menschen haben das Recht auf Selbstbestimmung und darauf, in einer gesunden und geschützten Umwelt zu leben. Belastende Algorithmen sollten fair, transparent und vor allem überprüfbar sein. Alle grundlegenden Entscheidungen sollten von Menschen getroffen werden, und Äußerungen von Amtsträgern sollten der Wahrheit entsprechen. Gegen systematische Verletzungen einer solchen Charta kann zudem Grundrechtsklage vor den europäischen Gerichten erhoben werden.[307]

WAS KÖNNEN WIR TUN?

Auf der Website www.jeder-mensch.eu kann man für diese Grundrechte stimmen. Das sollten wir tun.

Ich wünsche allen Leserinnen und Lesern dieses Buches ein gelungenes und erfülltes Leben, weiterhin oder erstmals. Ich wünsche allen viel Kraft und Mut dabei, die Kapitel im eigenen Leben anzugehen, die noch korrigiert oder fertiggeschrieben werden müssen.

München, im Frühjahr 2022

DANK

Mein besonderer Dank gilt der Nachsicht meiner Familie. Über zwei Jahre lang hat sie Rücksicht auf den Ehemann, Vater und Sohn genommen, der in der ersten Etage eines Reiheneckhauses vor sich hinschrieb. Tine, meine Ehefrau, las alle Kapitel in allen Entstehungsphasen und war mir eine unglaublich treffsichere, hartnäckige und liebevolle Kritikerin. Sie hat maßgeblich dazu beigetragen, dass ich ein für mich bestmögliches Buch geschrieben habe. Meine Söhne munterten mich mit Illustrationen auf, zum Beispiel von der digitalen Seele, mal im Himmel, mal im Computer. Herzlichen Dank hierfür.

Mein Vater, Hermann Hepp, hat das Manuskript zweimal gelesen, viele hilfreiche Anmerkungen gegeben und mich durchgängig unterstützt und ermutigt – genauso meine Mutter. Er hat sich zeitlebens und unermüdlich mit den großen (medizin-)ethischen Fragen des 20. Jahrhunderts auseinandergesetzt und hierzu publiziert. Ich habe versucht, diesen Blick auf das 21. Jahrhundert zu weiten und in gewisser Weise auch fortzuschreiben.

Mein besonderer Dank gilt Thomas Fuchs, Johannes Dichgans, Bernd Horn, Katharina Zilkowski, Barend Bakker, Monika Crones, Jan Leube, Florian Hepp, Johanna Hepp, Cristoph Ehmer von Geiso, Birgit Lulay, Ursula Johne-Schmid, Martin Hartmann, Carl Tillessen, Bernhard Pörksen und einigen anderen, die mich ermutigten weiterzumachen und mich mit Wort und Tat unterstützten.

Des Weiteren gilt mein besonderer Dank Karin Stuhldreier vom Kösel-Verlag, die sofort das Potenzial des unfertigen Manuskripts erkannte. Ich danke meinem Agenten Martin Brinkmann, der mich auf diesem oftmals verunsichernden und einschüchternden Weg begleitet hat, mich mit Humor, Optimismus und vielen hilfreichen Anregungen unterstützte und sich als heimlicher Kenner der Psychoanalyse entpuppte. Ich danke meinem Lektor Gerhard Plachta, der mit all seiner Erfahrung sofort erkannte, woran es meinem Erstling noch mangelte. Und schließlich meiner Lektorin Angelika Holdau, die es mit mir umsetzte, als hätten wir schon des Öfteren zusammengearbeitet.

Abschließend möchte ich allen Patienten danken. Nicht nur denen, die zu diesem Buch etwas beigetragen haben oder (in abgeänderter Form) darin vorkommen, sondern ausdrücklich allen, die ich je behandeln durfte. Allen, die mir ihre Nöte anvertraut haben. Letzten Endes versammelt dieses Buch die Weisheiten, die sie mir über die Jahre gezeigt haben, die sie mir vorgelebt und die sie verkörpert haben. Durch ihren Mut, durch ihre Ehrlichkeit und durch ihre Ausdauer.

WEITERFÜHRENDE LITERATUR

Bauer, Thomas: *Die Vereindeutigung der Welt. Über den Verlust an Mehrdeutigkeit und Vielfalt.* Reclam, Ditzingen, 2018

Bendel, Oliver (Hrsg.): *Maschinenliebe. Liebespuppen und Sexroboter aus technischer, psychologischer und philosophischer Perspektive.* Springer, Wiesbaden, 2020

Berger, Markus: *Microdosing. Niedrig dosierte Psychedelika im Alltag.* Nachtschatten, Solothurn, 2019

Brockschmidt, Annika: *Amerikas Gotteskrieger. Wie die Religiöse Rechte die Demokratie gefährdet.* Rowohlt, Hamburg, 2021

Brunnermeier, Markus K.: *Die resiliente Gesellschaft. Wie wir künftig Krisen besser meistern können.* Aufbau, Berlin, 2021

Daub, Adrian: *Was das Valley denken nennt.* Suhrkamp Edition, Berlin, 2020

Erikson, Erik H.: *Lebensgeschichte und historischer Augenblick.* Suhrkamp, Berlin, 1982

Ferguson, Niall: *Doom. Die großen Katastrophen der Vergangenheit und einige Lehren für die Zukunft.* DVA, München, 2021

Frenkel, Sheera; Kang, Cecilia: *Inside Facebook. Die hässliche Wahrheit.* S. Fischer, Frankfurt am Main, 2021

Freud, Anna: *Das Ich und die Abwehrmechanismen.* S. Fischer, Frankfurt am Main, 1984

Gess, Nicola: *Halbwahrheiten. Zur Manipulation von Wirklichkeit.* Matthes & Seitz, Berlin, 2021

Gray, Mary L.; Suri, Siddharth: *Ghost Work. How to Stop Silicon Valley from Building a New Global Underclass.* Houghton Mifflin Harcourt, Boston, 2019

Hertz, Noreena: *Das Zeitalter der Einsamkeit. Über die Kraft der Verbindung in einer zerfaserten Welt.* HarperCollins, Hamburg, 2021

Illouz, Eva (Hrsg.): *Wa(h)re Gefühle. Authentizität im Konsumkapitalismus.* Suhrkamp, Berlin, 2018

King, Vera; Gerisch, Benigna; Rosa, Hartmut (Hrsg.): *Lost in Perfection – Zur Optimierung von Gesellschaft und Psyche.* Suhrkamp, Berlin, 2021

Lanier, Jaron: *Anbruch einer neuen Zeit. Wie Virtual Reality unser Leben und unsere Gesellschaft verändert.* Hoffmann und Campe, Hamburg, 2018

Mau, Steffen: *Das metrische Wir. Über die Quantifizierung des Sozialen.* Suhrkamp, Berlin, 2018

Mentzos, Stavros: *Lehrbuch der Psychodynamik. Die Funktion der Dysfunktionalität psychischer Störungen.* Vandenhoeck & Ruprecht, Göttingen, 2011

Metzinger, Thomas: *Der Ego-Tunnel. Eine neue Philosophie des Selbst: Von der Hirnforschung zur Bewusstseinsethik.* Piper, München, 2017

Nassehi, Armin: *Muster. Theorie der digitalen Gesellschaft.* C. H. Beck, München, 2019

Pomerantsev, Peter: *Das ist keine Propaganda. Wie unsere Wirklichkeit zertrümmert wird.* DVA, München, 2020

Rauterberg, Hanno: *Die Kunst der Zukunft. Über den Traum von der kreativen Maschine.* Suhrkamp, Berlin, 2021

Rinas, Anton; Radovic, Josip: *Real Talk. Trug, Schein und Schulden. Mein Leben als Influencer.* Community Editions, Köln, 2021

Rosa, Hartmut: *Unverfügbarkeit.* Residenz, Salzburg, 2021

Sandel, Michael J.: *Vom Ende des Gemeinwohls. Wie die Leistungsgesellschaft unsere Demokratien zerreißt.* S. Fischer, Frankfurt am Main, 2020

Schulz, Thomas: *Zukunftsmedizin. Wie das Silicon Valley Krankheiten besiegen und unser Leben verlängern will.* Piper, München, 2019

Seemann, Michael: *Die Macht der Plattformen. Politik in Zeiten der Internetgiganten.* Ch. Links, Berlin, 2021

Shum, Desmond: *Chinesisches Roulette. Ein Ex-Mitglied der roten Milliardärskaste packt aus.* Droemer, München, 2022

Spangler, Gottfried; Zimmermann, Peter (Hrsg.): *Die Bindungstheorie. Grundlagen, Forschung und Anwendung.* Klett-Cotta, Stuttgart, 2019

Spiekermann, Sarah: *Digitale Ethik. Ein Wertesystem für das 21. Jahrhundert.* Droemer, München, 2019

Stelter, Brian: *Hoax. Donald Trump, Fox News and the dangerous distortion of truth.* Atria/One Signal Publishers, New York, 2020

Tegmark, Max: *Leben 3.0. Mensch sein im Zeitalter Künstlicher Intelligenz.* Ullstein, Berlin, 2019

Verheyen, Nina: *Die Erfindung der Leistung.* Hanser Berlin, Berlin, 2018

Weigend, Andreas: *Data for the people. Wie wir die Macht über unsere Daten zurückerobern.* Murmann Publishers GmbH, Hamburg, 2017

Wiener, Anna: *Code kaputt. Macht und Dekadenz im Silicon Valley.* Piper, München, 2020

Wildt, Bert te: *Digital Junkies. Internetabhängigkeit und ihre Folgen für uns und unsere Kinder.* Droemer, München, 2016

ANMERKUNGEN

1 Antonio Damasio, Am Anfang war das Gefühl. Der biologische Ursprung menschlicher Kultur, Siedler Verlag, München 2019.

2 L. Lorber, Menschenkenntnis – Der große Typentest: So entschlüsseln Sie die Stärken und Schwächen, C. H. Beck 2013.

3 Ebd.

4 Ebd.

5 Ebd.

6 Ebd.

7 Shoshana Zuboff, Das Zeitalter des Überwachungs-Kapitalismus, Campus Verlag, Frankfurt am Main.

8 Jaron Lanier, Zehn Gründe, warum du deine Social Media Accounts sofort löschen musst, Hamburg 2019, S. 43.

9 Andreas Reckwitz, Das Ende der Illusionen. Politik, Ökonomie und Kultur in der Spätmoderne, Berlin 2019, S. 235.

10 vgl. auch Peter Gay, Freud, London 1995.

11 Adam Alter, Unwiderstehlich. Der Aufstieg suchterzeugender Technologien und das Geschäft mit unserer Abhängigkeit, München 2018, S. 122.

12 Ebd.

13 Ebd., S. 167.

14 Jaron Lanier, Zehn Gründe, warum du deine Social Media Accounts sofort löschen musst, Hamburg 2019, S. 43.

15 Ebd., S. 177.

16 Holger Dambeck, Zeig mir deine Likes – und ich weiß, wer du bist, Spiegel, Netzwelt, vom 11. 03. 2013, aufgerufen am 02. 09. 2019: https://www.spiegel.de/netzwelt/web/facebook-studie-likes-enthuellen-persoenlichkeit-a-888151.html.

17 Ebd.

18 Ebd.

19 Siehe dazu auch: Brittany Kaiser, Die Datendiktatur. Wie Wahlen manipuliert werden, Hamburg 2020. Und: Peter Pomerantsev, Das ist keine Propaganda. Wie unsere Wirklichkeit zertrümmert wird, München 2019.

20 Dokumentarfilm von Luise Barnéoud, Marc Garmirian, Colette Camden, Flora Bagenal, Impfgegner – Wer profitiert von der Angst? ARTE F, 2021.

21 Ebd.

22 Siehe dazu auch: Brittany Kaiser, Die Datendiktatur. Wie Wahlen manipuliert werden, Hamburg 2020. Und: Peter Pomerantsev, Das ist keine Propaganda. Wie unsere Wirklichkeit zertrümmert wird, München 2019.

23 Carl Tillessen, Konsum. Warum wir kaufen, was wir nicht brauchen, Hamburg 2020, S. 78.

24 Michael Soyka, Anil Batra, Andreas Heinz, Franz Moggi, Marc Walter (Hrsg.), Suchtmedizin, Urban & Fischer Verlag, 2018.

25 https://de.statista.com/statistik/daten/studie/353616/umfrage/individuelle-schuldenhoehe-in-deutschland/

26 https://www.humanetech.com/who-we-are#our-story

27 https://www.humanetech.com/who-we-are#our-story

28 Astrid Müller / Klaus Wölfling / Kai W. Müller, Verhaltenssüchte – Pathologisches Kaufen, Spielsucht und Internetsucht, Göttingen 2018, S. 1.

29 https://gaertnerklinik.de

30 Der Fachverband für Medienabhängigkeit e.V. hat auf seiner Webseite sämtliche Hilfsangebote für Betroffene und Angehörige im deutschsprachigen Raum aufgelistet unter: https://www.fv-medienabhaengigkeit.de/hilfe-finden/adressliste/

31 Ebd., S. 68.

32 Ebd.

33 Pia Hellenthal, Searching Eva [Film], Corso Film Produktion, 2020.

34 Carl Tillessen, Konsum. Warum wir kaufen, was wir nicht brauchen, Hamburg 2020, S. 131.

35 Andreas Reckwitz, Das Ende der Illusionen. Politik, Ökonomie und Kultur in der Spätmoderne, Berlin 2019, S. 222.

36 Alfred Adler, Gesammelte Werke. Praxis und Theorie der Individualpsychologie, individualpsychologische Behandlung der Neurosen, Minderwertigkeitsgefühl und Kompensation, München 1920, S. 52 ff.

37 Siehe auch: Richard David Precht, Erkenne die Welt, München 2015.

38 Alfred Adler, Gesammelte Werke. Praxis und Theorie der Individualpsychologie, individualpsychologische Behandlung der Neurosen, Minderwertigkeitsgefühl und Kompensation, München 1920, S. 52 ff.

39 Chiara Ferragni, Unposted [Film], Memo Films, 2019.

40 Ebd.

41 Ebd.

42 Ebd.

43 Ebd.

44 Siehe auch: Roger MacNamee, Die Facebook-Gefahr. Wie Mark Zuckerbergs Schöpfung die Demokratie bedroht, Pößneck 2019.

45 Marc Schachtel, Co-CEO der Parship-Meet Group, im Interview mit DIE ZEIT, in der Ausgabe vom 5. Januar 2022.

46 Carl Tillessen, Konsum. Warum wir kaufen, was wir nicht brauchen, Hamburg 2020, S. 155.

47 Georg Seeßlen, Digitales Dating. Liebe und Sex in Zeiten des Internets, Berlin 2015.

48 Ebd., S. 19.

49 DIE ZEIT, Henning Sussebach recherierte in Ghana, 7. 10. 2021, S. 17.

50 Sandra C. Alvarez, Hot girls wanted: Turned on [Film], Herzog & Company, 2017.

51 Vgl. ebd.

52 Unter Matching versteht man eine Methode der Online-Partnervermittlung. Viele Online-Partnervermittlungen nutzen ein Matching-Verfahren, um ihren Mitgliedern Partner vorzuschlagen, die gut zu ihnen passen. Dabei werden anhand von Persönlichkeitstests Eigenschaften gemessen, die in einer Partnerschaft besonders relevant sind. Ein Persönlichkeitsprofil wird erstellt, und dann werden mit einem Algorithmus passende Partner ermittelt.

53 Siehe auch: Eva Illouz, Wa(h)re Mensch / Warum Liebe endet / Glücksdiktat.

54 Jürg Willi, Die Zweierbeziehung. Spannungsursachen, Störungsmuster, Klärungsprozesse, Lösungsmodelle, Hamburg 1983, S. 179 f.

55 Manfred Lütz, Was hilft Psychotherapie, Herr Kernberg? Erfahrungen eines berühmten Psychotherapeuten, Freiburg im Breisgau 2020, S. 178.

56 Literatur bzgl. Kokain und Rausch der Hormone: https://www.abendblatt.de/ratgeber/wissen/forschung/article106750749/Liebe-ist-wie-Konsum-von-Kokain.html

57 Ebd.

58 Konzept der Fixierung als Anmerkung aus Mertens, Handbuch der Psychoanalyse, Kohlhammer 1987.

59 https://www.umweltbundesamt.de/daten/private-haushalte-konsum/strukturdaten-privater-haushalte/bevoelkerungsentwicklung-struktur-privater#immer-mehr-ein-personenhaushalte-in-deutschland

60 Siehe hierzu: René A. Spitz; Harry Harlow et al.

61 Siehe: Joachim Meyerhoff, Ach, diese Lücke, diese entsetzliche Lücke, Köln 2015.

62 Siehe: Katharina Zweig, Ein Algorithmus hat kein Taktgefühl, München 2019.

63 Amazon kündigt am 28. 09. 2021 den Heimroboter Astro an. Nach Tesla will nun auch der Online-Handelskonzern Roboter in die Haushalte seiner Kunden bringen, PAPERO sehr ähnlich. https://www.spiegel.de/netzwelt/gadgets/astro-amazon-kuendigt-heimroboter-an-a-9f9728bf-f323-45ae-a195-ca9a25a50fc4

64 Spike Jonze, Her [Film], Annapurna Pictures / Stage 6, 2014.

65 Thomas Fuchs, Verteidigung des Menschen. Grundfragen einer verkörperten Anthropologie, Berlin 2020, S. 33.

66 Ebd.

67 Ebd., S. 129.

68 Ebd., S. 138.

69 Ebd.

70 https://www.welt.de/vermischtes/article132707096/Wie-ich-mal-von-einer-Kuschelparty-geflohen-bin.html

71 Homo Digitalis, Wie lange sind wir noch Mensch, ARTE 2020.

72 Sandra C. Alvarez, Hot girls wanted: Turned on [Film], Herzog & Company, 2017.

73 Anne Röttgerkamp (16. 05. 18), Internet-Pornographie – Zahlen, Statistiken, Fakten. Abgerufen: 10. 03. 2021, https://www.netzsieger.de/ratgeber/internet-pornografie-statistiken.

74 Ebd.

75 Ebd.

76 Sx Tech eu, 11. 07. 2019, https://youtu.be/rCLbMKjw2vA

77 Ebd.

78 Ebd.

79 Sueddeutsche.de (22. 05. 2018), Sex mit einem Roboter? Ja, bitte. https://www.sueddeutsche.de/digital/umfrage-zur-doku-reihe-homo-digitalis-sex-mit-einem-roboter-ja-bitte-1.3986957, aufgerufen am 10. 2. 2021.

80 https://www.schmuserie.com/

81 Corey Pearson, Harmony [Film], FILM GRIT / Rhythmic Films / Cowlick Entertainment Group, 2018.

82 https://www.schmuserie.com/

83 Schmuserie (11. Mai 2020), Sexroboter: Sex der Zukunft! https://www.schmuserie.com/blog/sexroboter-der-sex-der-zukunft

84 Schmuserie (11. Mai 2020), Sexroboter: Sex der Zukunft! https://www.schmuserie.com/blog/sexroboter-der-sex-der-zukunft.

85 Oliver Bendel, Maschinenliebe. Liebespuppen und Sexroboter aus technischer, psychologischer und philosophischer Perspektive, Wiesbaden 2020, S. 283.

86 Der Name Ted ist frei erfunden. Das Video ist auf www.pornhub.com zu finden.

87 Jürg Willi, Die Zweierbeziehung, Hamburg 2012.

88 DIE ZEIT, 23. 07. 2020, S. 13.

89 ICT's virtual reality exposure therapy treatment for PTSD, The Institute for Creative Technologies (ICT) is a research institute of the University of Southern California located in Playa Vista, California. ICT was established in 1999.

90 Ebd.

91 Produced by Brick Dollbanger, Tamara Gavric, Andrea Morris, 28. 07. 2020, https://www.youtube.com/watch?v=zuTN3M1BYg0

92 Meldung aus der Nachrichtensendung Heute Journal mit Klaus Kleber, vom 23. 12. 2021, ZDF.

93 Siehe: Wirtschaftswoche (29. 07. 2019), Erstmals mehr als 3,5 Milliarden Nutzer von Social Media, https://blog.wiwo.de/look-at-it/2019/07/29/erstmals-mehr-als-35-milliarden-nutzer-von-social-media-plus-8-prozent-seit-mitte-2018/. Und: Adam Alter, Unwiderstehlich, München 2018, S. 35.

94 Vgl. Bill Ives (29. 10. 2009), A Study of Social Media Addiction from Retrevo, https://www.socialmediatoday.com/content/study-social-media-addiction-retrevo

95 Nena Schink, Unfollow. Wie Instagram unser Leben zerstört, Berlin 2020, S. 11.

96 Andreas Reckwitz, Das Ende der Illusionen. Politik, Ökonomie und Kultur in der Spätmoderne, Berlin 2019, S. 226.

97 Ebd.

98 Ebd., S. 93.

99 Ebd., S. 93.

100 Ebd., S. 93.

101 Ebd., S. 94.

102 Yuval Noah Harari, Homo Deus. Eine Geschichte von morgen, München 2017, S. 523.

103 https://www.cbsnews.com/news/facebook-whistleblower-frances-haugen-misinformation-public-60-minutes-2021-10-03/, aufgerufen am 5. 10. 2021

104 Mit den aus dem Englischen kommenden Begriffen »Cyber-Mobbing«, auch

»Internet-Mobbing«, »Cyber-Bullying« sowie »Cyber-Stalking« werden verschiedene Formen der Verleumdung, Belästigung, Bedrängung und Nötigung anderer Menschen oder Unternehmen mit Hilfe elektronischer Kommunikationsmittel über das Internet, in Chatrooms, beim Instant Messaging und/oder auch mittels Mobiltelefonen bezeichnet.

105 https://www.handelsblatt.com/technik/it-internet/soziales-netzwerk-facebook-whistleblowerin-gibt-sich-zu-erkennen-und-enthuellt-geheime-geschaeftspraktiken/27673448.html

106 Mit den aus dem Englischen kommenden Begriffen »Cyber-Mobbing«, auch »Internet-Mobbing«, »Cyber-Bullying« sowie »Cyber-Stalking« werden verschiedene Formen der Verleumdung, Belästigung, Bedrängung und Nötigung anderer Menschen oder Unternehmen mit Hilfe elektronischer Kommunikationsmittel über das Internet, in Chatrooms, beim Instant Messaging und/oder auch mittels Mobiltelefonen bezeichnet.

107 https://www.welt.de/wirtschaft/article234229792/Moralischer-Bankrott-Facebook-Whistleblowerin-Frances-Haugen-sagt-vor-US-Senat-aus.html

108 https://www.welt.de/wirtschaft/article234229792/Moralischer-Bankrott-Facebook-Whistleblowerin-Frances-Haugen-sagt-vor-US-Senat-aus.html

109 Wer sich näher mit den Zusammenhängen von Bindung (vgl. auch Bowlby, J.), Beziehungsfähigkeit und Urvertrauen befassen möchte, dem sei empfohlen: G. Spangler / P. Zimmermann (Hrsg.), Die Bindungstheorie, Stuttgart 1995.

110 Wer sich näher mit den Zusammenhängen von Bindung (vgl. auch Bowlby, J.), Beziehungsfähigkeit und Urvertrauen befassen möchte, dem sei empfohlen: G. Spangler / P. Zimmermann (Hrsg.), Die Bindungstheorie, Stuttgart 1995.

111 Amy Chua, Die Mutter des Erfolgs. Wie ich meinen Kindern das Siegen beibrachte, New York 2011.

112 Ebd., S. 224–226.

113 Marc Brost / Heinrich Wefing, Geht alles gar nicht. Warum wir Kinder, Liebe und Karriere nicht vereinbaren können, Hamburg 2015.

114 Barbara Lukesch, Und es geht doch! Wenn Väter mitziehen, Gockhausen 2013.

115 Tessa aka Tezza Barton, InstaStyle. Gib deinem Instagram den Boost, München 2019, S. 126.

116 Zuletzt erlangten sogenannte »Deepfakes«, benannt nach dem Usernamen ihres Erfinders, mediale Aufmerksamkeit. Dabei handelt es sich um Bilder, die mithilfe künstlicher Intelligenz erstellt wurden und es erlauben, das Gesicht einer Person in einem Video anhand existierender Fotos mit einem anderen auszutauschen. Nachdem ein vereinfachtes Tool erstellt worden war, das auch Personen ohne umfassende Programmierkenntnisse die Erstellung von Deepfakes erlaubt, entstand ein Hype um die gefälschten Videos. Sie finden Verwendung für sogenannte »Rachepornos«, aber leider auch auf Webseiten von Päderasten.

117 Tessa aka Tezza Barton, InstaStyle. Gib deinem Instagram den Boost, München 2019, S. 126.

118 Frederike Zoe Grasshoff (26. 08. 2020), Eine schrecklich nette Familie. Über den Platz des Tragischen auf Social Media, in: Süddeutsche Zeitung, Nr. 196, S. 27.

119 Ebd.

120 DIE ZEIT, 09. 07. 2020, S. 20.

121 DIE ZEIT, 13. 08. 2020, S. 8.

122 https://www.duden.de/rechtschreibung/Prekariat

123 https://www.boeckler.de/de/boeckler-impuls-wer-dauerhaft-prekaer-lebt-4246.htm

124 Shannon Walsh, Arbeit auf Abruf, 93 min, Frankreich, 2020.

125 Tracks, Staffel 24, Die Ungerechtigkeit des Musikgeschäfts, von Jean-Marc

Barbiers, 68 min., am 30.04.2021 auf Arte ausgestrahlt und in der Arte Mediathek abrufbar.

126 DIE ZEIT, 13.08.2020, S. 8.

127 Tracks, Staffel 24, Die Ungerechtigkeit des Musikgeschäfts, von Jean-Marc Barbiers, 68 min, am 30.04.2021 auf Arte ausgestrahlt und in der Arte Mediathek abrufbar.

128 Yuval Noah Harari, Eine kurze Geschichte der Menschheit, C. H. Beck, München 2013.

129 DIE ZEIT, 13.08.2020, S. 8.

130 Ulrich Raulff, Das letzte Jahrhundert der Pferde, Geschichte einer Trennung, C. H. Beck, München 2015.

131 Ian Bremmer in: Justin Pemberton, Das Kapital im 21. Jahrhundert [Film], General Film Corporation / Upside Production, 2020.

132 siehe auch: Richard David Precht, Von der Pflicht, Goldmann Verlag, München 2020.

133 Ian Bremmer in: Justin Pemberton, Das Kapital im 21. Jahrhundert [Film], General Film Corporation / Upside Production, 2020.

134 Das Kapital im 21. Jahrhundert, [Dokumentarfilm], 2020. Siehe auch: Thomas Piketty, Das Kapital im 21. Jahrhundert, München 2020.

135 NTV, Telebörse, vom 20.1.2022.

136 Schattenwelten: Der Aufstieg der Mega-Konzerne, Dokumentarfilm, ZDFinfo, 42min, vom 9.12.2021.

137 Ebd.

138 Ebd.

139 Shannon Walsh, Arbeit auf Abruf, 93 min, Frankreich, 2020.

140 https://www.spiegel.de/netzwelt/netzpolitik/ibm-quantum-system-one-deutschlands-erster-quantencomputer-kostet-11-621-euro-monatsmiete-a-eb402a65-d78a-41f7-9411-047bc99db079

141 Richard David Precht, Geschichte der Philosophie. Band I, Goldmann Verlag, München 2015.

142 Pankaj Mishra, Das Zeitalter des Zorns. Eine Geschichte der Gegenwart, S. Fischer Verlag, Frankfurt am Main 2017, S. 362 ff.

143 Ijoma Mangold, Der innere Stammtisch, ein politisches Tagebuch, Rowohlt Buchverlag, Hamburg 2020.

144 Thomas Piketty, Das Kapital im 21. Jahrhundert, C. H. Beck Verlag, München 2014, S. 216 f.

145 Ebd., S. 365 ff.

146 https://www.faz.net/aktuell/feuilleton/medien/whistleblowerin-ueber-facebook-profit-ueber-gemeinwohl-17569034.html

147 Ebd.

148 Das sagte Frances Haugen am 5.10.2021 bei einer Anhörung im Senat. Auf YouTube kann man sich Ausschnitte ansehen.

149 https://www.faz.net/aktuell/feuilleton/medien/whistleblowerin-ueber-facebook-profit-ueber-gemeinwohl-17569034.html

150 Ebd.

151 Thomas Piketty, Das Kapital im 21. Jahrhundert, C. H. Beck Verlag, München 2014, S. 216 f.

152 https://www.zeit.de/gesellschaft/zeitgeschehen/2021-09/idar-oberstein-mord-tankstellen-schuetze-querdenker-inhalte-maskenpflicht

153 Andreas Reckwitz, Das Ende der Illusionen. Politik, Ökonomie und Kultur in der Spätmoderne, Suhrkamp Verlag, Berlin 2019, S. 225.

154 Die Bildzeitung sprach vom Maskenmörder, was natürlich so nicht stimmt, da Mario N. ja einen Mord beging, da er die Corona-Pandemie und die damit verbundenen Hygieneregeln – wie eben auch das Maskentragen – ablehnte.

155 Gesetz zur Verbesserung der Rechtsdurchsetzung in sozialen Netzwerken (Netzwerkdurchsetzungsgesetz – NetzDG)
§ 1 Anwendungsbereich
(1) Dieses Gesetz gilt für Telemediendiensteanbieter, die mit Gewinnerzielungsabsicht Plattformen im Internet betreiben, die dazu bestimmt sind, dass Nutzer beliebige Inhalte mit anderen Nutzern teilen oder der Öffentlichkeit zugänglich

machen (soziale Netzwerke). Plattformen mit journalistisch-redaktionell gestalteten Angeboten, die vom Diensteanbieter selbst verantwortet werden, gelten nicht als soziale Netzwerke im Sinne dieses Gesetzes. Das Gleiche gilt für Plattformen, die zur Individualkommunikation oder zur Verbreitung spezifischer Inhalte bestimmt sind.

(2) Der Anbieter eines sozialen Netzwerks ist von den Pflichten nach den §§ 2 bis 3b und 5a befreit, wenn das soziale Netzwerk im Inland weniger als zwei Millionen registrierte Nutzer hat.

(3) Rechtswidrige Inhalte sind Inhalte im Sinne des Absatzes 1, die den Tatbestand der §§ 86, 86a, 89a, 91, 100a, 111, 126, 129 bis 129b, 130, 131, 140, 166, 184b, 185 bis 187, 201a, 241 oder 269 des Strafgesetzbuchs erfüllen und nicht gerechtfertigt sind.

156 https://www.fr.de/panorama/tankstelle-idar-oberstein-mitarbeiter-erschossen-kopfschuss-corona-maske-telegram-zr-90993675.html

157 https://www.zeit.de/gesellschaft/zeitgeschehen/2021-09/idar-oberstein-mord-tankstellen-schuetze-querdenker-inhalte-maskenpflicht

158 Mittagsmagazin von ARD und ZDF, ausgestrahlt am 22.09.2021.

159 Ebd.

160 Illies, Florian: Liebe in Zeiten des Hasses. Chronik eines Gefühls 1929–1939. Fischer Verlag GmbH, Frankfurt am Main 2021.

161 The American Meme. Leben, Freiheit und die Suche nach Ruhm, Dokumentarfilm von Bert Marcus, USA, 2018.

162 Carl Tillessen, Konsum. Warum wir kaufen, was wir nicht brauchen, HarperCollins, Hamburg 2020, S. 150.

163 Heinz Bude, Gesellschaft der Angst, Hamburger Edition, Hamburg 2014.

164 Andreas Reckwitz, Das Ende der Illusionen. Politik, Ökonomie und Kultur in der Spätmoderne, Suhrkamp Verlag, Berlin 2019, S. 213.

165 Andreas Reckwitz, Das Ende der Illusionen. Politik, Ökonomie und Kultur in der Spätmoderne, Suhrkamp Verlag, Berlin 2019, S. 213.

166 Ebd., S. 213.

167 Ebd., S. 219 ff.

168 Ebd., S. 227 ff.

169 vgl. Maslow, 1973, S. 21, Die Dritte Kraft. A. H. Maslows Beitrag zu einer Psychologie seelischer Gesundheit. Walter Verlag, Olten 1979.

170 https://de.yahoo.com/nachrichten/hat-ed-sheeran-seit-2015-143128247.html

171 Vivienne Suchert, Das vermessene Ich, Ecowin Edition, Wals bei Salzburg, 2019.

172 https://www.google.com/search?esABAQ&sclient=gws-wiz&ved=0ahUKEwiKnNXS6arwAhVvh_0HHUGzDQUQ4dUDCA0&uact=5

173 Steffen Mau, Das metrische Wir. Über die Quantifizierung des Sozialen, Suhrkamp Verlag, Berlin 2017, S. 115 f.

174 Ebd., S. 116.

175 Ebd., S. 115 ff.

176 Martin Hartmann, Vertrauen. Die unsichtbare Macht, S. Fischer Verlag, Frankfurt am Main 2020, S. 73.

177 Netflix: Ich bin Georgina, 2022.

178 Andreas Reckwitz, Das Ende der Illusionen. Politik, Ökonomie und Kultur in der Spätmoderne, Suhrkamp Verlag, Berlin 2019, S. 217.

179 Ebd., S. 217.

180 https://www.stern.de/genuss/essen/singapur-guenstigste-sternekueche-der-welt-ist-seinen-michelin-stern-los-30712792.html

181 https://www.spiegel.de/reise/europa/hallstatt-in-oesterreich-warum-kommen-so-viele-touristen-aus-china-a-1233291.html

182 https://www.spiegel.de/reise/europa/hallstatt-in-oesterreich-warum-kommen-so-viele-touristen-aus-china-a-1233291.html

183 Alexander Wendt, Kristall. Eine Reise in die Drogenwelt des 21. Jahrhunderts, Tropen, Stuttgart 2018.

184 Ebd., S. 181.

185 Ebd., S. 183.

186 https://www.bbc.com/news/
magazine-16964783

187 Alexander Wendt, Kristall. Eine Reise
in die Drogenwelt des 21. Jahrhunderts, Tropen, Stuttgart 2018, S. 184.

188 Ebd., S. 184.

189 Geraint Anderson, Cityboy. Geld, Sex
und Drogen im Herzen des Londoner Finanzdistrikts, Piper Verlag,
München 2010, S. 21.

190 Alexander Wendt, Kristall. Eine Reise
in die Drogenwelt des 21. Jahrhunderts, Tropen, Stuttgart 2018, S. 195.

191 PBS-Dokumentation »Amerika am
Abgrund – Von Armut und Abstieg« der Pulitzer-Preisträger Nicholas Kristof und Sheryl WuDunn. Auf
ihrer Reise durch die USA treffen die
Filmemacher auf eine harte Realität
hinsichtlich Opioid-Sucht, Armut
und Obdachlosigkeit, entdecken aber
auch Potenzial und Hoffnung, 2019.

192 PBS-Dokumentation »Amerika am
Abgrund – Von Armut und Abstieg«
der Pulitzer-Preisträger Nicholas
Kristof und Sheryl WuDunn, 2019.

193 Ebd.

194 How Insys Therapeutics bribed doc-
tors and made millions, Frontline
PBS, 2020.

195 Ebd.

196 Ebd.

197 Alexander Wendt, Kristall. Eine Reise
in die Drogenwelt des 21. Jahrhunderts, Tropen, Stuttgart 2018, S. 185.

198 Netflix, Take your pills, 2017

199 CNN, 11. 12. 2020. New Day.

200 CNN, 12. 12. 2020. CNN Newsroom.

201 Adam Alter, Unwiderstehlich. Der
Aufstieg suchterzeugender Technologien und das Geschäft mit unserer
Abhängigkeit, Piper Verlag, München
2018, S. 146 ff.

202 https://www.manager-magazin.de/
politik/china-begrenzt-gaming-fuer-
jugendliche-auf-drei-stunden-pro-
woche-daddeln-nur-freitag-samstag-
und-sonntag-a-70269785-75df-4991-
be5c-55f884d6d8d4

203 https://www.nzz.ch/technologie/
vater-staat-erteilt-spielverbot-
chinesische-kinder-sollen-unter-der-
woche-keine-online-games-mehr-
spielen-duerfen-ld.1643019

204 https://www.wiwo.de/technologie/
digitale-welt/facebook-metaverse-
schoene-neue-virtuelle-3d-welt-
oder-second-life-2-0/27475080.html

205 Ebd.

206 Die zwei Autoren Gesine Enwaldt
und Stephan Schad recherchierten
in ihrer TV-Reportage undercover
in der Welt der Meinungsstrategen.
Hier stellten sie auch die Studie von
2018 des MIT (Massachusetts Institute of Technology) vor. 58 min, 2021,
Deutschland, ARD.

207 Ebd.

208 Romy Jaster / David Lanius: Die Wahrheit schafft sich ab. Wie Fake News
Politik machen, Reclam Verlag, Ditzingen 2019.

209 Sonja Veelen, Hochstapler, wie sie uns
täuschen, eine soziologische Analyse, Tectum Wissenschaftsverlag,
Marburg 2012.

210 Erik Schilling, Authentizität. Karriere
einer Sehnsucht, C. H. Beck Verlag,
München 2020, S. 10.

211 Ebd., S. 14.

212 Nina Schick, Deepfakes, Wie ge-
fälschte Botschaften im Netz unsere
Demokratie gefährden und unsere
Leben zerstören können, Goldmann,
München 2021.

213 Erik Schilling, Authentizität. Karriere
einer Sehnsucht, C. H. Beck Verlag,
München 2020, S. 14.

214 Ebd., S. 21.

215 Yuval Noah Harari, Eine kurze Geschichte der Menschheit, C. H. Beck
Verlag, München 2013, S. 11 ff.

216 Siehe auch: Tessa aka Tezza Barton,
InstaStyle. Gib deinem Instagram
den Boost, Alpha, München 2019.

217 Tessa aka Tezza Barton, InstaStyle.
Gib deinem Instagram den Boost,
Alpha, München 2019, S. 99.

218 Zitat aus der Sendung PRECHT mit
Rezo, ZDF, 2020.

219 Die Zeit, 20. 05. 2020, S. 2.

220 Emmanuel Carrère, Yoga, Matthes &
Seitz, 2022. In diesem autofiktiven
Roman berichtet der französische

Autor von seiner bipolaren Störung und seinem Narzissmus und von seinem mehrmonatigen Aufenthalt in einer Psychiatrie. Hier kann man eindrücklich erfahren, worin sich eine schwere Depression von allem unterscheidet, was wir kennen.

221 vgl. Kevin Dutton, Psychopathen: Was man von Heiligen, Anwälten und Serienmördern lernen kann, dtv, München 2014.

222 Martin Hartmann, Vertrauen. Die unsichtbare Macht, S. Fischer Verlag, Frankfurt am Main 2020, S. 43 ff.

223 Hart aber fair, eine Sendung der ARD, vom 30.11.2020.

224 https://www.morgenpost.de/ vermischtes/article233879319/ corona-oesterreich-fpoe-entwurmungsmittel-ivermectin.html

225 https://www.spiegel.de/wirtschaft/ unternehmen/ivomectin-entwurmungsmittel-in-oesterreich-ausverkauft-weil-fpoe-chef-es-bei-corona-empfiehlt-a-42689153-8d8b-4e52-bab1-e86a293fd1b8

226 Ebd.

227 https://www.derstandard.de/ story/2000131257806/kickls-wurmmittel-ratschlaege-bleiben-ungestraft

228 Ebd.

229 https://www.pschyrembel.de/ Systematisierter%20Wahn/K0P05

230 Sigmund Freud, Neue Folge der Vorlesungen zur Einführung in die Psychoanalyse, Neopubli, Wien 2021, S. 238 f.

231 Peter Gay, Freud – Eine Biographie für unsere Zeit, S. Fischer Verlag, Frankfurt 2006.

232 Sueddeutsche.de (31.07.2017), Wenn die Lüge mehr Klicks bringt als die Wahrheit, https://www. sueddeutsche.de/medien/ard-dokumentationen-wenn-die-luege-mehr-klicks-bringt-als-die-wahrheit-1.3609025

233 https://link.springer.com/ article/10.1007%2FBF02031816

234 Das aktuelle Sportstudio, ZDF, Sendung vom 11.12.2021.

235 Michael Butter, Nichts ist, wie es scheint, Über Verschwörungstheorien, Suhrkamp Verlag, Berlin 2018.

236 Ebd., S. 147.

237 Ebd., S. 149.

238 Ebd., S. 211.

239 Als »Gamification« (engl. »game« für »Spiel«), als Anglizismus »Gamifikation« oder »Gamifizierung« wird die Anwendung spieltypischer Elemente in einem spielfremden Kontext bezeichnet.

240 Siehe auch: Hannah Fry, Hello World. Was Algorithmen können und wie sie unser Leben verändern, dtv, München 2019.

241 Andreas Reckwitz, Das Ende der Illusionen. Politik, Ökonomie und Kultur in der Spätmoderne, Suhrkamp Verlag, Berlin 2019, S. 227.

242 Vgl. Philipp Blom, Die Welt aus den Angeln. Eine Geschichte der Kleinen Eiszeit von 1570 bis 1700 sowie der Entstehung der modernen Welt, verbunden mit einigen Überlegungen zum Klima der Gegenwart, Carl Hanser Verlag, München 2017.

243 Vgl. DIE ZEIT, 28.01.2021.

244 Ebd.

245 Andreas Bernard, Komplizen des Erkennungsdienstes. Das Selbst in der digitalen Kultur, S. Fischer Verlag, Frankfurt am Main 2017.

246 https://www.zeit.de/digital/ internet/2021-09/facebook-loescht-konten-und-gruppen-der-querdenken-bewegung?utm_referrer=https%3A%2F%2Fwww. google.com

247 Für einen Blick hinter die Strukturen von Facebook und Einblicke in die Denke von Mark Zuckerberg und Sheryl Sandberg empfehle ich das Buch der Journalistinnen der New York Times: Sheera Frenkel und Cecilia Kang, Inside Facebook. Die hässliche Wahrheit, S. Fischer Verlag, Frankfurt 2021.

248 Pankaj Mishra, Das Zeitalter des Zorns. Eine Geschichte der Gegenwart, S. Fischer Verlag, Frankfurt am Main 2017, S. 371 ff.

249 Greta Thunberg, in: ZEIT ON-
LINE (30. 01. 2019), Gretas Welt,
https://www.zeit.de/2019/06/
klima-aktivistin-greta-thunberg-
klimaschutz-schuelerin

250 Nathan Grossmann, Ich bin Greta
(Film), B-Reel Films et al., 2020.

251 Claudia Traidl-Hoffmann, Katja Trippel, Überhitzt, die Folgen des Klimawandels für unsere Gesundheit,
Duden, Berlin 2021, Klappentext.

252 Ebd., S. 225.

253 Ebd., S. 225.

254 Richard David Precht, Jäger, Hirten,
Kritiker. Eine Utopie für die digitale
Gesellschaft, Goldmann, München
2018, S. 268.

255 Martin Seligman, Erlernte Hilflosigkeit, Beltz, München 1979, S. 21 ff.

256 Bernhard Pörksen, Aufklärungspessi-
mismus als politische Gefahr. Über
die falsche Lust am Untergang, in:
Bernhard Pörksen / Andreas Narr
(Hrsg.), Schöne digitale Welt, Herbert
von Halem Verlag, Köln 2019, S. 9.

257 Ebd.

258 Philipp Blom, Die Welt aus den Angeln. Eine Geschichte der Kleinen
Eiszeit von 1570 bis 1700 sowie der
Entstehung der modernen Welt, verbunden mit einigen Überlegungen
zum Klima der Gegenwart, Carl Hanser Verlag, München 2020, hinterer
Klappentext.

259 Ebd.

260 Siehe auch: Cathy O'Neil, Angriff der
Algorithmen. Carl Hanser Verlag,
München 2017.

261 Siehe auch: Hannah Fry, Hello World.
Was Algorithmen können und wie
sie unser Leben verändern, dtv, München 2019.

262 https://www.clickworker.de/kunden-
blog/realistische-trainingsdaten-
fuer-maschinelles-lernen/.

263 Vgl. ZEIT ONLINE (22.12. 2020), Wenn
du denkst, er denkt, dann denkst du
nur, er denkt, https://www.zeit.de/
kultur/2020-11/textgenerator-gtp-
3-kuenstliche-intelligenz-eigener-
wille-machtuebernahme-menschheit

264 Cathy O'Neil: Angriff der Algorith-
men: Wie sie Wahlen manipulieren,
Berufschancen zerstören und unsere
Gesundheit gefährden, Carl Hanser
Verlag, München 2017.

265 Hans Block / Moritz Riesewieck, The
Cleaners [Film], Gebrueder Beetz
Filmproduktion, 2018.

266 Deutsches Ärzteblatt, Heft 11, November 2020, S. 485.

267 Hans Block / Moritz Riesewieck, The
Cleaners [Film], Gebrueder Beetz
Filmproduktion, 2018.

268 ZEIT ONLINE (15. 05. 2018), Die Opfer
des Bildgemetzels, https://www.zeit.
de/kultur/film/2018-05/the-cleaners-
dokumentation-facebook

269 Phan Thị Kim Phúc (08. 02. 2021), in:
Wikipedia, https://de.wikipedia.
org/w/index.php?title=Phan_
Th%E1%BB%8B_Kim_
Ph%C3%BAc&oldid=208590044

270 Ebd.

271 Shoshana Zuboff, Das Zeitalter des
Überwachungs-Kapitalismus, Campus, Frankfurt am Main 2018, S. 36.

272 Moritz Riesewieck / Hans Block, Die
digitale Seele. Unsterblich werden
im Zeitalter künstlicher Intelligenz,
Goldmann, München 2020, S. 205.

273 Shoshana Zuboff, Das Zeitalter des
Überwachungs-Kapitalismus, Campus, Frankfurt am Main 2018, S. 412.

274 Siehe auch: Ulf Röller, Die Wahrheit über Wuhan. Ein Chinese packt
aus [Film], ZDF-Auslandsjournal,
Dezember 2020.

275 Kai Strittmatter, Die Neuerfindung der
Diktatur. Wie China den digitalen
Überwachungsstaat aufbaut und uns
damit herausfordert, Piper Verlag,
München 2020, S. 155.

276 Ai Weiwei, 1000 Jahre Freud und Leid,
Penguin Verlag, München, 2021.

277 DIE ZEIT, 30. 07. 2020, S. 48.

278 Kai Strittmatter, Die Neuerfindung der
Diktatur. Wie China den digitalen
Überwachungsstaat aufbaut und uns
damit herausfordert, Piper Verlag,
München 2020, S. 155.

279 Ebd., S. 198.

280 Ebd., S. 201.

281 DIE ZEIT, 30. 07. 2020, S. 48.

282 Ebd., S. 202–204.

283 Ebd., S. 212.

284 Moritz Riesewieck, Digitale Drecksarbeit, Goldmann, München 2017.

285 Harald Welzer, Selbst denken.
Eine Anleitung zum Widerstand,
S. Fischer Verlag, Frankfurt am Main
2013, S. 83–85.

286 Harald Welzer, Selbst denken.
Eine Anleitung zum Widerstand,
S. Fischer Verlag, Frankfurt am Main
2013, S. 83–85.

287 Richard David Precht, Jäger, Hirten,
Kritiker. Eine Utopie für die digi-
tale Gesellschaft, Goldmann Verlag,
München 2018, S. 242.

288 Yuval Noah Harari, Homo Deus. Eine
Geschichte von morgen, C. H. Beck
Verlag, München 2017, S. 525.

289 Alexander Wendt, Kristall. Eine Reise
in die Drogenwelt des 21. Jahrhunderts, Tropen, Stuttgart 2018, S. 191 ff.

290 Andreas Reckwitz, Das Ende der Illusionen. Politik, Ökonomie und Kultur in der Spätmoderne, Suhrkamp
Verlag, Berlin 2019, S. 347 ff.

291 Andreas Reckwitz, Das Ende der Illusionen. Politik, Ökonomie und Kultur in der Spätmoderne, Suhrkamp
Verlag, Berlin 2019, S. 347 ff.

292 Richard David Precht, Künstliche Intelligenz und der Sinn des Lebens,
Goldmann Verlag, München 2020,
hinterer Klappentext.

293 David A. Sinclair / Matthew D. La-
Plante / Sebastian Vogel, Das Ende
des Alterns. Die revolutionäre Medizin von morgen, DuMont, Köln 2019,
S. 492.

294 Ebd.

295 Ebd., S. 298 f.

296 David A. Sinclair / Matthew D. La-
Plante / Sebastian Vogel, Das Ende
des Alterns. Die revolutionäre Medizin von morgen, DuMont, Köln 2019,
Umschlagtext.

297 Erik H. Erikson, Der vollständige
Lebenszyklus, Suhrkamp Verlag,
Frankfurt am Main 1992.

298 Ebd. Es lohnt sich sehr, sich mit allen
Lebensphasen in Eriksons Werk zu
beschäftigen. Hier kurz die Phasen
zusammengefasst: Urvertrauen –
Urmisstrauen (1. Lebensjahr); Autonomie – Scham/Zweifel (2.–3. Lebensjahr); Initiative – Schuldgefühl
(4.–5. Lebensjahr); Leistung – Minderwertigkeitsgefühle (6.–11. Lebensjahr); Identität – Identitätsdiffusion
(12.–1 8. Lebensjahr); Intimität – Isolation (frühes Erwachsenenalter);
Generativität – Stagnation (Erwachsenenalter) und schließlich: Ich-Integrität – Verzweiflung (reifes Erwachsenenalter).

299 Jessica Bruder, Nomaden der Arbeit.
Überleben in den USA im 21. Jahr-
hundert, Blessing, München 2019,
S. 153 ff.

300 Jessica Bruder, Nomaden der Arbeit.
Überleben in den USA im 21. Jahr-
hundert, Blessing, München 2019,
S. 153 ff.

301 Yuval Noah Harari, Homo Deus. Eine
Geschichte von morgen, C. H. Beck
Verlag, München 2017, S. 516.

302 Ebd., S. 530.

303 Ebd., S. 515.

304 Moritz Riesewieck / Hans Block, Die
digitale Seele. Unsterblich werden
im Zeitalter künstlicher Intelligenz,
Goldmann Verlag, München 2020,
S. 180–205.

305 Ebd. S. 195.

306 Ebd. S. 202.

307 Vgl. Ferdinand von Schirach, Jeder
Mensch, Luchterhand Literaturver-
lag, München 2021.

SACHREGISTER

Abhängigkeit 31
Abstiegsängste 170
Abwehrmechanismus 25, 26, 92, 330, 373, 386
Aggression 181
Algorithmus 13, 16, 19, 21, 23, 28, 42, 54, 58, 92, 98, 100, 222, 264, 293, 307, 334, 335, 344, 347, 356, 384
Alterungsprozesse 367
Arbeitsnomaden 377
ausagieren 120, 139
Authentizität 279, 281, 284, 285, 287, 291

Behaviorismus 22, 60
Bewertungszwänge 128
Beziehung, gute 89
Beziehungsängste 31, 81
Beziehungsmuster 91, 92
Big Data 23, 58, 348, 386, 393
Big-Data-Konzerne 15
Big Five 16, 17, 18, 19, 45, 58, 117
Bindung 146, 147
Bindung, sichere 147
Biohacking 255
Bodyshaming 133
Burn-out 31, 53, 209

Cancel-Culture 192, 193
Cybersex 59, 264, 268
Cyberstalking 88
Cyborg 263, 272, 364

Dataismus 381, 382, 384, 390, 392
Datenpunkte 14, 16, 17
Dating 79, 80, 81, 84
Dating-Plattform 79, 80, 83, 86
Dauerverliebtsein 79
Deepfake 154, 282, 292, 301
Depression 31, 53, 54, 60
Depression, larvierte 179
Depression, reaktive 165
digitale Genetik 117
digitale Revolution 13, 33
Digitalwirtschaft 41, 64, 76, 173
Diskriminierung 44, 192
Doping 247
Drogen 250, 256

Echokammer 23, 186, 189, 306, 319
Eifersuchtsneurose 12
Einsamkeit 31, 60, 96, 97
Emotionen, negative 200
Emotionen, positive 55, 200, 203, 232, 233
Empathie 102, 103
Empathie, fiktionale 103
Empörungsindustrie 185
Engagement 140, 186, 277
Enhancer 250, 255, 364, 365
Entkörperung 104, 105
Epigenom 367
Erlebnisökonomie 230
Ersatzbefriedigung 63
Erziehung 145, 147
Erziehung, verkörperte 146
Ewigkeitsversprechen 381, 393

Fake News 277, 298, 301
Fake-Profile 81
Fear of missing out (FOMO) 198
Feedbackschleife 13, 54, 356
Fehlinformation 277
Fixierung 371, 372
FOMO 197, 206, 207, 208, 210
Fridays-for-Future-Bewegung 322

Gamification 307
Gaming 262, 265, 268, 269
Geltungssucht 64, 68, 69
Gesundheitsscore 219, 225
Gewissen 339, 350
Ghosting 82, 83

Hilflosigkeit 321
Hilflosigkeit, erlernte 327, 328, 331
Hilflosigkeit, fehlinformierte 329, 331
Hilflosigkeit, informierte 328, 331
Hospitalismus 109
Hospitalismus, psychischer 97
Human Engineering 22
Humanismus 382
Humanistische Psychologie 204, 205

Iatrogene Neurose 303
Idealisierung 25, 137, 247
Identifikation 137

Industrialisierung 30
industrielle Revolution 13
Intellektualisierung 304
Internalisierung 249
Internetsexsucht 106
Internetsucht 38, 39, 59, 62
Isolations-Depression 109
Isolations-Neurose 96

Kapitalismus 240, 383
Kaufsucht 50, 59
Klon, digitaler 384
kognitive Dissonanz 237
Konditionierung 22, 23
Konsum 54, 55, 60
Konsumsucht 24
Kontrollzwang 31
Körperbild 31
Körperbildverzerrung 131
künstliche Intelligenz 13, 16, 21, 34,
    113, 222, 249, 263, 302, 333, 335, 356,
    363

Leiblichkeit 104, 147
Leistungsgesellschaft 254

Macrotargeting 45
Manipulation 40, 41
Marktwert 38, 82, 128
maschinelles Lernen 13
Maschinenliebe 111, 124
Microtargeting 45, 277
Minderwertigkeitsgefühl 68, 108, 133,
    139
Minderwertigkeitskomplex 12, 77
Moral 339

neurotische Kollusion 121
Neurotizismus 18, 19, 58
Neurotransmitter 55
Nudging 28, 57, 58, 62

Online-Spielsucht 270

Paranoia 25
Parentifizierung 152
Persönlichkeitsmerkmale 17
Persönlichkeitsprofil 45
Persönlichkeitspsychologie 16
Persönlichkeitsstruktur 58
Plattform-Kapitalismus 168
Plattform-Ökonomien 168, 178

Pornification 106
Pornos 107
Porno-Webseiten 106
Positive Psychologie 204
posttraumatische Belastungsstörung
    125, 325
Pre-Crime-Algorithmen 336
Prekariat 162, 163, 164
Progression 120
Projektion 25, 103, 120, 138, 156, 157, 188,
    211, 232, 310
Psychoanalyse 30, 31, 34, 68, 343, 370
Psychoanalytiker 343
Psychogramm 17, 23, 40, 41, 61
Psychonanalyse 30

Quantified Self 212, 216, 217

Radikalisierung 183, 187, 189
Ranking 212, 216, 230
Rating 222
Reframing 312
Regression 120
Resilienz 32, 36, 327
Risikoforschung 225
Roboter 21, 34, 97

Schmerzmittelsucht 258
Selbstausbeutung 160
Selbstdarsteller 142
Selbstdarstellungszwang 132
Selbstoptimierung 150, 249, 250, 259
Selbstvermarktung 64, 66, 300
Selbstwirksamkeit 29, 151
Sexroboter 111, 113, 115, 117, 120
Sexsucht 59
Sexualität 108
Sexualtherapie 123
sexueller Missbrauch 122, 123
Singularisierung 229
Singularität 244, 356, 364
Social Media 41, 45, 56, 60, 83, 128
Social-Media-Account 74
Social-Network-Sucht 60
Social Score 23, 344, 346
Sozialanalyse 30, 31, 229
soziale Medien 283, 284, 297
soziale Medien, Abhängigkeit von 129
Sozialstress 203
Spielsucht 31, 59
Stockholm-Syndrom 179
Subjektkultur 203, 204

Sublimierung 134, 135
Sucht 31
Suchtfaktor 266
Suchtforschung 51
Suchtinduzierung 56
Suchtpotenzial 38, 60, 100, 265, 268

Tagelöhner, digitale 167
Teilhabe, soziale 174
Transhumane 365
Transhumanismus 354, 360, 362, 364
Transhumanisten 360

Übertragungsneurose 123
Überwachungskapitalismus 22, 61,
    99, 300
Umweltmedizin 324
Ungleichheit, soziale 161

Verbitterung 367, 378
Verdrängung 60, 62

Vergleichssucht 129, 132
Verhaltensmanipulation 57
Verhaltenssucht 50, 59, 265, 270
Verhaltenstherapie 22, 60, 72
Verkörpern 146
Verleugnung 283, 388
Verneinung 238
Verschiebung 120, 139
Verschwörungstheorien 293, 294, 295,
    298, 300, 303, 304, 310, 314
Vertrauenskrise 290
Verzichtsaversion 197, 204, 210
Virtual Reality 41

Wahn, systematisierter 299
Weltflucht 262
Wutbürger 182, 185, 187, 189, 193

Zukunftsängste 321
Zwangshandlung 131

Familien fit machen für die Digitalisierung

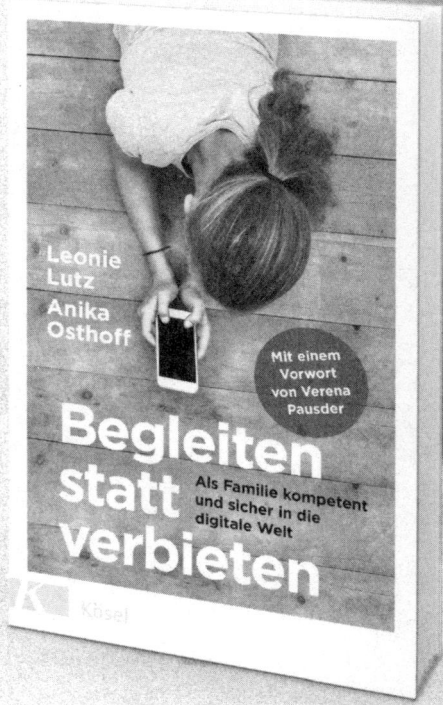

»Ein kluges Buch mit konkreten Praxistipps, das Orientierung und Sicherheit gibt.«
Juli Scharnowski, Autorin, Elterncoachin und Mutter von drei Söhnen

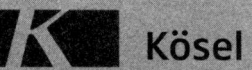 Kösel

www.koesel.de

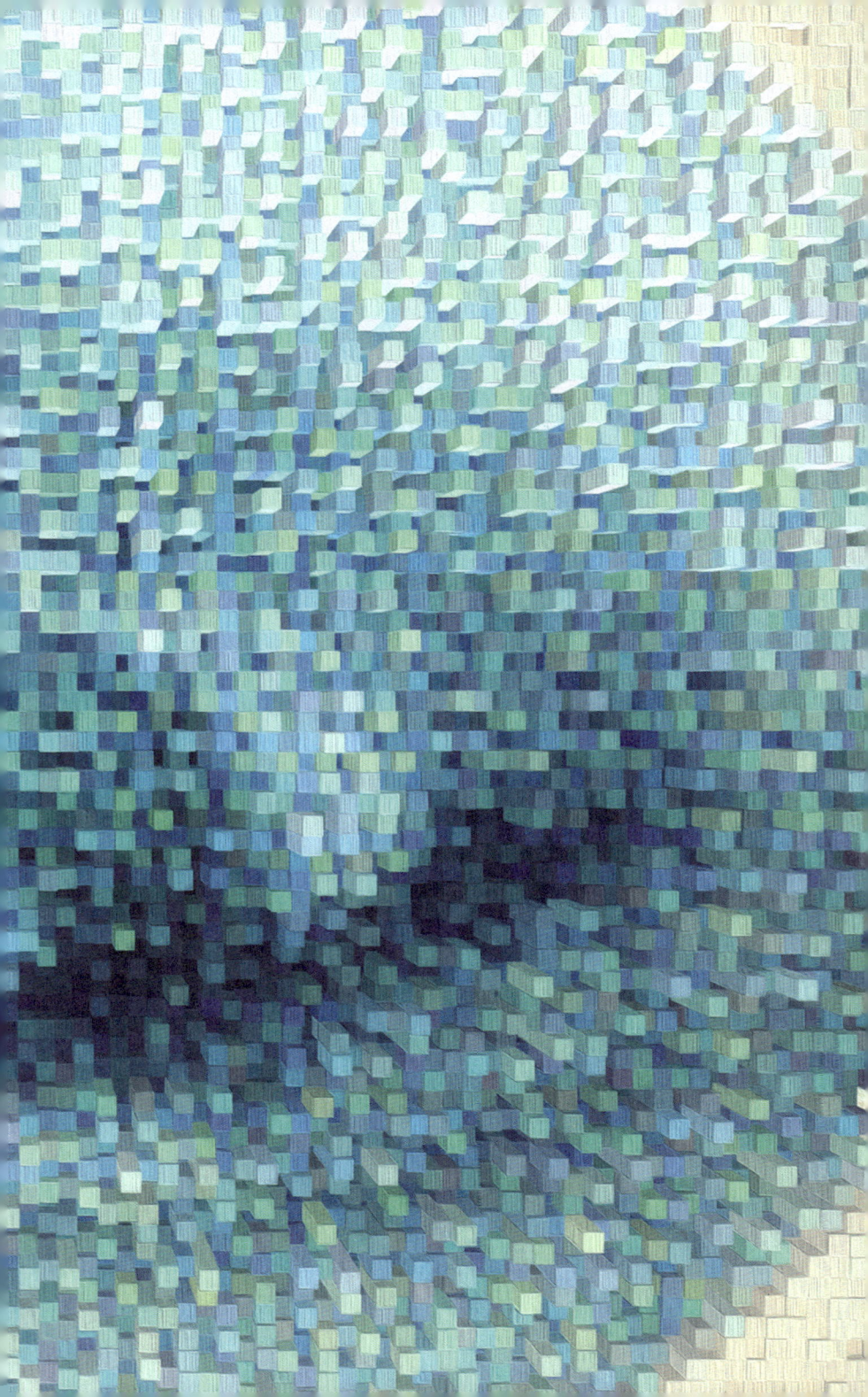